颈动脉狭窄介入治疗：
Carotid Artery Stenting:Theory and Practice 理论与实践

主　审　缪中荣
主　编　莫大鹏
编　者　（按姓氏拼音排序）
　　　　高　峰　首都医科大学附属北京天坛医院
　　　　霍晓川　首都医科大学附属北京天坛医院
　　　　李晓青　首都医科大学附属北京天坛医院
　　　　刘　恋　首都医科大学附属北京天坛医院
　　　　吕晋浩　山西省晋城大医院
　　　　马　宁　首都医科大学附属北京天坛医院
　　　　缪中荣　首都医科大学附属北京天坛医院
　　　　莫大鹏　首都医科大学附属北京天坛医院
　　　　宋立刚　首都医科大学附属北京天坛医院
　　　　孙　瑄　首都医科大学附属北京天坛医院
　　　　王　博　首都医科大学附属北京天坛医院
　　　　徐晓彤　首都医科大学附属北京天坛医院
　　　　张　东　首都医科大学附属北京天坛医院
　　　　张雪蕾　首都医科大学附属北京天坛医院

电子工业出版社
Publishing House of Electronics Industry
北京·BEIJING

未经许可，不得以任何方式复制或抄袭本书之部分或全部内容。
版权所有，侵权必究。

图书在版编目（CIP）数据

颈动脉狭窄介入治疗：理论与实践/莫大鹏主编. —北京：电子工业出版社，2017.6
ISBN 978-7-121-31870-2

Ⅰ. ①颈… Ⅱ. ①莫… Ⅲ. ①颈动脉疾病－介入性治疗 Ⅳ. ①R543.405

中国版本图书馆CIP数据核字(2017)第121086号

策划编辑：王梦华
责任编辑：崔宝莹
印　　刷：北京富诚彩色印刷有限公司
装　　订：北京富诚彩色印刷有限公司
出版发行：电子工业出版社
　　　　　北京市海淀区万寿路173信箱　　邮编：100036
开　　本：787×1092　1/16　　印张：12.25　　字数：230千字
版　　次：2017年6月第1版
印　　次：2019年9月第2次印刷
定　　价：98.00元

凡所购买电子工业出版社图书有缺损问题，请向购买书店调换。若书店售缺，请与本社发行部联系，联系及邮购电话：（010）88254888，88258888。
质量投诉请发邮件至zlts@phei.com.cn，盗版侵权举报请发邮件到dbqq@phei.com.cn。
本书咨询联系方式：QQ 375096420。

序

Foreword

记得我写《缺血性脑血管病介入治疗技术》一书的时候，请我的导师凌峰教授给书写序，她欣然接受，而且写了很长的一篇序，给了我很高的评价，给那本书起到画龙点睛的作用。但是因为种种原因，在最后出版的时候没有完全刊登，删除了其中的一两段，至今没有给恩师以解释。莫大鹏主任和我师出同门，花了将近两年的时间完成了《颈动脉狭窄介入治疗：理论与实践》一书，请我给这本书写序。其实比起导师的修行和高度，写序实在有点难为我。看到师弟满脸的真诚和期待，我只好勉为其难了，也算是献给我们共同导师的一份答卷，以感谢她对我们的培育之恩。

大鹏毕业后被分配到北京大学第一医院神经外科，从零开始，在鲍圣德教授的支持下开展神经介入工作。经过几年的努力，开展了所有神经介入手术，其中的心酸和艰辛只有他自己知道。2012年我离开宣武医院来到天坛医院时，他第一时间找我，询问能否转至天坛医院工作，我真的很感动。他来到天坛医院和同事们一起经过4年的奋斗，已经把天坛医院介入神经病学科打造成缺血性脑血管病介入治疗的国内一流平台，尤其是在颈动脉狭窄及静脉窦等方面做出了自己的努力。

颈动脉狭窄的介入治疗已经成为治疗这一疾病的常规手术，但是仍然有许多问题需要探讨和研究。只有不断探讨和研究才能少走弯路，避免更多的手术操作的问题。大鹏在颈动脉狭窄介入治疗方面积累了丰富的经验。他在工作之余，完成了这部《颈动脉狭窄介入治疗：理论与实践》。本书涵盖了几乎所有颈动脉狭窄介入治疗相关的内容，除了引用大量文献外，里面有很多他自己的病例，内容翔实，希望这本书的出版能够对初学者有所启迪。

2017 年 6 月

前言

随着我国社会的发展和生活方式的改变，据统计卒中已经成为我国居民第一位致残和致死的原因，而且发病率呈逐年上升的趋势。在所有卒中的患者中，缺血性卒中约占80%。而据国内外文献报道，20%~30%的缺血性脑血管病的直接发病原因是颈动脉狭窄。已有多项随机试验证实，颈动脉内膜剥脱术（Carotid Endarterectomy，CEA）能够有效降低颈动脉狭窄患者的卒中风险。近年来，随着介入治疗器械和技术的进步，颈动脉支架成形术（Carotid Angioplasty and Stenting，CAS）术中栓塞风险越来越低，有效性和安全性逐步提高。近期CREST研究和ICSS研究的结果证实，CAS是可以与CEA媲美的治疗方法。CAS正在成为可能替代CEA的一种微创、安全和有效的颈动脉狭窄血流重建手段。近十年，颈动脉狭窄支架治疗在我国越来越得到重视，大部分地市级医院已经或正在开展颈动脉狭窄的介入治疗。对于颈动脉狭窄CAS术的初学者和经验尚不充分的医生，要安全、有效地开展这一手术，除了参加专项培训外，还需要一本全面介绍颈动脉狭窄支架治疗知识和经验的书籍，以尽快缩短学习曲线，熟练掌握这一技术。我们参考近十年国内外的文献，结合天坛医院介入神经病学科缪中荣教授团队十余年的经验，编写了这一专著，试图为从事这一领域的医生提供较为全面的知识和经验，希望能造福更多的患者和家庭。

　　本书主要内容除涉及颈动脉狭窄的病史，临床表现，最新的评估狭窄病变和斑块的检查方法（如增强超声、高分辨MRI）外，还涵盖了如何选择合适的患者及围术期的管理。本书的重点在于对CAS的技术进行详细的介绍，包括器械的认识和选择，手术操作步骤和注意事项，并发症防治，以及编者们在天坛医院的临床经验，同时结合病例从颈动脉狭窄的特殊类型、合并症类型等方面对CAS技术进行了全方位的解说，可以为读者在临床实践中提供较好的参考。本书还编写了颈动脉慢性闭塞的开通治疗以及颈动脉急性闭塞开通结合拉栓治疗这一当前的"热点"内容，并有相应的病例解说。

　　本书适合初学者和病例数积累不多以及经验不足的从事颈动脉狭窄介入治疗的医生作为参考。

　　医学永远在发展前进，颈动脉狭窄的治疗也不会停下脚步。限于编者的临床经验和写作水平，不可能完美展现颈动脉狭窄CAS术的所有方面，书中涉及的内容难免有所不足，希望读者在阅读过程中给予批评和指正。

莫大鹏

2017年6月

主编简介
Resume

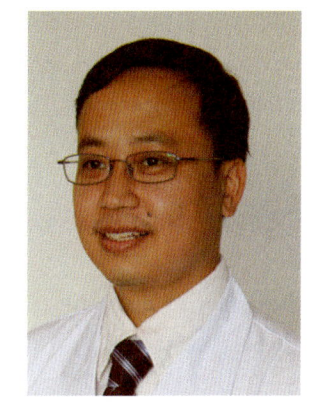

　　莫大鹏，男，临床医学博士，副主任医师。1991年考入湖南医科大学临床医学专业，1996年获得学士学位。1996年于广西桂林医学院附属医院神经外科任住院医师。1999—2002年攻读中南大学湘雅医学院（原湖南医科大学）研究生院神经外科硕士学位。2002—2005年攻读首都医科大学宣武医院神经外科博士学位。在读期间，于2004年前往奥地利维也纳大学医学院AKH医院神经外科学习脑血管病手术和介入治疗。2005年到北京大学第一医院神经外科工作，从事脑血管病的介入治疗、显微手术的临床工作和科研工作。2012至今，在北京天坛医院脑血管病中心介入神经病学科从事脑血管病的介入治疗工作。

　　任中国卒中学会脑静脉病变分会常委兼副秘书长，中国卒中学会医疗质量管理与促进分会委员，中国老年医学学会脑血管病分会委员，中国老年医学会神经医学分会委员；《中国脑血管病杂志》编委，《中华临床医师杂志》《中国神经精神疾病杂志》特约审稿专家。

　　参与多项国家重点项目和北京市自然科学基金课题的研究。2007年以来承担过教育部博士点基金新教师课题以及北京市多项课题。在国内外专业杂志上发表论文十余篇，担任主译翻译专著一部。

目 录

第一章　颈动脉狭窄和卒中 ……………………………………………………………… 1
　　第一节　颈动脉狭窄的自然病史 ……………………………………………………… 1
　　第二节　颈动脉狭窄的危险因素 ……………………………………………………… 3
　　第三节　颈动脉狭窄的病因及发病机制 ……………………………………………… 4
　　第四节　颈动脉狭窄的临床表现 ……………………………………………………… 4

第二章　颈动脉狭窄支架治疗的发展状况 ……………………………………………… 8
　　第一节　颈动脉支架术的发展及演变 ………………………………………………… 8
　　第二节　CEA 与 CAS 的对比研究 …………………………………………………… 9
　　第三节　未来的研究工作 ……………………………………………………………… 12

第三章　脑血管解剖 ……………………………………………………………………… 14
　　第一节　主动脉弓 ……………………………………………………………………… 14
　　第二节　颈部血管 ……………………………………………………………………… 17
　　第三节　颈动脉侧支循环代偿 ………………………………………………………… 21

第四章　颈动脉狭窄的影像学评价 ……………………………………………………… 27
　　第一节　彩色多普勒超声 ……………………………………………………………… 27
　　第二节　计算机断层扫描成像 ………………………………………………………… 32
　　第三节　磁共振成像 …………………………………………………………………… 34
　　第四节　数字减影血管造影 …………………………………………………………… 37

第五章　颈动脉支架术患者的选择 ……………………………………………………… 41
　　第一节　适应证 ………………………………………………………………………… 41

第二节	禁忌证	42
第三节	斑块评估	43
第四节	手术前评估	43

第六章 颈动脉支架术的管理 46

第一节	合并症的管理	46
第二节	围术期的药物应用	47
第三节	麻醉方式的选择	48
第四节	术中血压、心率的监测和神经功能评估	48
第五节	术后患者的随访观察	48

第七章 颈动脉支架介入术 52

第一节	颈动脉支架介入术的基本材料	52
第二节	介入技术	63
第三节	特殊颈动脉狭窄的支架技术	80
第四节	合并其他特殊病变	116
第五节	颈动脉慢性闭塞病变开通技术	135
第六节	颈动脉狭窄急性闭塞的介入治疗	147

第八章 颈动脉支架术的并发症及其治疗 153

第一节	血流动力学抑制	153
第二节	低灌注性脑梗死	155
第三节	栓　塞	158
第四节	脑过度灌注综合征	168
第五节	梗死灶出血转化	172
第六节	支架内急性血栓形成	174
第七节	支架内再狭窄	177
第八节	器械相关的并发症	179
第九节	保护装置操作的并发症	183

第一章 颈动脉狭窄和卒中

第一节 颈动脉狭窄的自然病史

临床实践发现，颈动脉分叉处病变出现脑缺血并发症的风险取决于两个重要因素：病变引起的症状以及狭窄的严重程度。尽管这些临床实践的资料大部分来自于 1980 年代后期至 2000 年代初期内科组的大型随机颈动脉内膜剥脱试验，但是这些考虑因素仍然作为选择患者进行血管内治疗试验入组的主要依据。

症状性颈动脉分叉处病变，出现反复缺血性卒中的风险很高。北美症状性颈动脉内膜切除试验 (North American Symptomatic Carotid Endarterectomy Trial, NASCET)[1] 的资料表明：对接受药物治疗有症状的患者，血管狭窄程度为 70%~99%，随访 2 年，同侧出现卒中的风险为 26%；而狭窄程度在 50%~69% 的患者，5 年中同侧出现卒中的风险为 22.2%。这些复发卒中与相关临床事件有密切的相关性，在最初的几个月这种风险呈指数递减，随着时间延长其风险逐步缓慢降低，2~3 年后其风险最终与常规风险相同（图 1-1-1）。

相反，无症状性颈动脉分叉处病变缺血性卒中的风险明显降低。在无症状颈动脉外科试验 (Asymptomatic Carotid Surgery Trial, ACST)[2] 中，颈动脉超声随访提示狭窄程度超过 60% 的无症状颈动脉狭窄的患者并接受药物治疗 5 年以上，其卒中的风险为 11%。在这项研究的过程中，卒中的风险率始终不变。

有症状的患者通过血管造影的方法仔细评估出血管狭窄的严重程度与随后出现同侧卒中的风险紧密相关。这种相关性并不是线性的，随着血管狭窄程度的加重，卒中的风险陡升（图 1-1-2）。

但是，在无症状的患者中，狭窄严重程度与随后的卒中之间的关联并无一致性。这很可能说明无症状患者中颈动脉斑块的组织学具有相同的特性。因此，对这一类患者来说，它可以提示，斑块稳定性的评价可能是一个比狭窄严重程度更好的预测反复发生卒中的潜在指标。

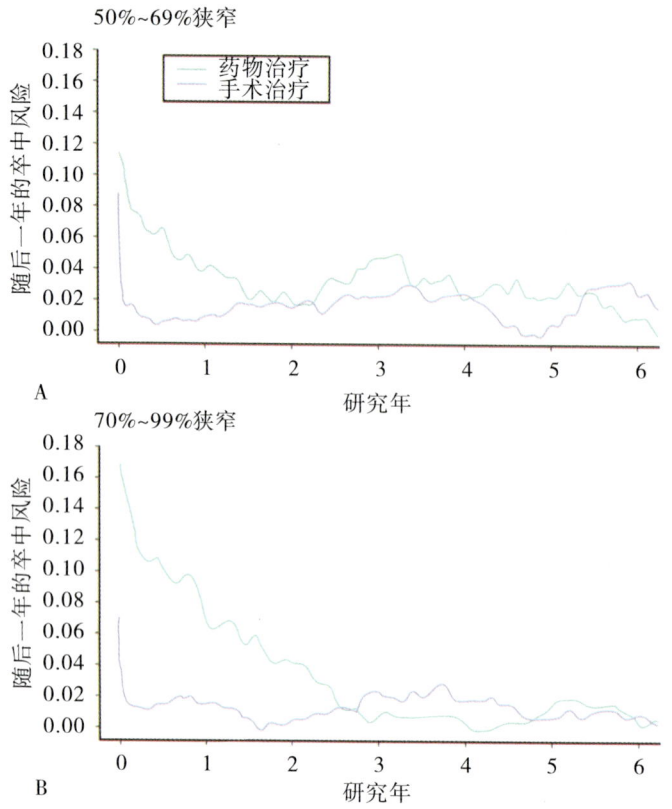

图1-1-1　NASCET中通过药物及手术治疗的50%~69%及70%~99%的症状性颈动脉狭窄患者同侧卒中风险与时间的相关性

（引自 Barnett HJ, Taylor DW, Eliasziw M, et al. Benefit of carotid endarterectomy in patients with symptomatic moderate or severe stenosis. N Engl J Med，1998，339：1415-1425）

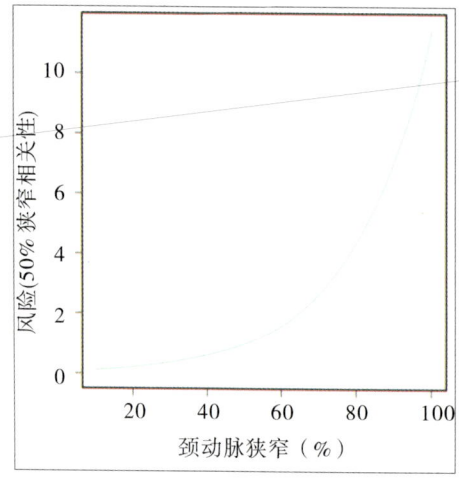

图1-1-2　颈动脉狭窄TIA或卒中发作后3年颈动脉狭窄程度与卒中的关系

（引自 Barnett HJ, Taylor DW, Eliasziw M，et al. Benefit of carotid endarterectomy in patients with symptomatic moderate or severe stenosis. N Engl J Med，1998，339：1415-1425）

第二节 颈动脉狭窄的危险因素

一、高血压

研究已证明高血压是颈动脉粥样硬化性狭窄的危险因素。降低舒张压5~6mmHg和降低收缩压10~12mmHg可使脑血管事件的发生率降低33%~50%。既往有脑血管事件者通过控制血压可临床获益[3-7]。

二、高血脂

在弗明汉心脏研究[8]中，总胆固醇每增加10 mg/dL，颈动脉狭窄超过25%的风险增加10%。在动脉粥样硬化的多民族研究(Multi-Ethnic Study of Atherosclerosis, MESA)[9]中，由磁共振（Magnetic Resonance Imaging, MRI）测定的颈动脉斑块脂质核心与总胆固醇含量紧密相关。用他汀类药物降脂治疗可降低动脉粥样硬化患者的卒中风险。在积极降低胆固醇水平预防卒中(Stroke Prevention by Aggressive Reduction in Cholesterol Levels, SPARCL)试验[10]中，阿托伐他汀（80mg/d）使5年卒中的绝对风险降低了2.2%，所有卒中的相对危险度降低了16%，近期发生过卒中或者短暂性脑缺血发作（Transient Ischemic attack, TIA）的患者中，缺血性卒中的相对危险度降低了22%。然而，目前尚不清楚大剂量他汀以外的其他调脂策略能否降低缺血性卒中的风险或者减轻颈动脉狭窄的严重程度。

三、糖尿病

糖尿病患者缺血性卒中的风险会增加2~5倍[11-13]。糖尿病控制与合并症试验的随访阶段，在1型糖尿病患者中进行强化降糖治疗使非致命性心肌梗死、卒中和心血管源性死亡的风险降低了57%。故控制糖尿病有可能降低卒中的风险[14]。

四、高同型半胱氨酸血症

高同型半胱氨酸血症会增加卒中的风险。对30项研究超过16 000例患者的一项荟萃分析显示，血浆中同型半胱氨酸浓度存在25%的差异（相当于3μmol/L），与之相关的卒中风险差异为19%。

五、吸烟

吸烟使缺血性卒中的相对危险度增加25%~50%[16-19]。与持续吸烟者相比，戒烟患者的卒中风险在 5 年内大幅降低。

六、其他

代谢综合征（由世界卫生组织和联合国国家胆固醇教育计划根据血糖、血压、血脂、体重指数、腰／臀围以及尿白蛋白排泄所定义）与颈动脉粥样硬化有关。颈动脉粥样硬化与患者代谢综合征构成数量成比例地增加（$P<0.001$）[22-24]，与高血压的相关性最强。腹型肥胖独立于其他血管疾病的危险因素，与卒中和 TIA 风险有相关性[25]。

缺乏体育锻炼是卒中的一个证据充分的、可以纠正的危险因素，但是通过锻炼是否降低相关风险尚不可知。目前尚不清楚，在不影响其他危险因素情况下，例如减肥、改善血脂水平以及控制血糖，单纯依靠体育锻炼是否有利于降低卒中的风险。

第三节 颈动脉狭窄的病因及发病机制

一、病因

颈动脉狭窄的病因有动脉粥样硬化、肌纤维发育不良、大动脉炎、外伤、动脉受压和放射损伤等。

二、发病机制

颅外颈动脉粥样硬化有几个机制导致卒中和 TIA，包括：①动脉粥样硬化斑块上形成的血栓栓塞。②动脉粥样硬化斑块栓塞。③斑块破裂所致的血栓性闭塞。④夹层或者血管内膜下血肿。⑤狭窄或闭塞性斑块所致的灌注减少。

第四节 颈动脉狭窄的临床表现

一、总体表现

症状性和无症状的颈动脉狭窄患者，卒中风险和狭窄程度相关，狭窄的绝对率决定了药物和介入治疗的积极程度。在 NASCET[1] 中，狭窄超过 70% 的患者 18 个月卒中的发生率为 24%，50%~69% 狭窄的患者 5 年卒中的发生率为 22%。因为狭窄严重程度和缺血性事件之间的相关性并不完美，因此也进行了其他斑块易损性和卒中风险潜在标志的特征探索。决定卒中风险时，斑块形成中起决定作用的分子和细胞过程比狭窄程度更重要。但是，狭窄程度是大部分临床决策的基础。

二、特征性临床表现

TIA患者在最初的90d内发生卒中的风险高达13%，5年内高达30%。颈动脉狭窄的患者，缺血症状发生2周内进行颈动脉内膜剥脱术(Carotid Endarterectomy, CEA)可以降低卒中风险，但是在初始事件发生后，随着时间的推移，手术获益减少。

短暂性单眼盲（一过性黑蒙）是由于供给眼睛的血流暂时减少引起的。最常见的原因是同侧颈内动脉的动脉粥样硬化，然而其他原因包括动脉狭窄、闭塞、夹层，动脉炎，辐射诱导的动脉病，栓塞，低血压，颅内压增高，青光眼，偏头痛，以及眼动脉的血管痉挛或闭塞性疾病。随后发生卒中的风险与是否存在其他危险因素有关，例如高血压、高胆固醇、糖尿病和吸烟。

颈动脉狭窄的临床表现简要归纳如下：①对侧肢体力弱，感觉缺失，同向性偏盲。②凝视障碍，双眼向受损半球侧凝视。③言语障碍，表达或理解障碍。④忽略综合征，特别是右侧半球受损。⑤行为障碍。⑥同侧单眼失明。

（刘 恋 莫大鹏）

参考文献

[1] Barnett HJM, Taylor DW, Eliasziw M, et al. Benefit of carotid endarterectomy in patients with symptomatic moderate or severe stenosis. New England Journal of Medicine, 1998, 339（20）: 1415-1425.

[2] Mayberg MR, Wilson SE, Yatsu F, et al. Carotid endarterectomy and prevention of cerebral ischemia in symptomatic carotid stenosis. Jama, 1991, 266（23）: 3289-3294.

[3] Leonardi M, Cenni P, Simonetti L, et al. Retrospective study of complications arising during cerebral and spinal diagnostic angiography from 1998 to 2003. Interv Neuroradiol, 2005, 11: 213-221.

[4] MacMahon S, Peto R, Cutler J, et al. Blood pressure, stroke, and coronary heart disease. Part 1: prolonged differences in blood pressure: prospective observational studies corrected for the regression dilution bias. Lancet, 1990, 335: 765-774.

[5] Lewington S, Clarke R, Qizilbash N, et al. Age-specific relevance of usual blood pressure to vascular mortality: a meta-analysis of individual data for one million adults in 61 prospective studies. Lancet, 2002, 360: 1903-1913.

[6] Heiss G, Sharrett AR, Barnes R, et al. Carotid atherosclerosis measured by B-mode ultrasound in populations: associations with cardiovascular risk factors in the ARIC study. Am J Epidemiol, 1991, 134: 250-256.

[7] Howard G, Manolio TA, Burke GL, et al. The Atherosclerosis Risk in Communities（ARIC）

and Cardiovascular Health Study (CHS) Investigators. Does the association of risk factors and atherosclerosis change with age? An analysis of the combined ARIC and CHS cohorts. Stroke, 1997, 28: 1693-1701.

[8] Mitchell GF, Parise H, Benjamin EJ, et al. Changes in arterial stiffness and wave reflection with advancing age in healthy men and women the Framingham Heart Study. Hypertension, 2004, 43 (6): 1239-1245.

[9] Wasserman BA, Sharrett AR, Lai S, et al. Risk factor associations with the presence of a lipid core in carotid plaque of asymptomatic individuals using high-resolution MRI: the Multi-Ethnic Study of Atherosclerosis (MESA). Stroke, 2008, 39: 329-335.

[10] Stroke Prevention by Aggressive Reduction in Cholesterol Levels (SPARCL) Investigators. High-dose atorvastatin after stroke or transient ischemic attack. N engl J med, 2006 (355): 549-559.

[11] Manson JE, Colditz GA, Stampfer MJ, et al. A prospective study of maturity-onset diabetes mellitus and risk of coronary heart disease and stroke in women. Arch Intern Med, 1991, 151: 1141-1147. Karapanayiotides T, Piechowski-Jozwiak B, van Melle G, et al. Stroke patterns, etiology, and prognosis in patients with diabetes mellitus. Neurology. 2004, 62: 1558-1562.

[12] Folsom AR, Rasmussen ML, Chambless LE, et al. Prospective associations of fasting insulin, body fat distribution, and diabetes with risk of ischemic stroke: the Atherosclerosis Risk in Communities (ARIC) Study Investigators. Diabetes Care, 1999, 22: 1077-1083.

[13] Laakso M. Benefits of strict glucose and blood pressure control in type 2 diabetes: lessons from the UK Prospective Diabetes Study. Circulation, 1999, 99: 461-462.

[14] Nathan DM, Cleary PA, Backlund JY, et al. Intensive diabetes treatment and cardiovascular disease in patients with type 1 diabetes. N Engl J Med, 2005, 353: 2643-2653.

[15] Antithrombin Trialists' Collaboration. Collaborative meta-analysis of randomised trials of antiplatelet therapy for prevention of death, myocardial infarction, and stroke in high risk patients. BMJ, 2002, 324: 71-86.

[16] Shinton R, Beevers G. Meta-analysis of relation between cigarette smoking and stroke. BMJ, 1989, 298: 789-794.

[17] Kawachi I, Colditz GA, Stampfer MJ, et al. Smoking cessation and decreased risk of stroke in women. JAMA, 1993, 269: 232-236.

[18] Robbins AS, Manson JE, Lee IM, et al. Cigarette smoking and stroke in a cohort of U.S. male physicians. Ann Intern Med, 1994, 120: 458-462.

[19] Wannamethee SG, Shaper AG, Whincup PH, et al. Smoking cessation and the risk of stroke in middle-aged men. JAMA, 1995, 274: 155-160.

[20] Howard G, Wagenknecht LE, Cai J, et al. Cigarette smoking and other risk factors for silent cerebral infarction in the general population. Stroke, 1998, 29: 913-917.

[21] Lu M, Ye W, Adami HO, et al. Stroke incidence in women under 60 years of age related to alcohol intake and smoking habit. Cerebrovasc Dis, 2008, 25: 517-525.

[22] Irace C, Cortese C, Fiaschi E, et al. Components of the metabolic syndrome and carotid atherosclerosis: role of elevated blood pressure. Hypertension, 2005, 45: 597-601.

[23] Teramura M, Emoto M, Araki T, et al. Clinical impact of metabolic syndrome by modified NCEP-ATPIII criteria on carotid atherosclerosis in Japanese adults. J Atheroscler Thromb, 2007, 14: 172-178.

[24] Empana JP, Zureik M, Gariepy J, et al. The metabolic syndrome and the carotid artery structure in noninstitutionalized elderly subjects: the three-city study. Stroke, 2007, 38: 893-899.

[25] North American Symptomatic Carotid Endarterectomy Trial: methods, patient characteristics, and progress. Stroke, 1991, 22: 711-720.

第二章 颈动脉狭窄支架治疗的发展状况

第一节 颈动脉支架术的发展及演变

颈动脉狭窄的球囊血管成形术的理念提出于1977年，并在1980年由Mullan首次实施。1980年代早期报道了术中采用球囊堵塞系统以减少栓塞并发症。尽管1989年首次在颈动脉狭窄的患者中使用了球囊扩张式支架，但此类支架容易受外力压迫变形，术后30d，超过10%的患者发生了主要不良事件。随后，自膨式支架Wallstent支架及更近的自膨式镍钛合金支架的使用解决了支架变形的问题。

然而，栓塞性卒中风险是血管内治疗主要的顾虑，从而限制了早期人们的热情。后来，颈动脉支架术中专用的"血管保护装置"（Embolism Protection Device，EPD）出现了。使用专用的EPD可以捕获并减少介入过程中产生的栓子碎片。随着颈动脉支架成形术（Carotid Angioplasty and Stenting，CAS）设备和技术的改进与成熟，CAS已成为替代CEA的合理方法，尤其是对那些行CEA有高度危险的患者。

美国诺克斯山医院于2001年首先公布了604次CAS手术的单中心数据，当时EPD还未出现。结果显示，30d由于卒中导致的死亡率约为0.6%，非卒中导致的死亡率约为1%。大卒中发生率约为1%，小卒中发生率约为4.8%。30d总体卒中和死亡率为7.4%。5年随访期间，30d小卒中发生率从第1年的7.1%下降到5年的3.1%[1]。随后，超过40个单中心的观察性研究陆续发表。很多研究因病例数量少、随访时间短、没有一致使用EPD和独立的神经功能评价，其价值有限。为了克服这些不足，一项研究报告了1990—2002年26项观察性研究的汇总资料，包括约3500例次CAS操作。分析显示未使用EPD的患者，CAS术后30d卒中或死亡率分别为5.5%，使用EPD的患者为1.8%；并且，未使用EPD的CAS有更多的大卒中发生率（1.1% vs 0.3%）和小卒中（3.7% vs 0.5%）发生率。再后来采用EPD的CAS试验中，由于技术及器材的进步、操作者经验的积累及更好的病例选择，能更好地解释这些发现。为了加强资料收集的一致性，开设了几个大型非随机多中心自愿注册研究。作为自愿注册，CAS操作技术以及独立的监督并没有进行统一规范。不过，这些大型注册研究入选了超过了17 000个病例，并提供了一些有关CAS的重要观察。

全球颈动脉支架登记（Global Carotid Artery Stent Registry, GCASR）[2]调查了53家中心1997—2002年对11 243例患者进行的12 392次CAS操作，技术成功率为98.9%。30d事件率包括3.1%的患者发生了TIA，2.1%发生小卒中，1.2%发生大卒中，0.6%死亡，总卒中和死亡率为4.7%。使用EPD的患者卒中或死亡率为2.8%，不使用者为6.2%；未使用EPD的症状性患者为4.9%，无症状患者为2.9%。在第1、2、3年的随访中，颈动脉超声检出再狭窄率分别为2.7%、2.6%和2.4%，同侧神经功能缺损事件发生率分别为1.2%、1.3%和1.7%。

颈动脉血管成形术与支架术前瞻性注册研究（Prospective Registry of Carotid Angioplasty and Stenting, Pro-CAS）[3]入选了38个中心超过4年时间的3853次CAS操作，技术成功率为98%，住院期间事件率包括6.0%患者发生TIA，2.5%发生卒中，2.8%发生卒中或死亡。使用EPD的患者卒中或死亡危险度为2.1%，不使用者为2.2%；未使用EPD的症状性患者为3.1%，无症状患者为2.4%。

欧洲颈动脉支架术长期注册（European Long-term Carotid Artery Stenting Registry, ELOCAS）[4]入选多个中心2171例CAS患者，操作成功率为99.7%，30d卒中或死亡率为1.2%。在第1、3、5年随访期，再狭窄率分别为1%、2%和3.4%，卒中或死亡率分别为4.1%、10.1%和15.1%。

第二节　CEA与CAS的对比研究

几项随机试验的荟萃分析对CAS和CEA进行了比较，结果发现术后30d的卒中或者死亡率，术后30d心肌梗死、卒中或者死亡率以及术后1年的卒中或死亡率没有差异。这些研究包括不同手术风险的症状性和无症状的患者，有些采用了EPD，有些未采用。在一些研究中，CAS心肌梗死和操作损伤（例如脑神经损伤）发生率低，但是其他研究发现CAS效果比CEA差，围术期卒中发生率更高。

高风险患者保护下的支架置入术与血管成形术(Stenting and Angioplasty with Protection in Patients at High-Risk for Endarterectomy, SAPPHIRE)研究[5]是唯一一项入选高危患者的随机试验，比较采用EPD的CAS和CEA的安全性。入选标准包括症状性狭窄超过50%，或者无症状性狭窄超过80%，再加上至少1项高危标准。由于患者入选过程缓慢，许多被随机分配至CEA组的患者手术风险过高而被排除，研究被提前终止。该研究的主要终点是心肌梗死、卒中或者30d内死亡，以及31d至1年内因神经系统原因或者同侧卒中导致的死亡。在CAS组中，主要终点的发生率为12.2%；在CEA组中为20.1%（非劣性检验$P=0.004$，劣性检验$P=0.053$）。在接受了CAS和CEA治疗的症状性狭窄的患者中，主要终点的发生率相似，分别为16.8%和16.5%。在无症状的患者中，CAS和CEA组的发生率分别为9.9%和21.5%，CAS术后的主要终点发生率更低。对于CAS和CEA来说，3年卒中发生率CAS组为7.1%，CEA组为6.7%（$P=0.945$）；3年靶血管重建发生率CAS组为3%，CEA组为7.1%（$P=0.084$），两组的发生率相似。

颈动脉和椎动脉血管内成形术随机试验（Carotid and Vertebral Artery Transluminal Angioplasty Study, CAVATAS）[6]将504例血管介入治疗和药物治疗进行对比。在这两组中，30d卒中和死亡的累积发生率均为10%。与CAS组相比，血管成形术组1年脑神经病变、大面积梗死、心肌梗死以及肺栓塞的发生率更低，然而再狭窄的发生率更高。再狭窄率在血管成形术组为14%，在CAS组为4%（$P<0.001$）。这反映了在血管介入治疗组支架的使用率（22%）相对较低。两组3年的卒中或者死亡率相似，均为14.2%。支架保护的血管成形术与颈动脉内膜切除术的对比（Stent-Protected Angioplasty versus Carotid Endoarterectomy, SPACE）试验包括超声检测的颈动脉狭窄超过70%的患者，在180d内的TIA或者卒中，以及改良的Rankin等级评分低于4分。2001—2006年，研究对象被随机分入CEA（$n=595$）组或者CAS组（$n=605$）。参与本研究的外科医生在1年前已经进行了至少25例CEA手术，且手术的发病率和死亡率是可以接受的。CAS术者应该至少成功进行了25例血管造影或者支架置入术，这些手术并不必须包括颈动脉的手术。由于入选患者不足，研究被终止，而且30d内CAS组和CEA组之间的结果没有明显差异。症状性严重颈动脉狭窄的患者中动脉内膜切除术与血管成形术的对比（Endarterectomy versus Angioplasty in Patients with Severe Symptomatic Stenosis, EVA-3S）试验随机入选了120d发生过TIA或者卒中的患者。在多普勒超声和血管造影检测中，这些患者同侧颈动脉狭窄超过了60%。主要终点为手术30d内卒中或者死亡的累积发生率。参与本研究的外科医生在1年前已经进行了至少25例CEA手术，而且进行CAS的术者应该在其他血管中至少成功进行了12例CAS手术，或者35例支架置入术，或者接受过考核。该研究共入选了520例患者，由于CAS组30d卒中和不良事件的发生率较高而于2005年终止。

至少有4项其他随机临床试验考虑在一般风险下，采用EPD对CEA和CAS进行比较。

2010年发表的颈动脉血管成形动脉内膜切除术与支架置入术对比试验（Carotid Revascularization Endarterectomy versus Stenting Trial，CREST）[7]是一项随机多中心试验，比较了对有症状和无症状患者进行CAS和CEA的效果及并发症的发生率。在导入阶段1246例非随机入选的接受CEA治疗的患者中，30d卒中和死亡的发生率为3.9%，其中有症状患者的死亡率和卒中率为5.6%，无症状患者的为3.4%。主要终点是卒中、死亡或围术期的心肌梗死，以及随后长达4年的同侧卒中的累积发生率。在2502例患者平均2.5年的随访中，两组之间的主要事件发生率没有显著差异，在CAS组为7.2%，在CEA组为6.8%（HR 1.11，95%CI 0.81~1.51）。然而，围术期累积事件发生率存在差异。尽管绝对风险发生率低，但是卒中更常见于CAS，心肌梗死更常见于CAS术后。尽管有症状的患者中事件发生率高于无症状的患者，但是在两个治疗组之间主要结果并没有因为性别或者症状的差异而不同。在CAS和CEA有症状的患者中，围术期卒中和死亡的发生率低于6%（$P>0.05$）。在CAS和CEA无症状的患者中，围术期卒中和死亡的发生率低于3%（$P>0.05$）。根据年龄低于70岁的患者接受CAS治疗，年龄超过70岁的患者采用CEA治疗的选择，结果没有差异。

2016年《新英格兰医学杂志》公布了CREST长期随访结果[8]：术后10年，在死亡、卒中、心肌梗死的复合终点上CEA（9.9%）较CAS（11.8%）好，但没有统计学意义。术后5年内，同侧卒中比例极低，CEA（每年0.6%）比CAS（每年0.7%）似乎略好，但两者总体上没有太大差别。

国际颈动脉支架研究（International Carotid Stenting Study，ICSS）[9]是另一项随机试验。人们设计该试验来比较CEA和CAS在狭窄超过50%的症状性患者中的安全性和有效性。88%的患者在有经验的中心接受了治疗。2010年曾经报道了该研究120d安全性分析结果。该试验随机纳入了1713例患者的暂时安全性分析，发现120d卒中、死亡或操作性心肌梗死的累积发生率在CAS组为8.5%，在CEA组为5.2%（HR 1.69，95%CI 1.16~2.45）。2015年2月LeoH Bonati等在《柳叶刀》上报道了长期随访结果。该研究平均随访4.2年（IQR 3~5.2年），最长10年。意向性分析（intention-to-treat，ITT）发现支架和内膜剥脱组致死或致残性卒中的数量（52 vs 49）以及累积5年风险没有显著性差异（6.4% vs 6.5%；HR 1.06，95%CI 0.72~1.57，$P=0.77$）。支架组所有卒中的发生率明显高于内膜剥脱组（119 vs 72个事件；ITT人群，5年累积风险15.2% vs 9.4%；HR 1.71，95%CI 1.28~2.30，$P<0.001$），但是主要是非致残性卒中。两组1年、5年和长期随访改良RANKIN量表评分的分布没有显著性差异。

上述临床试验说明 CAS 对颈动脉狭窄的治疗仍是可供选择的一种方法,两者不是相互排除的关系,应是相互补充的关系。对 CAS 和 CEA 的选择可以参考表 2-2-1。

表 2-2-1　对颈动脉狭窄进行血运重建的选择建议

	有症状的患者		无症状的患者
	50%~69% 狭窄	70%~99% 狭窄*	70%~99% 狭窄*
颈动脉内膜剥脱术	Ⅰ类,LOE:B	Ⅰ类,LOE:A	Ⅱa类,LOE:A
颈动脉支架置入术	Ⅰ类,LOE:B	Ⅰ类,LOE:A	Ⅱb类,LOE:B

*按照 NASCET 使用的方法,根据血管造影标准定义狭窄的严重程度,但是其结果通常也与超声以及其他获得认可的测量方法所评估的结果相同。LOE:证据水平

最近的无症状性颈动脉狭窄支架与内膜剥脱术比较试验(Asymptomatic Carotid Stenosis Stenting vs Endarterectomy Trial, ACT-1)[10]的结果显示,CAS 在主要终点事件的发生上不劣于 CEA 的效果。两种治疗方式的终点事件发生率分别为 3.8% 和 3.4%(非劣效性 P=0.01)。两种治疗方式 30d 卒中和死亡率分别为 2.9% 和 1.7%(P=0.33)。术后 30d 到 5 年,同侧卒中豁免率分别为 97.8% 和 97.3%(P=0.51),总存活率分别为 87.1% 和 89.4%(P=0.21)。5 年累积卒中豁免存活率分别为 93.1% 和 94.7%(P=0.44)。基于这些结果,文章认为对于非症状性且外科风险不高的重度颈动脉狭窄,CAS 的 1 年终点事件发生率不劣于 CEA。经过 5 年随访,非手术相关的卒中、所有卒中和存活率两组患者都没有明显差异。

第三节　未来的研究工作

应该认识到,CAS 的作用随着介入材料与介入技术的进步也在提高。针对如何选择患者行颈动脉血管重建,也许需要更多、更积极的方法对当前的一些困境进行再评价。我们应该从仅用有无症状和颈动脉狭窄程度作为唯一的标准来决定是否需要血管重建中摆脱出来。应用先进的影像学对颈动脉斑块研究(如用 MRI 或超声来检测组织学特征)结合临床多个因素建立出更能预测预后的综合模型是必要的,这些模型能对患者发生复发性神经功能事件进行更加精确的估计。根据临床与解剖的评估,并且结合后者对个体手术风险(CEA 或 CAS)的估计,能够使内科医生对个体化患者的风险和获益做出更有效的评价。

此外,目前将 CAS 与 CEA 看作是颈动脉血管重建的两种竞争治疗手段的观点是不明智的,其受到了经皮冠脉介入与冠脉搭桥手术争议的影响。反之,这些治疗

方式应视为互相补充。血管重建的模式应该是使被选择的个体化患者能够获得最安全的治疗。对 CAS 与 CEA 进行比较试验结果的相关检查将有助于阐明哪种情况下应用某种血管重建模式要优于另外一种。

（刘　恋　莫大鹏）

参考文献

[1] Roubin GS, New G, Iyer SS, et al. Immediate and late clinical outcomes of carotid artery stenting in patients with symptomatic and asymptomatic carotid artery stenosis a 5-year prospective analysis. Circulation, 2001, 103（4）532-537.

[2] Wholey MH, Al-Mubarek N. Updated review of the global carotid artery stent registry. Catheterization and cardiovascular interventions, 2003, 60（2）: 259-266.

[3] Theiss W, Hermanek P, Mathias K, et al. Pro-CAS A Prospective Registry of Carotid Angioplasty and Stenting. Stroke, 2004, 35（9）: 2134-2139.

[4] Bosiers M, Peeters P, Deloose K, et al. Does carotid artery stenting work on the long run: 5-year results in high-volume centers（ELOCAS Registry）. Journal of Cardiovascular Surgery, 2005, 46（3）: 241.

[5] Yadav JS, Wholey MH, Kuntz RE, et al. Protected carotid-artery stenting versus endarterectomy in high-risk patients [J]. New England Journal of Medicine, 2004, 351（15）: 1493-1501.

[6] Brown MM, Rogers J, Bland JM. Endovascular versus surgical treatment in patients with carotid stenosis in the Carotid and Vertebral Artery Transluminal Angioplasty Study（CAVATAS）: a randomised trial. The Lancet, 2001, 357（9270）: 1729-1737.

[7] Brott TG, Hobson RW, Howard G, et al. Stenting versus endarterectomy for treatment of carotid-artery stenosis. New England Journal of Medicine, 2010, 363（1）: 11-23.

[8] Brott TG, Howard G, Roubin GS, et al. Long-term results of stenting versus endarterectomy for carotid-artery stenosis [J]. New England Journal of Medicine, 2016, 374（11）: 1021-1031.

[9] Bonati LH, Dobson J, Featherstone RL, et al. Long-term outcomes after stenting versus endarterectomy for treatment of symptomatic carotid stenosis: the International Carotid Stenting Study（ICSS）randomised trial. The Lancet, 2015, 385（9967）: 529-538.

[10] Rosenfield K, Matsumura JS, Chaturvedi S, et al. Randomized trial of stent versus surgery for asymptomatic carotid stenosis. New England Journal of Medicine, 2016, 374（11）: 1011-1020.

第三章 脑血管解剖

第一节 主动脉弓

一、主动脉弓上各分支

主动脉弓上各分支结构如血管造影所示（图3-1-1）。

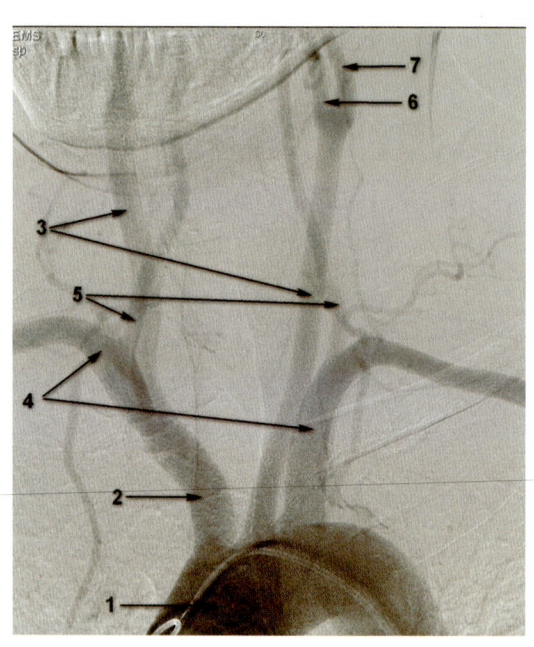

图3-1-1 主动脉弓上各分支结构
1：主动脉弓；2：头臂干；3：颈总动脉；4：锁骨下动脉；5：椎动脉；6：颈外动脉；7：颈内动脉

二、主动脉弓的常见变异

（一）"牛角弓"

"牛角弓"是主动脉弓变异的一种常见情况，发生率约为20%，左颈总动脉与无名动脉共开口；此时，不易将导管选入左颈总动脉。左颈总动脉起源于无名动脉近段者，发生率约为7%；左侧头臂干，发生率为1%~2%（图3-1-2）。

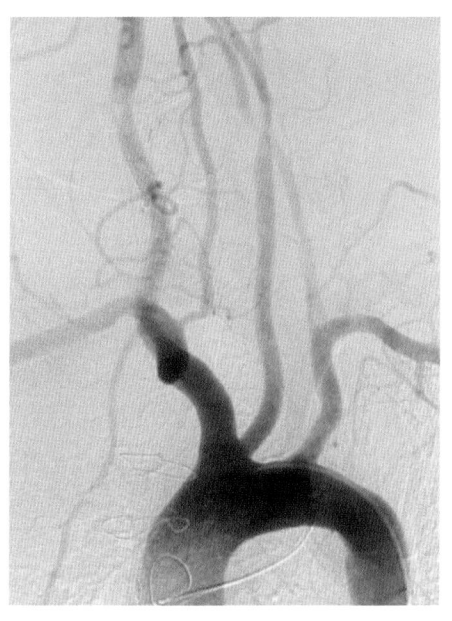

图3-1-2 "牛角弓"

（二）左椎动脉起源于主动脉弓

左椎动脉通常位于左颈总动脉与左锁骨下动脉之间，起源于主动脉弓的发生率约为0.5%（图3-1-3）。

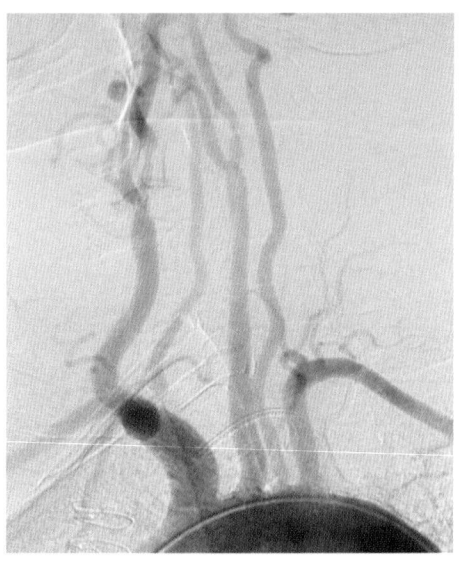

图3-1-3 左椎动脉起源于主动脉弓

（三）迷走右锁骨下动脉

右锁骨下动脉起源于左锁骨下动脉开口以远（图 3-1-4）。

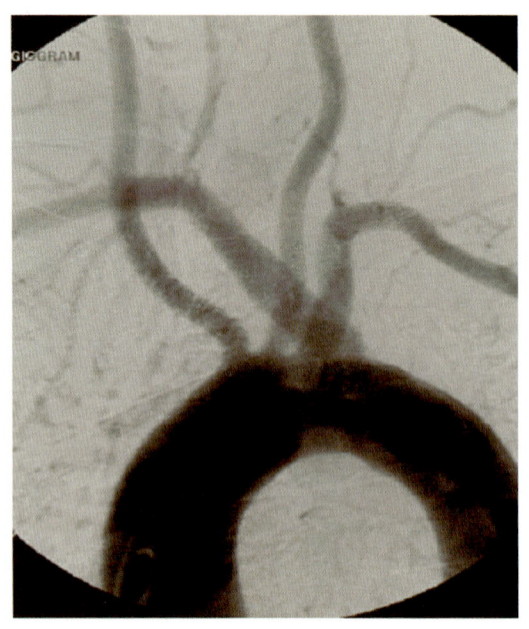

图 3-1-4　迷走右锁骨下动脉

三、主动脉弓径路困难程度分级

根据左前斜位主动脉弓影像头臂干（无名动脉）开口与主动脉弓的关系，可将导管径路困难程度分为 3 型：Ⅰ型为弓上血管开口在主动脉弓上缘切线的水平，Ⅱ型为头臂干开口在主动脉弓上下缘之间，Ⅲ型为头臂干开口于主动脉弓上缘；径路困难程度递增（图 3-1-5）。

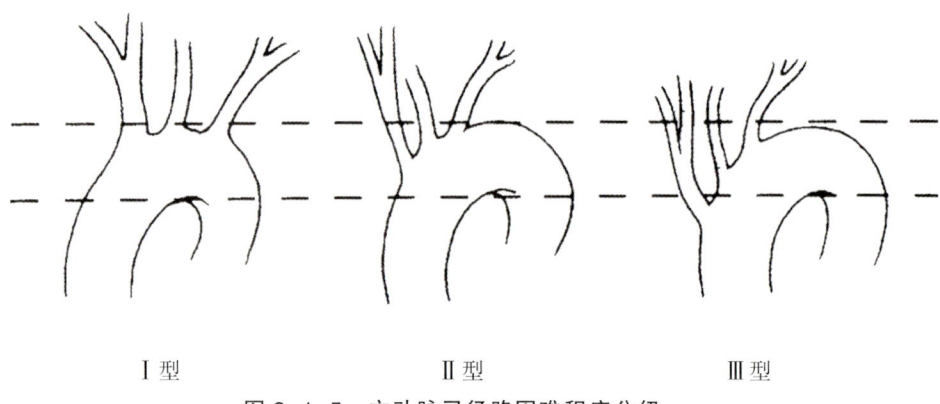

Ⅰ型　　　　　　Ⅱ型　　　　　　Ⅲ型
图 3-1-5　主动脉弓径路困难程度分级

（一）Ⅰ型主动脉弓

Ⅰ型主动脉弓指弓上动脉开口均在主动脉弓上缘水平线以上（图3-1-6A）。

（二）Ⅱ型主动脉弓

Ⅱ型主动脉弓指无名动脉与左颈总动脉、左锁骨下动脉不在同一平面，位于主动脉弓顶点水平线下方大约1cm水平。单弯导管通常可以完成选择性插管术，但有时需要用到西蒙导管等复合弯导管（图3-1-6B）。

（三）Ⅲ型主动脉弓

Ⅲ型主动脉弓指无名动脉在主动脉弓顶点水平线下方2~3cm水平（图3-1-6C）。此型主动脉弓选择性插管难度最大、并发症发生率最高。通常需要用复合弯导管（西蒙导管或Vitek导管）在迂曲的主动脉弓内进行复杂的手法操作。

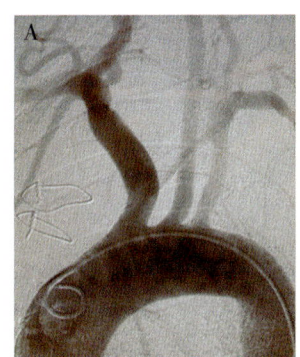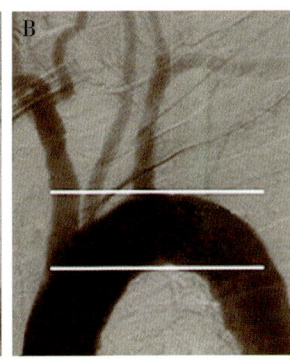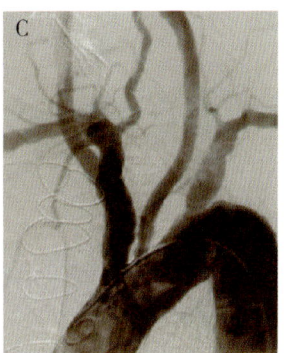

图3-1-6　主动脉弓径路

第二节　颈部血管

一、颈总动脉

颈总动脉各分支发出点以及走行如血管造影所示（图3-2-1）。

二、颈外动脉

颈外动脉各分支的发出点以及走行如血管造影所示（图3-2-2）。

三、颈内动脉

（一）颈内动脉（侧位）

颈内动脉颅外段、海绵窦及其眼动脉等分支在血管造影侧位的显示见图3-2-3A。

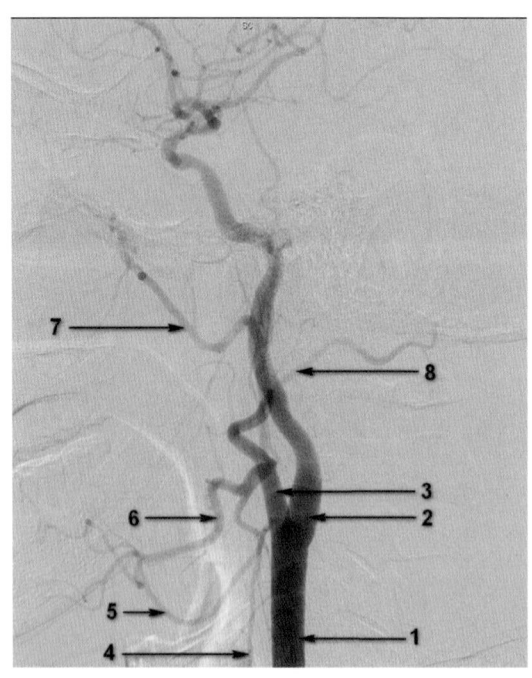

图 3-2-1　颈总动脉各分支

1：颈总动脉；2：颈内动脉；3：颈外动脉；4：甲状腺上动脉；5：舌下动脉；6：面动脉；7：颌内动脉；8：枕动脉

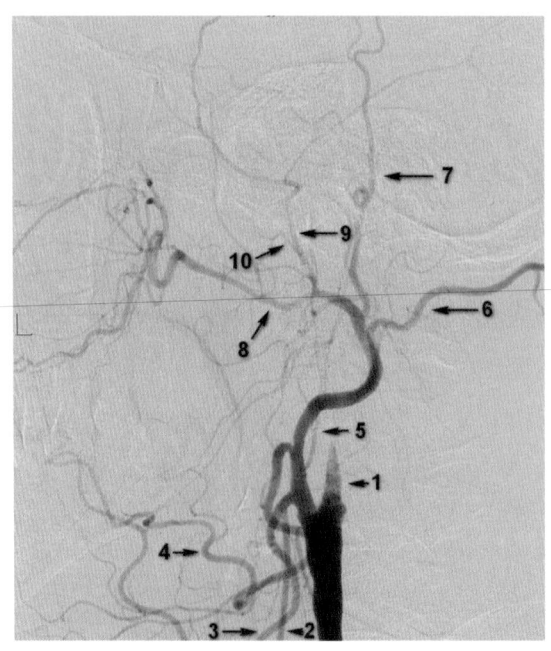

图 3-2-2　颈外动脉

1：颈内动脉残端；2：甲状腺上动脉；3：舌动脉；4：面动脉；5：咽升动脉；6：枕动脉；7：颞浅动脉；8：颌内动脉；9：脑膜中动脉；10：脑膜副动脉

第三章 脑血管解剖

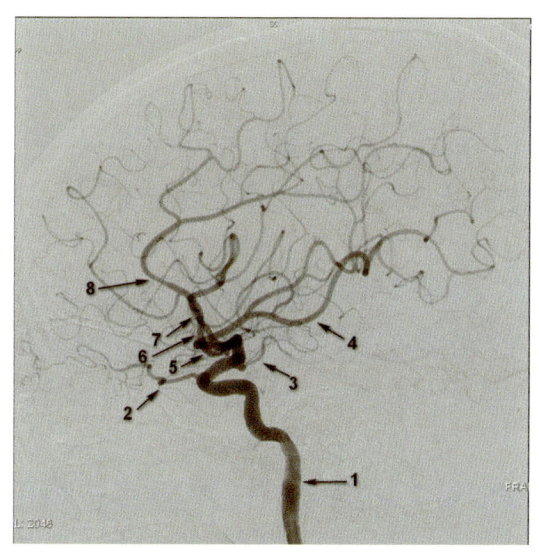

图 3-2-3A 颈内动脉（侧位）

1：颈内动脉；2：眼动脉；3：脉络膜后动脉；4：大脑中动脉；5：大脑前动脉；6：大脑前动脉交通前段（A1）；7：大脑前动脉胼胝体下段（A2）；8：大脑前动脉胼胝体上段（A3）

（二）颈内动脉（正位）

颈内动脉颅内段，大脑中动脉、大脑前动脉及其分支在血管造影正位的显示见图 3-2-3B。

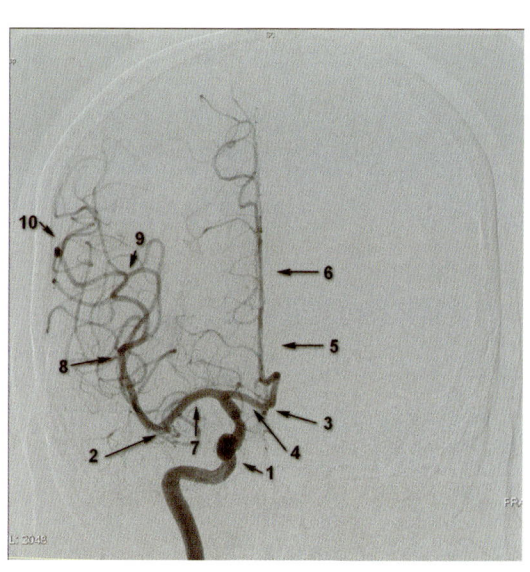

图 3-2-3B 颈内动脉（正位）

1：颈内动脉；2：大脑中动脉；3：大脑前动脉；4：A1；5：A2；6：A3；7：大脑中动脉水平段（M1）；8：大脑中脑岛段（M2）；9：大脑中动脉盖部段（M3）；10：大脑中动脉皮层支（M4）

19

四、椎动脉

(一)椎动脉(正、侧位)

椎动脉颅外段的弯曲以及颅内段的各分支在血管造影正、侧位的显示见图 3-2-4 A、B。

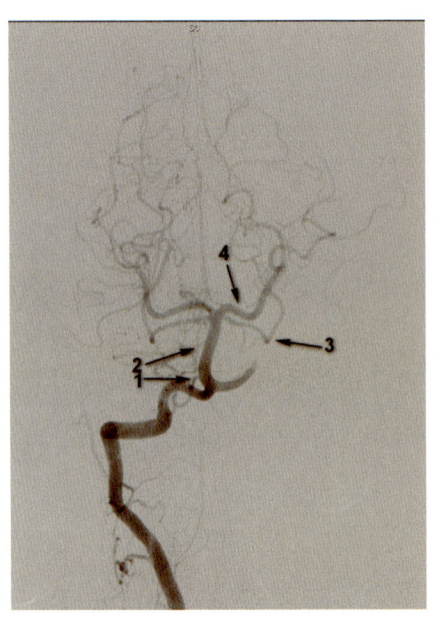

图 3-2-4A　椎动脉(正位)

1：小脑后下动脉；2：小脑前下动脉；3：小脑上动脉；4：大脑后动脉

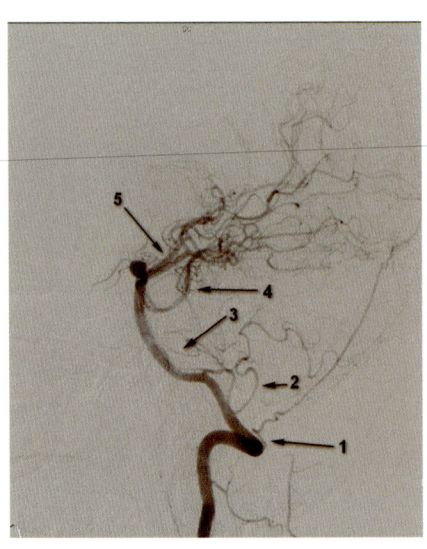

图 3-2-4B　椎动脉(侧位)

1：脑膜后动脉；2：小脑后下动脉；3：小脑前下动脉；4：小脑上动脉；5：大脑后动脉

第三节 颈动脉侧支循环代偿

颈内动脉严重狭窄或闭塞时，常可出现两个层次的代偿途径：初级侧支循环代偿和次级侧支循环代偿。前者即 Willis 环，包括前、后交通动脉；后者包括皮层软脑膜吻合、后胼周动脉代偿、颈外动脉代偿等[1-3]。

一、初级侧支循环代偿（前循环代偿）

（一）前交通动脉代偿

前交通动脉连接双侧大脑前动脉 A2 起始部，属于初级代偿。前交通动脉是否开放以及开放的程度在很大程度上影响了对侧颈动脉闭塞的代偿情况[4]。前交通动脉分合体有较多的解剖类型，对于双侧大脑前动脉均衡型的前交通动脉通常不开放或开放不明显，有时需要在造影时压迫对侧颈动脉，或对侧颈动脉重度狭窄或闭塞时可见开放[5,7]。对于一侧优势型的大脑前动脉，尽管能供应对侧大脑前动脉血流，但往往因对侧大脑前动脉 A1 段发育不全，对对侧的大脑中动脉区代偿不够（图 3-3-1）。

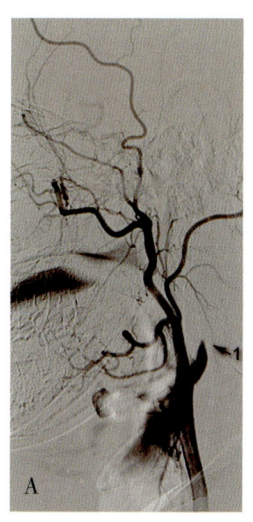
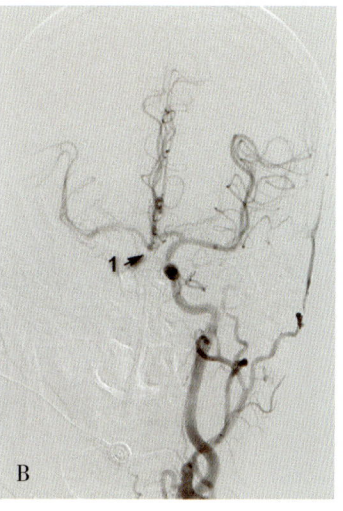

图 3-3-1 前交通动脉代偿
A. 右侧颈动脉闭塞。B. 左颈总动脉造影，示前交通开放，经前交通动脉至左大脑前动脉，左大脑中动脉代偿左侧大脑半球

（二）后交通动脉代偿

后交通动脉是连接颈内动脉 C6 末端和同侧大脑后动脉 P1 段末端，属于初级代偿，是前后循环相互代偿的主要通道。颈动脉闭塞在前交通动脉不开放的情况下，主要依靠同侧后交通动脉代偿来满足颈动脉的远端颅内血供[7]（图 3-3-2）。

颈动脉狭窄介入治疗：理论与实践

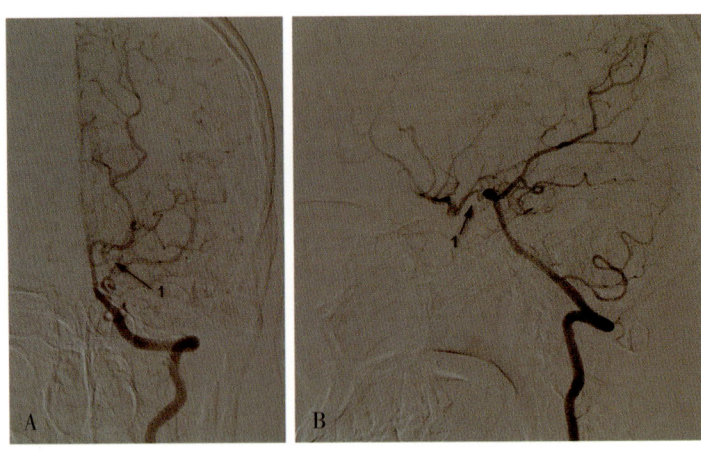

图 3-3-2 后交通动脉代偿

A. 左椎动脉造影，正位像显示左侧后交通动脉开放（箭头所示）。B. 经右椎动脉造影，示右侧后交通动脉开放（箭头所示），代偿供应右侧大脑半球血供

二、次级侧支循环代偿

（一）颈外动脉与椎动脉之间的代偿

颈外动脉分支，特别是枕动脉通过颈部肌支血管与椎动脉 V3 段，在颅外血管慢性狭窄或闭塞的情况下有部分患者出现开放[1]。它增加了前后循环的颅外另一条次级代偿通路。

1. 经颈外动脉向后循环椎动脉代偿 经颈外动脉向后循环椎动脉代偿如图 3-3-3 和图 3-3-4 所示。

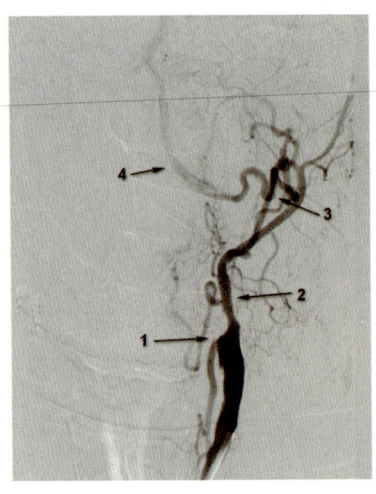

图 3-3-3 椎动脉开口狭窄，经左颈总动脉造影

1：左颈内动脉闭塞；颈外动脉分支（2）经枕动脉（3）代偿；4：左侧椎动脉供应后循环

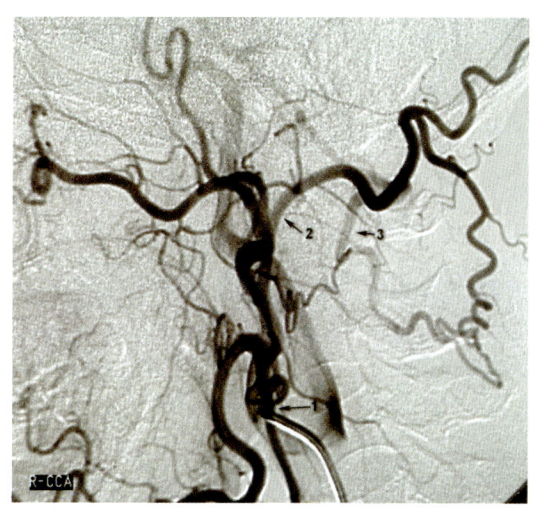

图 3-3-4 椎动脉开口狭窄，经右颈总动脉造影

1：右颈外动脉分支经枕动脉（2）代偿；3：右侧椎动脉供应后循环

2. 经椎动脉向颈外动脉代偿 经椎动脉向颈外动脉代偿如图 3-3-5A、B 所示。

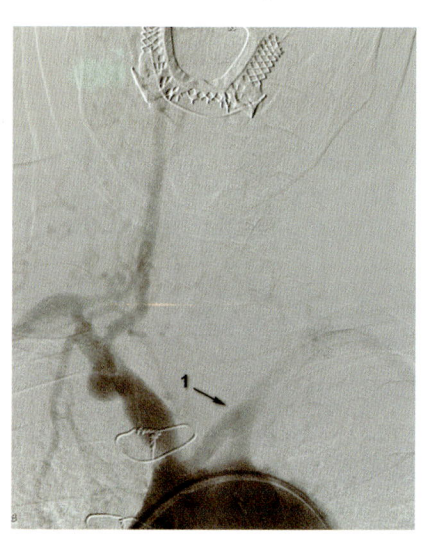
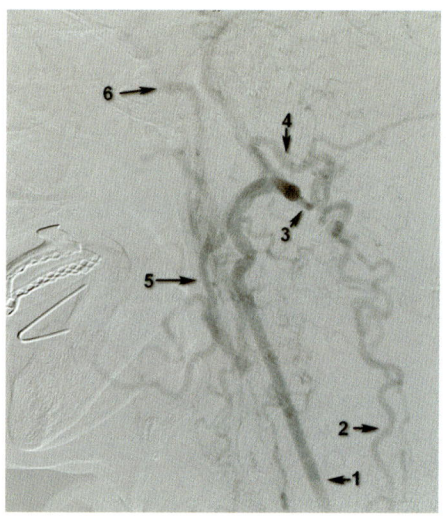

图 3-3-5 经椎动脉向颈外动脉代偿

A. 弓上造影。右侧颈总动脉（1）闭塞。B. 右椎动脉（1）造影显示，颈升动脉（2），右椎动脉 V3（3）端肌支通过枕动脉（4）→颈外动脉（5）→颈内动脉（6）代偿

（二）经眼动脉代偿

眼动脉（Ophthalmic Artery, OphA）为颈内动脉第一个较大的分支，通常起自颈内动脉海绵窦段穿过硬脑膜移行与膝段处。OphA 入眶后相继发出泪腺动脉、视

网膜中央动脉筛前动脉、筛后动脉、眶上动脉、睑内侧动脉、脑膜返动脉等分支。OphA 分支是颈内动脉和颈外动脉之间侧支循环的重要通道，属于次级侧支途径，其吻合支有 OphA 的鼻背动脉与面动脉的鼻外侧动脉在鼻背侧和眼内眦处相吻合；OphA 的泪腺支和睑支与额前动脉的颧眶动脉在眼的外侧方吻合；OphA 的鼻背动脉、筛动脉与上颌动脉的眶下动脉、蝶腭动脉在上颌和鼻腔内吻合等。据动脉造影观察，当颈内动脉阻塞后，颈外动脉血可通过面动脉或颞浅动脉额支与 OphA 的吻合支逆行流入颈内动脉[2]。颈外动脉的上颌动脉和枕动脉等管径也明显增粗（图 3-3-6）。

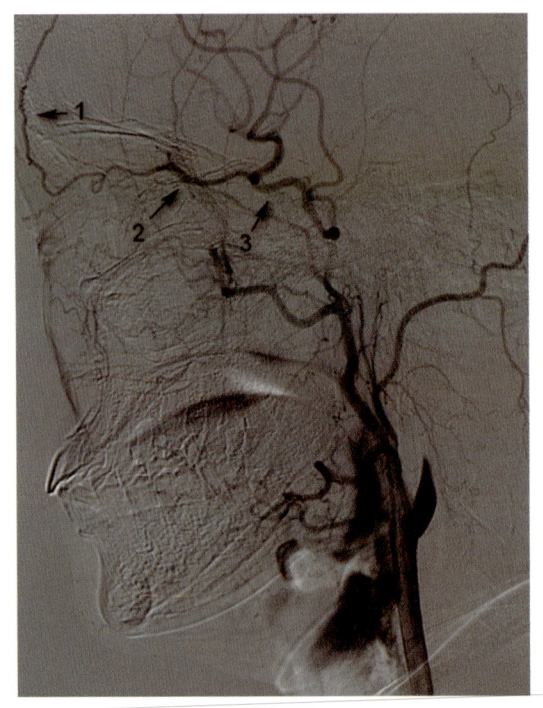

图 3-3-6　左颈内动脉闭塞，经左颈总动脉造影
显示颈外动脉颞浅动脉额支通过分支（1）经左眼动脉（2）代偿；3：左颈内动脉

（三）经软脑膜吻合支代偿

软脑膜吻合支是一种次级侧支途径。在大脑半球的软脑膜内，大脑前、中、后动脉皮质支末梢之间有丰富的侧支吻合[4,6]。解剖研究揭示大脑血管皮层支末梢在软脑膜内形成彼此沟通的血管网，吻合口径 0.30mm。正常时闭锁，需要时开放，其开放与否与脉压相关。在大脑表面，占优势的吻合是大脑中动脉和大脑前动脉分支间的吻合（5~7 支）及大脑中动脉与大脑后动脉分支间的吻合（4~5 支），大脑前动脉与大脑后动脉之间的吻合支较少（图 3-3-7）。

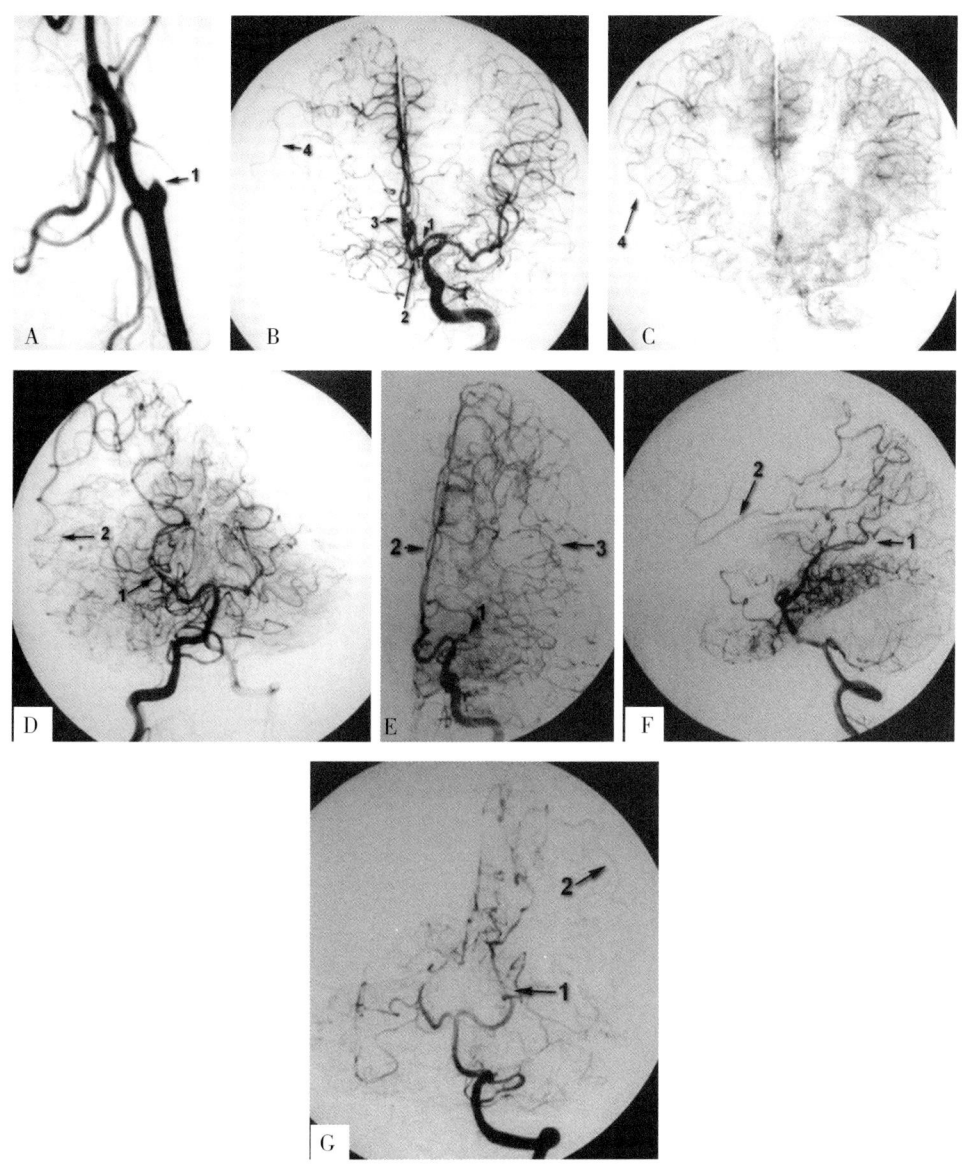

图 3-3-7 软脑膜代偿途径

A. 右颈动脉（1）次全闭塞。B. 左颈动脉造影动脉中期像显示，左大脑前动脉（1）→前交通动脉（2）→右大脑前动脉（3）→软脑膜动脉代偿；4：右侧大脑中动脉供血区。C. 左颈动脉造影动脉中、晚期像显示，左大脑前动脉（1）→前交通动脉（2）→右大脑前动脉（3）→软脑膜动脉代偿；4：右侧大脑中动脉供血区。D. 右椎动脉造影动脉中期像显示，经右大脑后动脉（1）→软脑膜动脉代偿；2：右侧大脑中动脉供血区。E. 左侧大脑中动脉闭塞，颈动脉造影正位显示，左侧大脑中动脉（1）闭塞，大脑前动脉软脑膜动脉（2）扩张代偿；3：左大脑中动脉供血区。F. 左颈内动脉闭塞，椎动脉造影显示，左侧大脑中动脉（1）闭塞，大脑前动脉软脑膜动脉（2）扩张代偿；3：左大脑中动脉供血区。G. 左颈内动脉闭塞，椎动脉造影显示，左大脑后动脉软脑膜动脉（1）代偿扩张供应；2：左侧大脑前动脉供血区

（王　博　莫大鹏）

参考文献

[1] Kluytmans M, vander Grond J, van Everdingen KJ, et al. Cerebral hemodynamics in relation to patterns of collateral flow. Stroke, 1999, 30（7）: 1432-1439.

[2] Rutgers DR, Klein CJM, Kappelle LJ, et al. A longitudinal study of collateral flow patterns in the circle of willis and the ophthalmic artery in patients with a symptomatic internal carotid artery occlusion. Stroke, 2000, 31（8）: 1913-1920.

[3] Endrikse J, Hartkamp MJ, Hillen B, et al. Collateral ability of the circle of Willis in patients with unilateral internal carotid artery occlusion: border zone infarcts and clinical symptoms. Stroke, 2001, 32（12）: 2768-2773.

[4] Nishijima Y, Akamatsu Y, Weinstein PR, Liu J. Collaterals: Implications in cerebral ischemic diseases and therapeutic interventions. Brain Res，2015, 10（14）: 1623: 18-29.

[5] Spacek M, Tesar D, Veselka J.The Paramount Role of the Anterior Communicating Artery in the Collateral Cerebral Circulation. Int J Angiol，2015，24（3）: 236-240.

[6] van den Wijngaard IR, Boiten J, Holswilder G, et al.Impact of Collateral Status Evaluated by Dynamic Computed Tomographic Angiography on Clinical Outcome in Patients With Ischemic Stroke. Stroke，2015, 46（12）: 3398-3404.

[7] Lownie SP, Larrazabal R, Kole MK.Circle of Willis Collateral During Temporary Internal Carotid Artery Occlusion I: Observations From Digital Subtraction Angiography. Can J Neurol Sci，2016, 43（4）: 533-537.

第四章 颈动脉狭窄的影像学评价

第一节 彩色多普勒超声

一、颈动脉彩色多普勒超声

颈动脉彩色多普勒超声（Color Doppler Ultrasonography）是一种广泛应用的无创性检查手段，包含B型灰阶超声和彩色血流多普勒，不仅可以显示颈动脉的二维成像，还可以通过彩色和能量多普勒对颈部血管进行血流成像，并通过分析检测到的血流动力学参数了解颈动脉的狭窄程度。由于颈动脉彩色多普勒超声可以对颈动脉颅外段病变的形态和血流动力学改变做出实时评价，且成本-效益比高，目前已经成为颈动脉疾病初始评估的首选检查方法。

B型灰阶超声成像有助于了解颈动脉走行、分叉位置以及颈部分支的解剖关系，辅助判定颈动脉病变性质，如动脉粥样硬化性狭窄、血栓形成、夹层、动脉瘤等。B型灰阶超声可对动脉粥样硬化斑块及颈动脉内-中膜（Intima-Media Thickness，IMT）厚度进行描述，评估斑块的形态和生理特征，根据斑块内是否存在无回声区、有无表面溃疡以及管腔的狭窄程度可以预测脑梗死发生风险的高低。动脉粥样硬化最早期的变化包括继发于脂质沉积的内膜增厚和载脂巨噬细胞浸润动脉壁[1]；进而，粥样硬化斑块突入动脉管腔。最初，这些斑块覆盖有纤维帽，具有机械稳定性，很少伴有神经系统症状。超声下，纤维斑块表面光滑，呈等回声和均质的表现。随后，越来越多的细胞外脂质和胆固醇沉积、钙化出现、斑块内出血，超声检查斑块出现非均质性改变[2]。当斑块表面的机械支撑受侵蚀时，斑块内成分的脱落可能会导致栓塞发生。此外，斑块表面的溃疡可能进展，并导致血栓形成。这时的斑块超声表现出异质性，包括回声不均匀、钙化声影和表面不规则。

彩色多普勒超声可对血管病变及相关的血流异常进行实时可视性检测，并且可以对可疑狭窄区域进行光标辅助定位，有助于鉴别严重狭窄或梗阻。彩色多普勒超声可看作是病变筛选阶段的备选方法，可提供颈内动脉、颈外动脉和颈总动脉的第一手资料，也可用于评价可能的狭窄和斑块特点。

超声造影（Contrast-Enhanced Ulrtasuond，CEUS）是近年发展起来的用于评价实质性脏器血流灌注的一种技术，已广泛应用于心肌、肝脏及肾脏等脏器的血流灌注评价及鉴别诊断[3,4]。CEUS可以提高颅外段动脉狭窄的诊断率，观察斑块内的新生血管以及外膜滋养血管，提高颅内动脉狭窄、动脉瘤、动静脉畸形以及颅内血肿的显示率。CEUS可以清晰显示颈动脉IMT，早期发现颈部动脉IMT增厚，同时可发现更多二维或彩色多普勒超声遗漏的动脉硬化斑块，尤其是一些低回声斑块，并能清晰勾勒出硬化斑块的轮廓[5,6]（图4-1-1）。注射超声造影剂后动脉内彩色血流信号增强，可明显改善动脉狭窄管腔内参与血流的显示情况。以数字减影血管造影（Digital Subtraction Angiography，DSA）结果作为金标准，CEUS检测动脉粥样硬化所致颈动脉狭窄与常规超声相比其准确性、敏感性及特异性均较高，并且CEUS对颈动脉狭窄的分级与DSA有较好的一致性[5-7]。CEUS在血流灌注少的动脉管腔内仍可清晰显示其血流情况，是筛查颅外段颈动脉狭窄的最佳检查方法，也是评价颈动脉支架植入后再狭窄较为可靠的检查方法。

颈动脉超声是操作者依赖性的检查手段，检测结果的准确性取决于操作者和实验室的水平（图4-1-1）。另外，颈动脉超声对闭塞和次全闭塞的诊断尚不够准确（准确率为85%~96%）[8,9]。接近闭塞的细小管腔内的微弱血流可能无法探及。由于临近解剖结构的影响，在检测时可能会遗漏低段颈总动脉（Common Cartied Artery，CCA）和高段颈内动脉（Internal Cartied Artery，ICA）的病变。如果颈动脉的钙化严重或走行迂曲，则会影响检测的敏感性和准确性[2]。某些情况下，颈动脉血流速度的增快或减慢可能被误判为狭窄或闭塞，如对侧颈动脉闭塞时受检侧颈动脉血流速度的增快可能是继发于侧支代偿而非狭窄。颈动脉支架置入术后，由于血管壁顺应性的改变可能会导致血流速度增快。

如果彩色多普勒超声获得的结果不能明确诊断或与临床不符，应行CT血管造影（CT Angiography，CTA）及磁共振血管造影（MR Angiography，MRA）。两种方法都可获得所有关于主动脉弓形态、颈动脉起始部位以及一支动脉多处病变的相关信息。

二、经颅多普勒超声

经颅多普勒超声（Transcranial Doppler，TCD）是一种非介入性的超声技术，可以测量颈动脉与颅内大动脉的血流速度及方向，进而评估颈动脉以及颅内大血管的狭窄程度与侧支循环的建立。TCD除了可以检测颈内动脉虹吸段、交通段以及大脑中动脉M1段、大脑前动脉A1段、颅内椎动脉、基底动脉、大脑后动脉近端等颅内动脉外，还可以检测颅外的各条动脉。TCD具有无创、价廉、可靠等特点，能床旁操作，可以重复检查或连续监测。但与颈动脉超声一样具有操作者依赖性，要求操作者有较高的检查技术、操作经验及结果分析能力。TCD检查时主要通过观察动脉的多普勒频谱形态以及动脉血流的速度、方向、声频、信号强度等信息的动态变化来判断是否有血管异常，虽然能较敏感地反映脑血管的血流动力学状态，但是由于操作者不能看到颅内血管的走行及血管与超声束之间的夹角，可能会降低血流速度测量的准确性。此外，10%~20%的患者没有颞骨透声窗，因此难以对这些患者进行颅内血管的检测。

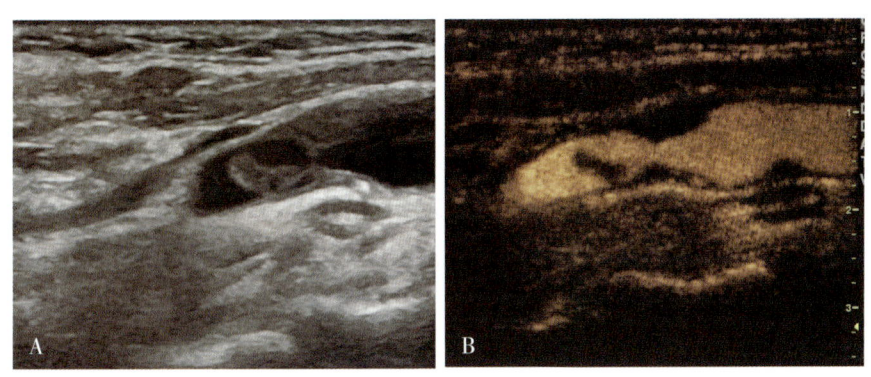

图 4-1-1　颈部血管超声

A.提示左颈内动脉分叉处后壁混合回声斑块，远心端肩部见10.0mm×3.1mm低回声血栓附着，质地松软，大部分与管壁分离。B.经肘静脉注入超声造影剂后，斑块基底部、肩部见少量造影剂微泡进入，提示斑块内新生血管形成，考虑为易损斑块

识别和诊断颈动脉狭窄或闭塞的关键在于全面分析颅内和颅外TCD频谱。TCD的异常改变包括直接和间接两部分，直接改变指在病变部位的TCD所见，间接改变则指出现在病变部位近心端或远心端动脉的TCD血流信号资料。直接和间接所见构成了整条动脉的TCD频谱群，凭此TCD频谱群可以诊断狭窄程度超过50%的颈动脉狭窄或闭塞，以及评价经前交通动脉、后交通动脉、眼动脉和软脑膜的侧支循环是否建立。TCD在一定程度上可以判断血管狭窄的严重性，并根据血流速度的变化和频谱的深度范围粗略的估计狭窄长度。但对于狭窄＞50%的颅内大动脉狭窄，目前国际上尚无统一的TCD诊断标准（B级推荐，Ⅱ~Ⅲ级证据）。此外，TCD能够提供血管反应和血管储备的重要信息，可以检测颈动脉溃疡斑块

脱落进入颅内的微栓子信号。

无论是颈动脉球囊扩张术还是颈动脉支架成形术，都会面临脑动脉栓塞、颈动脉血栓形成、脑组织再灌注损伤和脑供血无法改善的危险因素[10]。TCD作为一种实时脑血流检测技术，在颈动脉狭窄支架手术围术期担任着十分重要的角色[11-16]。TCD可以在术中监测颈动脉及脑动脉的血流情况，评价术前、术后颅内外血流动力学的变化，动态观察手术的近期及远期效果。作为一种操作简单、无创、动态监测脑动脉血流细微情况的检查手段[17]，TCD提高了颈动脉手术的安全性。

支架术术前，TCD可以用来探查脑供血动脉狭窄的部位、程度和长度，以及是否合并其他狭窄；判断侧支循环的开放程度；观察狭窄病变处斑块的微栓子脱落情况（图4-1-2）；进行脑血管自动调节功能的评定等。从而掌握由狭窄引起的脑血流动力学改变，评价斑块的稳定性，探查颞窗的有无与角度，为支架术风险与获益的评估、术中监测、术后疗效判定和围术期血压调控提供基础数据。介入治疗前的脑血流储备评价，如自动调节功能、血管舒缩反应性等，可以帮助临床医生预测术后出现出血或高灌注综合征的风险，有助于术后的血压控制。几项研究表明，无症状的颈动脉颅外段狭窄患者，若TCD提示脑血管储备受损，则发生神经系统症状的风险增加3倍。因此对这些患者行支架术时的血压控制应更严格，以防止术后发生低灌注或高灌注损伤。如果能够成功实施支架术，则血管舒缩储备功能会有不同程度的恢复，所以术前的测定也为评价支架术的治疗效果提供了基线资料。

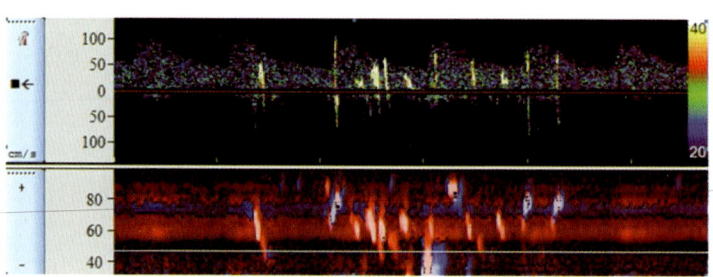

图4-1-2　TCD微栓子信号的基本标志：短时程、持续时间≤300ms，信号强度高于背景血流3dB以上，单方向出现于频谱中，伴尖锐的"鸟鸣"或"哨音"，信号在两个不同深度之间有时间差，M模上呈斜行的短线条

支架术术中，TCD主要是用来监测手术操作与微栓子脱落以及脑血流变化的关系（图4-1-3）。TCD提供的信息有助于识别和处理支架术中的急性血栓形成、栓塞、高灌注及低灌注事件，有助于指导术者选取适合的操作手法。基于TCD监测的发现，介入医生可以有效地降低围术期卒中的发生率。颈内动脉狭窄支架放置

后，患者患侧大脑中动脉血流速度可明显增快或无明显改变，但所有病例的血流信号强度明显增加，术前低搏动性改变的搏动指数术后随着血流灌注的恢复而提升，开放的前、后交通动脉以及眼动脉侧支关闭[18]（图4-1-4）。

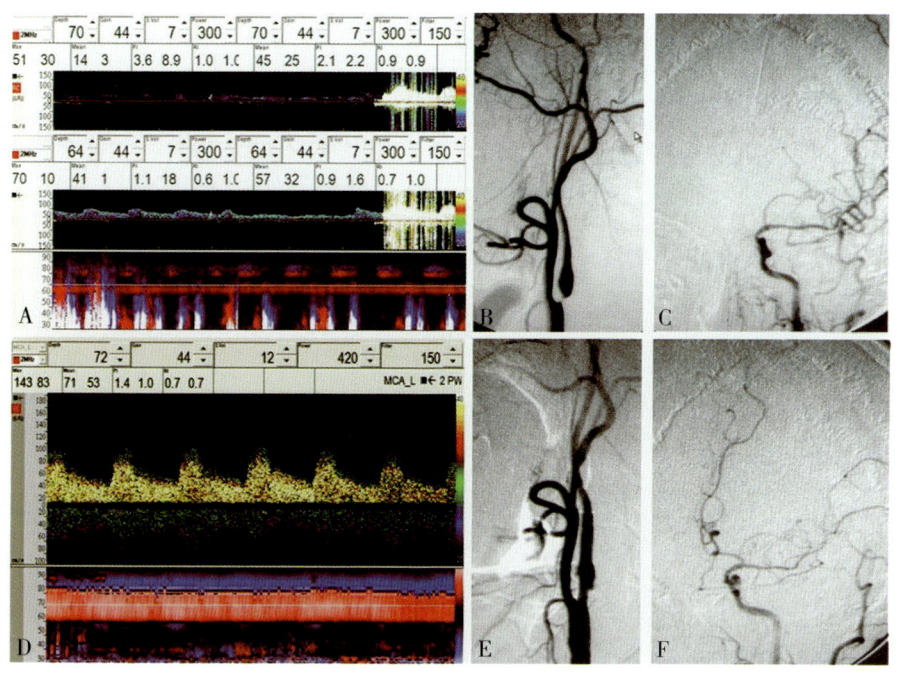

图4-1-3　左侧颈内动脉颅外段次全闭塞

DSA显示左侧颈内动脉颅外段次全闭塞（B），左侧大脑前动脉未见显影（C）。TCD显示支架术术中球囊扩张时左侧大脑中动脉血流速度下降，对侧大脑前动脉提供部分代偿（A）。支架术术后TCD显示左侧大脑中动脉血流速度及信号强度较术前明显提高，左侧大脑前动脉出现（D）。DSA示左侧颈内动脉颅外段狭窄解除（E），左侧大脑前动脉显影（F）

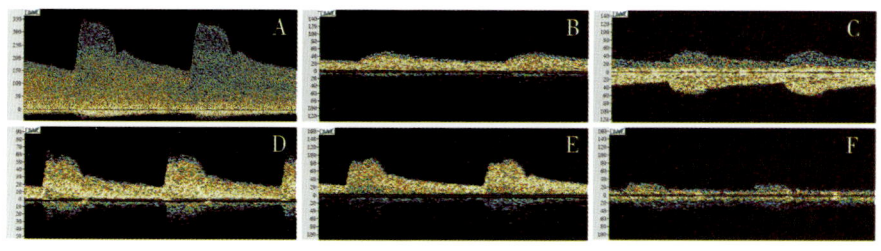

图4-1-4　颈内动脉起始段狭窄支架术前后TCD频谱群变化

右颈内动脉起始段狭窄，狭窄段收缩期峰值血流速度增快、搏动指数减低（A），同侧大脑中动脉血流速度明显减慢、搏动指数减低（B），同侧眼动脉血流反向、频谱颅内化（C）；右颈内动脉起始段狭窄支架置入后，狭窄处收缩期峰值血流速度较术前明显减慢、搏动指数增高（D），同侧大脑中动脉血流速度及搏动指数明显增高（E），眼动脉血流转正向、频谱颅外化（F）

支架术术后，用TCD对支架置入动脉的血流和微栓子进行监测，有助于尽早发现高灌注、支架内亚急性血栓形成等严重并发症。大脑中动脉平均血流速度比术前增加100%以上，是发生高灌注现象最早、最敏感的指标，可在术后1d内出现，往往先于临床症状出现。因此术后应进行TCD动态监测，及早识别出有高灌注现象的患者，并给予足够的重视和干预，阻止病变进展，以避免过度灌注综合征的发生。此外，TCD也是支架术后长期随访识别再狭窄必不可少的检查手段。

第二节　计算机断层扫描成像

计算机断层扫描成像（Computed Tomograhy，CT）是近代飞跃发展的计算机技术和X线检查技术相结合的产物。与传统X线片相比，CT图像是真正的断面图像，显示的是人体某个断面的组织密度分布图。与颈动脉狭窄相关的CT检查方法包括CT平扫、CT血管造影（CT Angiography，CTA）和CT灌注成像（CT Perfusion，CTP）。

颈动脉狭窄患者行CT平扫的目的在于明确是否存在脑梗死以及梗死面积的大小和分布，明确是否伴有脑出血。

CTA又称螺旋CT血管造影（SCTA），是经静脉注射含碘对比剂后，在循环血及靶血管内对比剂浓度达到最高峰的时间内，进行螺旋CT容积扫描，利用计算机将血管成像的原始图像（CTA-SI）进行多角度重建后获得靶血管数字化的立体图像。CTA可以显示脑部的各条血管，包括颈部和颅内血管，也可以模拟血管内镜。CTA能够发现血管壁的异常、钙化斑块和溃疡斑块，显示血管和颅骨的关系。CTA显示血管病变的敏感性为81%~90%，特异性为93%[19]。

CTA目前主要有4种图像后处理技术：多平面重建法（Multiplanar Reformation，MPR）、最大密度投影法（Mzaximum Intensity Projection，MIP）、曲面重建法（Curved Planar Reformation，CPR）和容积重建法（Volume Rendering，VR）（图4-2-1）。

CTA的优点在于：①能形成类似造影的图像；②可以从不同角度显示血管及其与邻近结构的关系；③成像速度快，不受血管搏动、呼吸等影响；④可以识别钙化斑点；⑤损伤小，辐射量明显小于数字减影血管造影（Digital Subtraction Angiography，DSA）；⑥无创，患者痛苦小，花费相对较低。

CTA可以直接显示动脉管腔，适合评估狭窄程度，其结果同血管造影相当一致。但因为需要使用含碘造影剂，所以CTA只适用于肾功能良好的患者。同超声检查一样，CTA很难评估伴有严重钙化病变的血管的狭窄程度。同样，当颈部存在金属植入物或手术夹时可能会影响颈动脉的清晰显示。肥胖或躁动的患者难以进行精确的扫描。带有起搏器或除颤仪的患者可以进行CTA检查。

CTP是指静脉团注对比剂后，在对比剂经过受检组织的过程中对某一选定层面进行快速动态扫描，以获得所选层面内每一像素的时间-密度曲线，并根据此曲线通过不同的数学模型转换和计算机伪彩处理得到脑血流流量（Cerebral Blood Flow，CBF）、脑血流容量（Cerebral Blood Volume，CBV）、对比剂平均通过时间（Mean Transit Time，MTT）和对比剂达峰时间（Time To Peak，TTP）等血流动力学参数和灌注图像（图 4-2-2）。脑的 CTP 能反映脑组织的血管化程度及血流灌注情况，提供血流动力学方面的信息，属于功能成像的范畴。

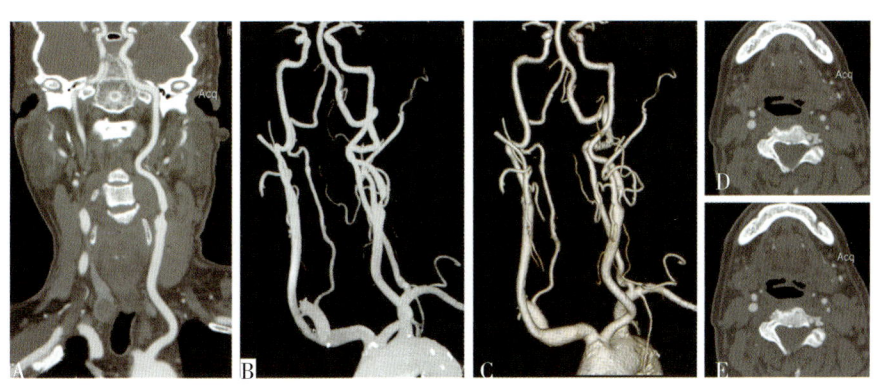

图 4-2-1　CTA 图像

CTA 曲面重建法（A）、最大密度投影法（B）、容积重建法（C）显示左颈内动脉起始段狭窄。D、E 为 CTA 横断扫描的原始图像

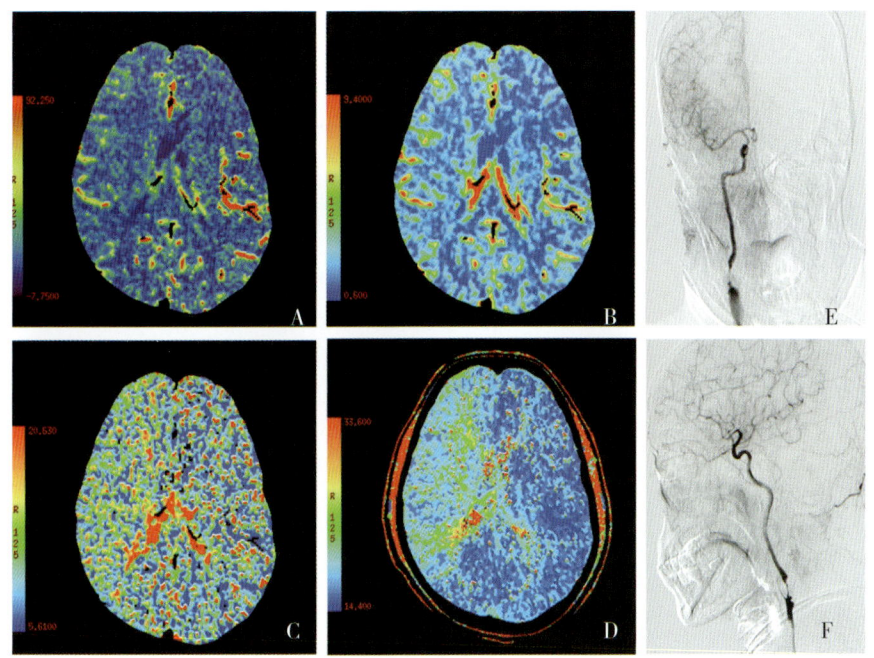

图 4-2-2　右颈内动脉起始段狭窄患者的 CTP

A. 右侧半球脑血流量减少。B. 右侧半球脑血容量增高。C. 右侧半球平均通过时间延长。D. 右侧半球达峰时间延长。E、F. 脑血管造影显示右颈内动脉起始段重度狭窄

第三节 磁共振成像

磁共振成像（Magnetic Resonance Imaging，MRI）是近几十年来迅速发展的成像方法，具有优秀的软组织分辨能力，且无创、无辐射，临床应用非常广泛。随着技术的进步，多模态 MRI 显示了强劲的临床应用能力。MRI 可用于行血管造影，即磁共振血管成像（Magnetic Resonance Angiography，MRA）。在颈动脉成像上，与超声和 CT 相比，MRA 显现出了独特的成像优势。

一、颈动脉 MRA

颈动脉 MRA 主要包括两种方法，一种是采用时间飞跃法（Time of Flight，TOF）MRA，一种是造影剂增强（Contrast Enhanced，CE）MRA。两种方法在颈动脉成像上各有优势，但在评估颈动脉狭窄病变时，CE MRA 为首选方法。首先，CE MRA 覆盖范围广，能够涵盖主动脉弓上至颅内段动脉血管。其次，在测量狭窄率时较 TOF MRA 更加准确；CE MRA 依赖于血流方向，不容易受到局部流速异常或者湍流的影响，而且信噪比较 TOF MRA 更高，扫描时间更短，出现运动伪影的概率小。CE MRA 的缺点包括空间分辨率较低，在评价重度狭窄病变时会出现过评价。TOF MRA 根据读出技术不同分为二维（2D）TOF 和三维（3D）TOF，3D TOF 较前者可以有更大的覆盖范围，更高的空间分辨率和信噪比，而且由于体素更小，回波时间更短，对局部的流空效应敏感性减低。TOF MRA 主要基于一定流速的血流所产生的高信号来成像，但是无论 2D 还是 3D，当狭窄程度较重时，局部血流速度及血流方式改变导致质子失相位，均需要面对由此带来的信号减低或丢失，其严重程度取决于局部湍流的异常程度及序列的多种血流相关的参数设置。也正是由于诸多的不确定性，使得应用 TOF MRA 来准确评估动脉的狭窄程度变得很困难。所以多数情况下，当狭窄病变远端出现的信号丢失或者流空，我们便认为这代表了狭窄程度较重（70%~99%），这种假设更多的是基于对技术层面的理解和解释，也是很多研究指出的 TOF MRA 过评价颈动脉狭窄程度的原因[20]。尽管如此，颈动脉 MRA 仍然具有很大的临床应用价值，而且随着技术条件的进步，其各种缺陷也在逐渐被克服和优化。

二、颈动脉管壁高分辨率 MRI

颈动脉管壁高分辨率 MRI（High-Resolution MRI，HRMRI）是一种无创的显示颈动脉管壁的成像方法，由于具备很好的软组织分辨能力，可以用来对粥样硬化斑块以及其他管壁异常情况进行小视野、高空间分辨率成像，具有很高的临床应用价值。

（一）基本技术要点

HRMRI 需要配备颈动脉表面线圈，设备场强 1.5T 或以上，随着场强的增大成像效果也会更好。成像序列主要包括"亮血"序列即 TOF MRA，这种序列中血液呈现高信号，而"黑血"序列使用双/四反转恢复脉冲技术，使血液呈现为低信号，主要包含 T2WI，质子密度加权成像 PDWI、T1WI 以及增强后 T1WI。扫描方位以横轴面为主，辅以矢状面或冠状面进行观察。脂肪抑制技术对斑块成分的显示也是必要的，它能够抑制掉脂质核心内的脂肪成分，提高斑块成分间的对比度[21]。

（二）颈动脉斑块高分辨率成像

颈动脉斑块的形态学参数包括斑块面积、斑块负荷等量化指标。斑块负荷同时也是许多研究中用于观察内科治疗效果的指标。在"黑血"成像序列中，PDWI 信噪比较高，能够清晰显示外周管壁及管腔轮廓，往往作为形态学参数测量的最佳序列。

斑块表面状态的评估：纤维帽在 3D TOF 序列上表现为介于血流的高信号与低信号斑块之间的低信号带，T1WI 呈等信号，PDWI 和 T2WI 为等信号或高信号，后者能够识别纤维帽，量化纤维帽厚度。由于纤维帽内富含新生毛细血管，增强扫描后能够提高其与脂质核心信号的对比度，使纤维帽厚度和脂质核心轮廓显示得更加清晰，从而可准确判断纤维帽的状态，包括完整性、厚薄程度、是否破溃以及破溃的位置。

斑块内脂质核心、出血和钙化的评估：HRMRI 可以准确识别斑块内脂质核心和斑块内出血，后者往往表现为 T1WI 高信号。然而斑块内脂质核心在 T1WI 上同样也可以表现为高信号，"亮血"和"黑血"序列结合使用可以进行区分。斑块内出血在 T1WI 及 TOF 上均表现为高信号，而脂质核心在 TOF 上则表现为等信号；同时，结合 T2WI 及 PDWI 序列还可以判断斑块内出血的时期，观察斑块内出血的时间信号演变。很多研究证实 MRI 对斑块内出血及脂质核心的判断与病理组织学具有高度的一致性。斑块钙化在 MRI 各个序列上均表现为低信号（图 4-3-1）。

斑块内新生血管：斑块内的新生血管由于不够成熟，血管内皮通透性较高，增强扫描后造影剂漏出可导致斑块强化，这种强化的程度往往与新生血管的丰富程度相关。动态增强磁共振成像（Dynamic Contraot Enhanced MRI，DCE-MRI）是一种评估病变内血管渗透性的常用方法，一些研究使用这种技术发现，渗透性指标容积转换常数 Ktrans 可以评估斑块内的新生微血管和巨噬细胞浸润，Ktrans 值越大，则新生微血管数量越多，意味着炎症反应越剧烈。超顺磁性氧化铁（Superparamgnetic Iron Oxide，SPIO）对比剂可被巨噬细胞特异性摄取，被证实同样可以用来检测斑块内的炎性细胞，评价斑块内炎症反应的程度。

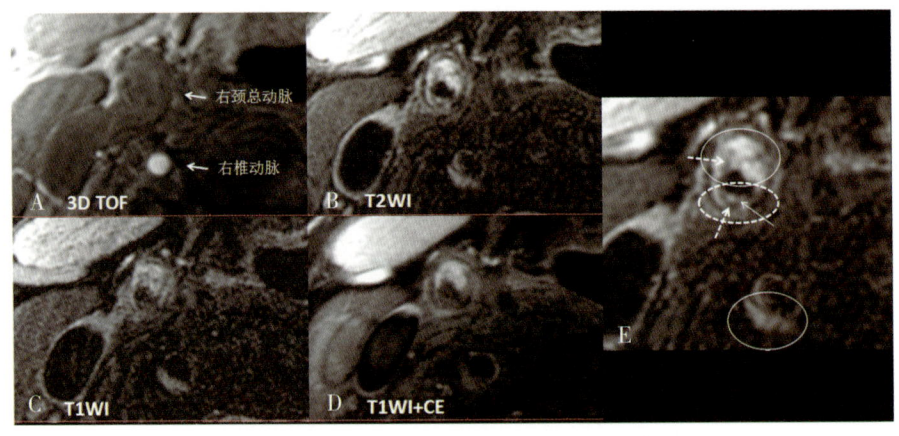

图 4-3-1　右侧椎动脉狭窄病变与同侧颈总动脉闭塞

右侧椎动脉狭窄病变与同侧颈总动脉闭塞（A）；HRMRI 可见椎动脉后壁及右侧偏心性增厚，其内可见脂质核心（E 图实线椭圆区域），同侧颈总动脉管壁明显不均匀增厚，前壁斑块内大脂质核心（E 图实线椭圆区域），表面欠光整，后壁斑块表面纤维帽（E 图虚线椭圆区域实线箭头），以及斑块内可疑钙化（E 图虚线箭头）

易损斑块常常具有以下病理学特点：薄纤维帽或者纤维帽破裂、大脂质核心、斑块内出血、巨噬细胞浸润、较多新生血管、斑块表面钙化。HRMRI 通过识别斑块成分，评估增强扫描后的各项指标，能够判断斑块的易损性。许多研究已证实基于这些指标的 MRI 的斑块易损性评估具备临床有效性，能够预测缺血性事件的发生[21,22]。

（三）颈动脉狭窄病变其他病因高分辨率成像

HRMRI 同样能够对引起动脉狭窄的其他病因（如夹层）进行诊断及鉴别诊断。在颈动脉夹层病变中，HRMRI 可以显示真假腔结构、内膜瓣及壁间血肿，判断血肿所处时期，结合增强扫描有时可以发现内膜瓣破口及评估管壁炎症反应的程度。

（四）三维高分辨率成像

传统 HRMRI 以 2D 扫描方式为主，限于成像时间，往往只能对单一病变进行成像。随着 3D 高分辨率黑血序列的应用，克服了 HRMRI 覆盖范围小的短板，而且图像信噪比更高，可任意平面重建，对动脉分支具有很好的显示能力，提高了斑块的检出率，从而帮助判断责任病变，临床应用价值更为凸显（图 4-3-2）。

随着 MRI 的发展，许多新的技术也在颈动脉成像领域进行了探索，包括波谱成像、扩散加权成像、扩散张量成像等，这些技术可以用来评估更多的颈动脉结构及功能特性，未来应用值得期待。

第四章 颈动脉狭窄的影像学评价

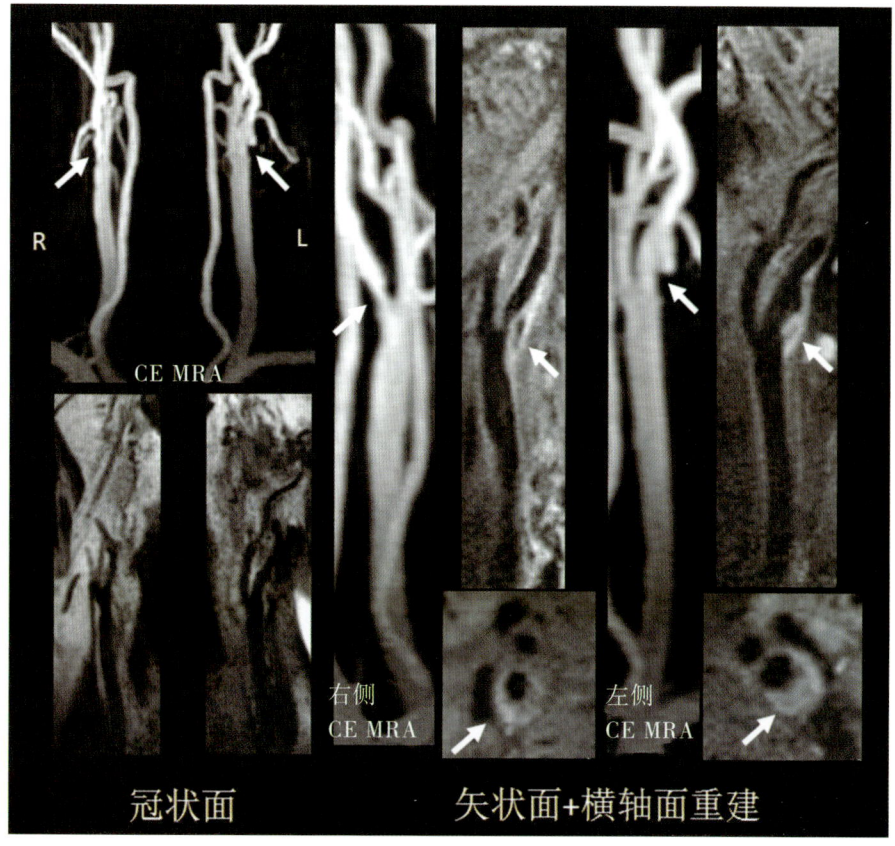

图 4-3-2 3D HRMRI 多方位重建与斑块显示，CE MRA 上白箭头指示狭窄病变，管壁成像上白箭头显示斑块位置

第四节 数字减影血管造影

数字减影血管造影（Digital Subtraction Angiography，DSA）是指经股（肱）动脉插入导管，行选择性或超选择性动脉造影，进行减影处理的同时快速连续摄片，对脑血管影像进行记录。DSA 可准确反映脑血管的解剖改变和实时动态显示脑循环由动脉至静脉的变化过程。DSA 能够进行多条脑血管的检查，包括颈部动脉和颅内动脉，可以清晰显示血管狭窄的部位、性质、范围、大小、侧支循环、手术径路等相关信息，具有其他检查不能替代的地位，是诊断脑血管狭窄的金标准。在颈动脉狭窄行介入治疗前必须行全脑 DSA 检查，以明确主动脉弓类型和大血管迂曲程度，了解是否合并颅内动脉狭窄、动脉瘤、动静脉畸形以及侧支循环的状况，这些信息都会影响导管的选择和介入治疗的策略。DSA 为有创性检查，有 3%~4% 的患者会发生并发症，因此并非诊断脑供血动脉狭窄的首选检查方法。随着操作者的

经验积累，术前及术中使用抗血小板剂和肝素，造影仪器设备、方法的进步，现在DSA相关的神经系统并发症通常低于1%。

DSA的适应证有：无创检查无法确定的脑血管狭窄但临床高度怀疑的患者，欲行介入治疗的患者。

DSA的禁忌证有：严重心肾功能不全者、造影剂过敏者、凝血功能障碍者。

DSA的并发症有：皮下血肿、假性动脉瘤、动脉夹层、造影剂过敏、神经反射、血管痉挛、栓塞事件等。

评估脑供血动脉狭窄程度的常用方法有4种，分别是NASCET、ECST、CC和WASID，每种方法参照的位置不同，计算出的DSA狭窄率结果也不尽相同（图4-4-1，图4-4-2）。

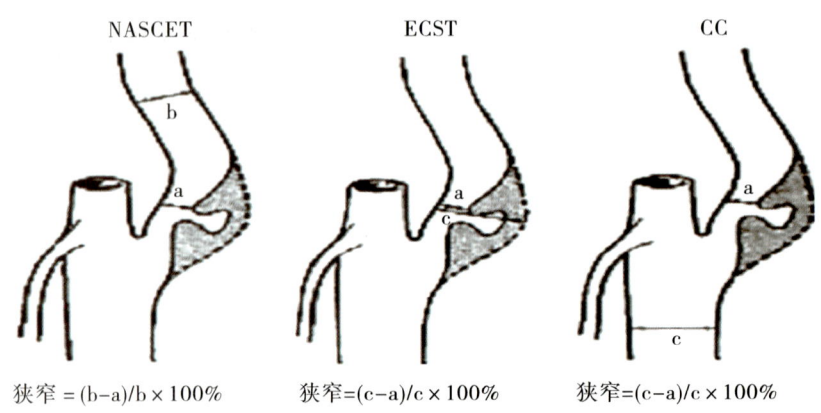

图4-4-1　DSA颈动脉狭窄率的测量方法

NASCET：北美症状性颈动脉内膜切除术试验；ECST：欧洲颈动脉外科试验；CC：颈总动脉

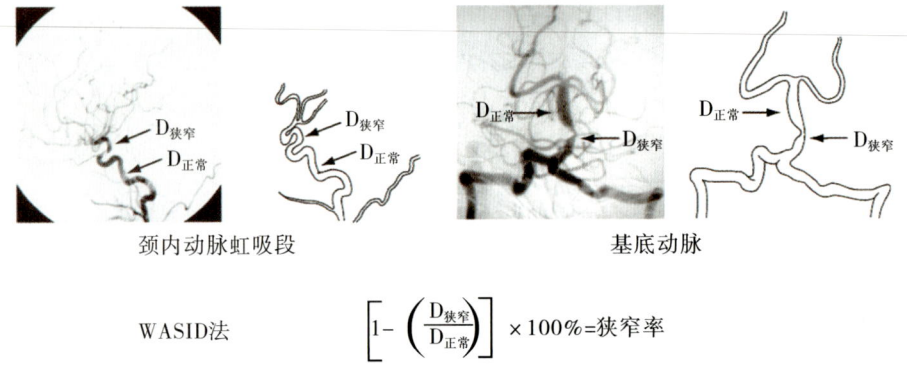

图4-4-2　DSA颅内动脉狭窄率的测量方法

1. **NASCET 法**　应用最广泛，除颈动脉外尚可应用于其他动脉。

狭窄率 =（狭窄远端正常段直径 – 狭窄段直径）/ 狭窄远端正常段直径 ×100%

2. **ECST 法**　主要用于计算颈动脉的狭窄程度。

狭窄率 =（狭窄段估计的正常段直径 – 狭窄段直径）/ 狭窄段估计的正常段直径 ×100%

3. **CC 法**　用于颈动脉狭窄程度的评估。

狭窄率 =（颈总动脉直径 – 狭窄段直径）/ 颈总动脉直径 ×100%

4. **WASID 法**　用于评价颅内动脉的狭窄程度[23]。

狭窄率 =（1– 最窄段直径 / 正常段直径）×100%

"正常段直径"首选狭窄段近端正常的血管直径。若近端血管也有狭窄则选择狭窄段远端的正常血管直径作为参照；若近、远端血管均有狭窄则选择狭窄段远段上一级供血动脉直径作为参照。

（吕晋浩　徐晓彤）

参考文献

[1] Barnett HJM, Taylor W, Eliasziw M, et al. Benefit of carotid endarterectomy in patients with symptomatic moderate or severe stenosis. N Engl J Med，1998, 339: 1415-1425.

[2] Smith JL, Evans DH, Bell PRF, et al. A comparison of four methods for distinguishing Doppler signals from gaseous and particulate emboli. Stroke，1998，29: 1133-1138.

[3] Wilson SR, Burns PN, Muradali D, et al. Harmonic hepatic US with mircrobubble contrast agent: initial experience showing improved characterization of hemangioma, hepatocellular carcinoma, and metastasis. Radiology, 2000, 215（1）: 153-161.

[4] Schroeder RJ, Maeurer J, Vogl TJ, et al. D-galactose-based signal-enhanced color Doppler sonography of breast tumors and tumor like lesions.Invest Radiol, 1999, 34（2）: 109-115.

[5] 邬冬芳，何文，胡向东，等 . 颈动脉狭窄超声造影：与 DSA 相对照 . 中国医学影像技术，2008，24（9）：1375-1378.

[6] 魏立亚，何文，邬冬芳，等 . 超声造影在颈动脉疾病诊断中的应用 . 临床超声医学杂志，2009, 11（6）：377-379.

[7] Hammond CJ, Mcpherson SJ, Patel JV, et al.Assessment of apparent internal carotid occlusion on ultrasound: prospective comparison of contrast-enhanced ultrasound, magnetic resonance angiography and digital subtraction angiography. Eur J Vasc Endovasc Surg, 2008, 35（4）: 405-412.

[8] Ferrer JME, Samso JJ, Serrano JR, et al. Use of ultrasound contrast in the diagnosis of carotid artery occlusion. J Vasc Surg，2000，31: 736-741.

[9] Trattnig S, Hubsch P, Schuster H, et al. Color-coded Doppler imaging of normal vertebral arteries. Stroke，1990, 21: 1222-1225.

[10] 李敬府，黄一宁．颈动脉狭窄的超声、影像学及手术所见分析．中华超声影像学杂志，1998，7（4）：199-202．

[11] Aaslid R, Markwalder TM, Nornes H. Noninvasive transcranial Doppler ultrasound recording of flow velocity in the basal cerebral arteries. J Neurosurg, 1982, 57: 769-774.

[12] Padayachee TS, Gosling RG, Bishop CC, et al. Monitoring middle cerebral artery blood velocity duting carotid endarterectomy. Br J Surg, 1986, 73: 98-100.

[13] Spencer MP, Thomas Gi, Nicholls SC, et al. Detection of middle cerebral artery emboli during carotid endarterectomy using transcranial Doppler ultrasonography. Stroke, 1990, 21: 415-423.

[14] Markus HS, Clifton A, Buckenham T, et al. Carotid angioplasty detection of embolic signals during and after the procedure. Stroke, 1994, 25: 2403-2406.

[15] Hubert Benichou, Patrice Bergeron. Carotid angioplasty and stenting: will periprocedural transcranial Doppler monitoring be important？ Journal of Endovascular Surgery, 1996, 3: 217-223.

[16] Alexandrov AV, Babikian VL, Adams RJ, et al. The evolving role of transcranial Doppler in stroke prevention and treatment. J Stroke Cerebrovasc Dis, 1998, 7（2）：101-104．

[17] Ranger WR, Glover JL, Bendick PJ.Carotid endarterectomy based on preoperative duplex ultrasond. Am Sur, 1995, 61: 548-554.

[18] 徐晓彤，古家丽，姜卫剑．大脑中动脉近端支架成形术中的微栓子监测．中国卒中杂志，2008，3（1）：11-14．

[19] Jayaraman MV, et al. Detection of Intracranial Aneurysms: Multi-Detector Row CT Angiography Compared with DSA. Radiology，2004，230．

[20] Debrey SM, Yu H, Lynch JK, et al. Diagnostic accuracy of magnetic resonance angiography for internal carotid artery disease: a systematic review and meta-analysis. Stroke, 2008, 39（8）：2237-2248．

[21] Standish BA, Spears J, Marotta TR, et al. Vascular wall imaging of vulnerable atherosclerotic carotid plaques: current state of the art and potential future of endovascular optical coherence tomography. American Journal of Neuroradiology, 2012, 33（9）：1642-1650．

[22] 王庆军，蔡剑鸣，蔡幼铨．高分辨颈动脉粥样硬化斑块磁共振成像．中国医学影像学杂志，2011，19（3）：168-173．

[23] Samuels OB, Joseph OG, Lynn MJ, et al. A Standar-dized Method for Measuring Intracranial Arterial Stenosis. Am J Neuroradiol, 2000, 21: 643-646.

第五章 颈动脉支架术患者的选择

第一节 适应证

颈动脉狭窄患者介入治疗的适应证目前国内外尚无明确标准。国外进行的一系列临床试验纳入标准也不统一。WALLSTENT 研究是 2001 年进行的一项多中心试验，219 例入选患者的颈内动脉狭窄均≥60%，围术期 TIA 或卒中发生率约为 12%。SAPPHIRE 研究是 2004 年的一项采用远端保护装置的 CAS 与 CEA 两种方法治疗外科手术高危人群的多中心、随机试验。该试验共入选 334 例患者，纳入条件为有症状性颈动脉狭窄且狭窄>50%，或无症状性颈动脉狭窄且狭窄>80%，同时合并有一种以下的危险因素，如慢性心力衰竭、左心室功能不全、近期发生心肌梗死（Myocardial Infarction，MI）或严重的肺部疾病，围术期两者的并发症分别为 6.2% 和 7.9%，证实了 CAS 与 CEA 一样有效。CREST 研究是由美国国立卫生研究院和美国国立神经病和卒中研究院资助的，该试验的入组对象是造影显示颈动脉狭窄>50% 的有神经系统损伤症状且无明显手术高危因素的患者，无症状但颈动脉狭窄>60% 的患者，CAS 和 CEA 围术期并发症发生率分别为 5.2% 和 4.5%。这项研究确立了 CAS 是 CEA 可替代的一种治疗颈动脉狭窄的有效和安全的方法。由上可知，CAS 的适应证应该从颈动脉狭窄程度、症状严重性、狭窄部的性质、斑块的稳定性以及狭窄血管颅内代偿情况等方面来考虑。参考美国神经放射学介入治疗联合会、美国神经病学联合会及美国介入放射学联合会共同发表的关于应用 CAS 治疗颈动脉狭窄的建议，以及欧洲放射学会应用 CAS 治疗颈动脉狭窄的建议，CAS 的适应证总结如下。

1. 症状性患者，曾在 6 个月内有过非致残性缺血性卒中或 TIA（包括大脑半球事件或一过性黑蒙）的低中危外科手术风险患者，通过无创性成像或血管造影发现同侧颈内动脉狭窄超过 50%，预期围术期卒中或死亡率<6%。

2. 无症状患者，通过无创性成像或血管造影发现同侧颈内动脉狭窄超过

80%，预期围术期卒中或死亡率 < 3%。

3. 对于颈部解剖不利于 CEA 外科手术的患者应选择 CAS，而不使用 CEA。

4. 对于 TIA 或轻微卒中患者，如果没有早期血管重建术的禁忌证，可以在事件出现 2 周内进行干预。对于大面积脑梗死保留部分神经功能的患者，应在梗死至少 2 周后再进行 CAS 治疗。

5. CEA 术后再狭窄，有症状性或无症状性狭窄 > 70%。

6. CEA 高危患者：年龄 > 80 岁，心排血量低（EF < 30%），未治疗或控制不良的心律失常，心功能不全，近期有心肌梗死病史和不稳定型心绞痛；严重慢性阻塞性肺疾病（Chronic Obstructive Pulmonary Disease，COPD）；对侧颈动脉闭塞，串联病变；颈动脉夹层；假性动脉瘤等。

7. 急诊患者，如假性动脉瘤、急性颈动脉夹层和外伤性颈动脉出血等患者。

8. 颈动脉血管重建术不推荐应用于已有严重残疾的脑梗死的患者。

第二节　禁忌证

材料及技术的进步大大拓宽了颈动脉支架术的适应证，一些以前认为是绝对禁忌证的，现在也仅为相对禁忌证。

1. **绝对禁忌证**　无症状性颈动脉慢性完全性闭塞。

2. **相对禁忌证**

（1）颈内动脉血管严重迂曲和（或）扭结。

（2）新鲜血栓形成。

（3）血管不易进入。

（4）血管外周严重钙化（马蹄形钙化，这种钙化有导致血管壁破裂的风险，尤其是在球囊血管成形术的过程中）。

（5）CT 或 MRI 可见急性缺血（在这种情况下，治疗应延迟 4~6 周）。

（6）3 个月内发生过颅内出血。

（7）2 周内曾发生心肌梗死或大面积脑梗死。

（8）伴有颅内动脉瘤，不能提前处理或同时处理者。

（9）胃肠道疾病伴有活动性出血者。

（10）难以控制的高血压。

（11）对肝素以及抗血小板类药物有禁忌证者。

（12）对造影剂过敏者。

（13）重要脏器如心、肺、肝和肾等严重功能不全者。

第三节　斑块评估

动脉粥样硬化斑块可分为"稳定"和"易损"两类。稳定斑块包括一个小脂质核心及大量的平滑肌细胞和胶原，这种均质的纤维结构可避免斑块破裂。易损斑块又称为不稳定斑块，由较薄的纤维帽和大量软质细胞外脂质及少量平滑肌细胞构成，因此更容易导致血栓性并发症或快速斑块扩展。易损斑块的另一特点是新血管形成，容易诱发斑块内出血，从而导致急性斑块破裂。

可通过多种方法进行斑块形态的体内研究，如B超和MRI。有研究表明回声强度和组织病理特点之间存在如下关系：低回声不均质性斑块表示同时存在斑块内出血和脂质沉积，而纤维化斑块呈现高回声和均质性。采用标准化B超影像进行计算机辅助斑块定性及数字化后处理能够对回声强度进行定量评价，以灰阶中位数（Gray Scale Median，GSM）表示。GSM<25表示为低回声，与复杂性斑块组成及出现神经系统高危事件相关，GSM>25与稳定的斑块形态相关。

高分辨率MRI也可确定斑块的组成，MRI可提供更多的斑块影像资料。斑块成分（如坏死的核心及纤维帽）有典型的影像学表现，可进行定量评价。

第四节　手术前评估

在任何CAS术之前，对患者进行临床评估以及对主动脉弓和颈动脉或脑血管的解剖结构进行评估是必要的。鉴于年龄大于80岁的老年患者行CAS术预后很差，对于此类患者应慎重考虑介入治疗的适用性。脑储备降低（表现为痴呆、认知功能障碍、既往有卒中史或腔隙性梗死）的患者出现远端脑栓塞的可能性增加，此类患者是CAS治疗的相对禁忌证。

解剖结构的评估通常可以采用无创的方法如CTA或MRA来进行。与MRA相比，CTA的分辨率更高并且主动脉弓的显像更加清楚；CTA还可以对主动脉弓及颈动脉分叉处的斑块钙化程度进行评估，而MRA无法进行评估。MRA主要的优点在于可以使用无肾毒性的造影剂。表5-4-1列出了应用这些方法时可以了解的解剖结构特点并强调了每种方法的重要性。总的来说，这些解剖结构的特点将帮助术者更加准确的判断与手术过程有关的风险并且有助于制订采用适合技术的手术计划，增加手术的成功率。

表 5-4-1　颈动脉支架术前推荐的血管解剖结构评价及它们对介入计划的影响

造影评价	介入手术的影响
主动脉弓的解剖结构	预测经皮入路的困难程度和影响导引管和鞘输送到颈总动脉的策略
Ⅰ，Ⅱ和Ⅲ型主动脉弓	
大血管起始部变异	
大血管近端迂曲	
病变的特征	
病变的定位准确	影响支架计划置入的位置和支架的长度
明确病变的近端和远端的程度	影响导引管（鞘）置入颈总动脉远端的策略
病变的长度	影响支架长度的选择
复杂的病变伴有溃疡	预测滤网系统或导丝通过病变的困难程度
严重狭窄	预测在滤网系统输送前需要预扩张病变
病变严重钙化	预测需要充分扩张支架的能力
病变近端和远端血管的直径	影响支架直径的选择
病变远端的 ICA	
评价颈段 ICA 病变的情况	影响滤网或近端闭塞型栓子保护装置安放位置的选择
和迂曲程度	迂曲程度增加有助于采用导引管为滤网的输送提供支撑
颈部 ICA 的直径	影响滤网型或近端闭塞型栓子保护装置直径的选择
ECA	
ECA 的通畅性	影响导引管（鞘）送入颈总动脉远端的策略

（霍晓川　莫大鹏　缪中荣）

参考文献

[1] Yadav JS, Wholey MH, Kuntz RE, et al. For the Stenting and Angioplasty with Protection in Patients at High Risk for Endarterectomy Investigators. Protected carotid-artery stenting versus endarterectomy in high-risk patients. N Engl J Med，2004，351：1493-1501.

[2] Eckstein HH, Ringleb P, Allenberg JR, et al. Results of the Stent-Protected Angioplasty versus Carotid Endarterectomy（SPACE）study to treat symptomatic stenoses at 2 years: a multinational, prospective, randomised trial. Lancet Neurol，2008，7（10）：893-902.

[3] Brott TG, Hobson RW 2nd, Howard G, et al. Stenting versus endarterectomy for treatment of carotid-artery stenosis. N Engl J Med，2010, 363（1）：11-23.

[4] International Carotid Stenting Study Investigators, Ederle J, Dobson J, Featherstone RL, et al. Carotid artery stenting compared with endarterectomy in patients with symptomatic carotid stenosis（International Carotid Stenting Study）: an interim analysis of a randomised controlled trial. Lancet，2010，375（9719）：985-997.

[5] Howard VJ, Lutsep HL, Mackey A, et al. Influence of sex on outcomes of stenting versus

[6] Brott TG, Halperin JL, Abbara S, et al. 2011 ASA/ ACCF/ AHA/ AANN/ AANS/ ACR/ ASNR/ CNS/SAIP/SCAI/SIR/SNIS/SVM/SVS guideline on the management of patients with extracranial carotid and vertebral artery disease: executive summary. Stroke, 2011, 42: e420-463.

[7] Walter N, Kernan MD, Bruce Ovbiagele, et al. Guidelines for the Prevention of Stroke in Patients With Stroke and Transient Ischemic Attack. Stroke, 2014, 45: 2160-2236.

[8] James F, Meschia MD, Cheryl Bushnell, et al. Guidelines for the Primary Prevention of Stroke. Stroke, 2014, 45: 3754-3832.

[9] Brott TG, Howard G, Roubin GS, et al. Long-term results of stenting versus endarterectomy for carotid-artery stenosis. New England Journal of Medicine, 2016, 374 (11): 1021-1031.

[10] Rosenfield K, Matsumura JS, Chaturvedi S, et al. Randomized trial of stent versus surgery for asymptomatic carotid stenosis. New England Journal of Medicine, 2016, 374 (11): 1011-1020.

(continuation of [5]) endarterectomy: a subgroup analysis of the Carotid Revascularization Endarterectomy versus Stenting Trial (CREST). Lancet Neurol, 2011, 10 (6): 530-537.

第六章 颈动脉支架术的管理

第一节 合并症的管理

一、高血压、糖尿病和高血脂

（一）高血压

既往合并脑血管事件者通过控制血压可临床获益。收缩压降低 10~12mmHg、舒张压降低 5~6mmHg，可使脑血管事件的发生率降低 33%~50%[1]。术前平稳控制血压可减少颈动脉支架术中由于颈动脉窦受到刺激时血压波动过大，诱发卒中或心脏急性缺血事件的发生；或血压过高诱发脑过度灌注或脑出血的发生。

介入治疗后血管扩张药物如地尔硫䓬可用于控制升高的血压，尤其是当高血压与头痛或神经系统后遗症有关时，因为地尔硫䓬扩张脑血管的作用最小[2]。

建议血压控制的目标为：收缩压 < 150mmHg，舒张压 < 90mmHg[3]。

（二）糖尿病

围术期维持正常的血糖显然是降低卒中风险的重要措施。

建议糖尿病患者控制的目标：糖化血红蛋白水平低于 7.0%[4]。

（三）高血脂

他汀类药物降脂治疗能有效减缓颈动脉粥样硬化斑块的进展，降低患者的卒中风险[5]；它除了能够降低胆固醇，还具有抑制斑块的炎症反应和稳定血管内皮的作用。

建议血脂控制的目标：低密度脂蛋白-胆固醇（Low Density Lipoprotein-Cholesterol，LDL-C)<1.81mmol/L 或下降幅度 >50%[6]。

二、心脏疾病

对于有明显症状的冠心病患者，可同期先行冠脉支架术或先期行冠脉支架术以增加心脏冠状动脉的供血，有助于减低术中刺激颈动脉窦的低血压诱发急性心肌缺血的风险[7]。

对于窦性心动过缓或有二度以上房室传导阻滞的患者，特别是对阿托品反应不明显的患者，术前应安置永久或临时起搏器以预防术中搏骤停。

介入后长时间的心动过缓和（或）低血压可能是颈动脉窦功能不良的结果，需要静脉应用多巴胺或血管加压素。颈动脉内膜切除后或外科手术治疗颈部壶腹后再行介入，介入后的低血压综合征与全身性低血容量、出血或心力衰竭无关，这方面已有很多文献报道。压力反射刺激被认为是引起这种综合征的最常见原因。

三、肝、肾功能不全

由于造影剂对肝功能和肾功能有一定的影响，故术前肝功能异常的患者须用药物治疗将肝功能指标调整至正常水平。轻度肾功能不全患者术前可水化3d，每天静脉滴注生理盐水1000~1500ml，同时术中应用等渗造影剂（如威氏派克）以减低肾功能损害。

四、血小板增多症或红细胞增多症

血小板增多症的患者采用药物治疗将血小板降低至正常水平后，才能进行颈动脉支架术。红细胞增多症的患者应采用放血或稀释血液等方法降低红细胞后，再进行支架术。

第二节 围术期的药物应用

所有行颈动脉支架术治疗的患者应该接受抗血小板药物治疗，以减少MI、卒中或血管性死亡的发生风险。

基于比较试验的结果，氯吡格雷（75mg/d）似乎比阿司匹林能更有效地预防缺血事件[8]。对急性冠状动脉综合征的患者进行氯吡格雷联合阿司匹林与阿司匹林单独应用的研究结果显示，联合治疗使MI、卒中或心血管死亡的相对风险减少了20%[9]。然而，到目前为止，尚无证据证明接受颈动脉支架术的患者联合用药较单用抗血小板药物更有效。

一、术前药物治疗

抗血小板治疗应该至少在介入前72h进行，用药方案包括：氯吡格雷75mg，每日1次口服；联合阿司匹林100~300mg，每日1次口服。或者在介入前1d口服氯吡格雷300mg和阿司匹林300mg负荷剂量。如果正在服用抗高血压的药物，则继续服用。

二、术中药物治疗

动脉入路成功后必须马上团注 60~70U/kg 肝素。若行预扩张或后扩张，应当在球囊扩张前，静脉注射 0.5mg 阿托品将心率提升至 80/min 以上，以预防颈动脉窦反射诱发的心率下降甚至心脏停搏，以及血压下降等并发症。

三、术后药物治疗

为了预防支架术后再狭窄，介入后要给予所有患者药物治疗[10]。治疗方案为抗血小板药物氯吡格雷 75mg，每日 1 次口服，阿司匹林 100mg，每日 1 次口服。3~6 个月后采用单一抗血小板药物。

氯吡格雷和阿司匹林联合抗血小板治疗能够降低颈动脉支架术后缺血性事件的复发率。因此，颈动脉支架术后氯吡格雷和阿司匹林联用 3~6 个月，是减少缺血性疾病发生的一个合理方案[11]。

第三节 麻醉方式的选择

通常选择局麻或神经镇静镇痛麻醉，该种麻醉方式使术者可以在术中随时检查患者的神经功能状况。对于特殊患者如血压难以控制的患者，应采用全麻以利于术中控制血压，预防过度灌注或脑出血；缺点是术中不能检查患者的神经功能状况。

第四节 术中血压、心率的监测和神经功能评估

术中采用多功能监护仪监测患者的血压和心率。支架术后通常会出现血压下降，根据患者颈部和颅内其他血管狭窄的状况以及合并冠心病的严重程度来确定维持的血压值。若支架术后出现血压升高，应给予降压药，必要时配合镇静药物以控制血压。

支架术中有可能出现栓子脱落或血流受阻产生或轻或重的神经功能症状。术中应随时检查患者的神经功能状况，及早发现和处理栓子或解除血流受阻的情况，从而减轻神经功能的损害。

第五节 术后患者的随访观察

术后要收集所有必要的信息进行操作终点的评价，包括技术成功率、通畅率、再狭窄率以及并发症发生率。

颈动脉血管再通后出现的主要并发症发生在围术期(术后30d内)。在这一阶段，应根据 NIHSS 评分对所有患者进行严重和轻微卒中的评估，并通过心电图及心肌酶检测有无 MI 发生。

无论在颈动脉内膜切除术后还是颈动脉支架术后，血压波动被认为是出现神经系统并发症的危险因素。压力反射敏感性的增加与健康人的颈动脉膨胀性有关。动脉粥样硬化的患者，压力反射敏感性与颈动脉窦的变形和拉伸有关。颈动脉支架术后低血压可能继发于低血容量，等渗液体和阿托品的应用是初始的治疗策略。已发表的关于颈动脉内膜切除术后低血压的资料表明，局部注射利多卡因有潜在麻醉颈动脉窦神经的作用，因此可切断低血压诱导反射的传入神经环，有良好的应用前景。

1981年由 Sundt[12] 描述的脑过度灌注综合征是一种三联征，包括非典型偏头痛、短暂局灶性癫痫发作以及颈动脉内膜切除术后脑出血。增加出血风险的因素包括：高血压、高度同侧狭窄、高度对侧狭窄或闭塞以及年龄较小。成功的血运重建后，使患者的平均动脉压比基线血压值下降10%~20%，这是防止脑再灌注损伤的必要条件。

脑过度灌注综合征常出现在术后5~7d，首先表现为一侧头痛，是由于同侧血流增多引起，但不伴有明显的全身血压改变。该综合征不常见，但具有潜在严重性，颈内、颈外血管成形术及支架介入治疗均可引起该综合征。许多研究结果表明对于接受血管内支架操作的患者，应当仔细监测其血压、心率和抗凝药物的应用，密切观察有无过度灌注现象。

患者出院前要由神经病学专家对其进行完整的神经系统评估，包括 NIHSS 评分。如果患者既往有卒中史，应计算 Barthel 指数和(或)改良的 Rankin 梯度评分(被认为也适用于任何新发卒中病例)，以确定残疾的程度。Barthel 指数评价功能的独立性，并与功能恢复和长期治疗慢性神经残疾的费用相关。改良的 Rankin 梯度评分是一个评价社会回归的粗略测量方法，尚未证实可用于介入后的3个月内。然而，尽管术后90d或以后才具有显著的临床意义，仍应对 Rankin 梯度评分进行记录。

神经系统病变可能由颅内栓塞、出血或再灌注损伤所造成。

彩色多普勒超声是支架术后对颈动脉进行评价的方法之一[13]，具有无创、快速、费用相对较低的特点，是检测明显的狭窄、闭塞及其他并发症极好的手段。然而，这一技术也是非常依赖操作者的方法。

彩色多普勒超声检测应当在术后24h内、30d、6个月以及12个月进行[14]。每次检测应包括标准的颈总动脉、颈内动脉、颈外动脉和椎动脉的评价(表6-5-1)。由于支架的生物力学特点，颈动脉的血流速度可因支架置入而发生改变，在没有技

表 6-5-1 随访计划

术后第 1 天	30d 随访	6 个月、12 个月随访
神经系统评价	神经系统评价	神经系统评价
彩色多普勒超声	彩色多普勒超声	彩色多普勒超声
CTA 用于可疑病例		CTA
DSA 用于有异常发现时或用于支架修正		DSA 用于有异常发现时或用于支架修正

术错误或残余狭窄的情况下，会使超声测得的血流速度增加。因此，支架内血流峰速 > 125cm/s，颈内动脉与颈总动脉的峰速比值 > 3 是诊断的 2 个标准。

在随访过程中，彩色多普勒超声可以早期检测临床可疑的支架后血管闭塞[15]，被认为是确定颈动脉支架术后狭窄率的首选方法。彩色多普勒超声有异常发现的患者，应进行 DSA 或 CTA 检查[16-18]。

螺旋 CTA 的轴面及三维重建图像可显示颈总动脉和颈内动脉形态学的各个方面，可以对支架结构和内腔进行全面分析。

DSA 仍然是金标准，但因为属有创检查，仅应在有异常发现的患者中进行。

（张雪蕾　莫大鹏）

参考文献

[1] Reigel MM, Hollier LH, Sundt TM, et al. Cerebral hyperperfusion syndrome: a cause of neurologic dysfunction after carotid endarterectomy. Vasc Surg, 1987, 5: 628-634.

[2] Robbin ML, Lockhart ME, Weber TM, et al. Carotid artery stent: early and intermediate follow-up with Doppler US. Radiology, 1997, 205: 794-756.

[3] Schoser BG, Becker VU, Eckert B, et al. Clinical and ultrasonic long-term results of percutaneous transluminal carotid angioplasty: a prospective follow-up of 30 carotid angioplasties. Cerebrovas Dis, 1998, 8: 38-41.

[4] Neal B, MacMahon S, Chapman N, et al. Effects of ACE inhibitors, calcium antagonists, and other blood-pressure-lowering drugs: results of prospectively designed overviews of randomised trials. Lancet, 2000, 356: 1955-1964.

[5] PROGRESS Collaborative Group. Randomised trial of a perindopril-based blood-pressure-lowering regimen among 6, 105 individuals with previous stroke or transient ischaemic attack. Lancet, 2001, 358: 1033-1041.

[6] Diener HC, Bogousslavsky J, Brass LM, et al. Aspirin and clopidogrel compared with clopidogrel alone after recent ischaemic stroke or transient ischaemic attack in high-risk patients (MATCH): randomised, double-blind, placebo-controlled trial. Lancet, 2004, 364: 331-337.

[7] Lawes CM, Bennett DA, Feigin VL, et al. Blood pressure and stroke: an overview of published reviews. Stroke, 2004, 35: 776-785.

[8] Amarenco P, Lavallee P, Touboul PJ. Stroke prevention, blood cholesterol, and stains. Lacet Neurol, 2004, 3: 27-28.

[9] Amarenco P, Bogousslavsky J, Callahan A Ⅲ, et al. High-dose atorva- statin after stroke or transient ischemic attack. N Engl J Med, 2006, 355: 549-559.

[10] Kereiakes DJ. Does clopidogrel each day keep stent thrombosis away? JAMA, 2007, 10 (297): 209-211.

[11] Wiper AJ, Roberts DH. Stent Thrombosis: consider also low response to antiplatelets. BMJ, 2007, 334: 57.

[12] Patel A, MacMahon S, Chalmers J, et al. Intensive blood glucose control and vascular outcomes in patients with type 2 diabetes. N Engl J Med, 2008, 358: 2560-2572.

[13] Eckstein HH, Ringleb P, Allenberg JR, et al. Results of the Stent- Protected Angioplasty versus Carotid Endarterectomy (SPACE) study to treat symptomatic stenoses at 2 years: a multinational, prospective, randomised trial. Lancet Neurol, 2008, 7: 893-902.

[14] International Carotid Stenting Study Investigators. Carotid artery stenting compared with endarterectomy in patients with symptomatic carotid stenosis (International Carotid Stenting Study): an interim analysis of a randomised controlled trial. Lancet, 2010, 375 (9719): 985-997.

[15] Velissaris I, Kiskinis D. Anastasiadis K.Synchmnous carotid artery stenting and open heart surgery.J Vasc Surg, 2011, 53: 1237-1241.

[16] Brott TG, Halperin JL, Abbara S, et al. 2011 ASA/ ACCF/ AHA/ AANN/ AANS/ ACR/ ASNR/CNS/SAIP/SCAI/SIR/SNIS/SVM/SVS guideline on the management of patients with extracranial carotid and vertebral artery disease: executive summary. Stroke, 2011, 42: e420-463.

[17] Walter NK, Bruce O, Henry RB, et al. Guidelines for the Prevention of Stroke in Patients With Stroke and Transient Ischemic Attack. Stroke, 2014, 45: 2160-2236.

[18] Brott TG, Howard G, Roubin GS, et al. Long-term results of stenting versus endarterectomy for carotid-artery stenosis. New England Journal of Medicine, 2016, 374 (11): 1021-1031.

第七章　颈动脉支架介入术

第一节　颈动脉支架介入术的基本材料

一、诊断导管

诊断导管一般用于颈总动脉的选择性置入，造影评估病变，为长鞘和导引导管的置入提供路径支持，提供交换导丝到位。

对于大多数患者，可选椎动脉（VER）或猎人头（H1）造影导管完成颈总动脉的选择性置入。入路困难时，可基于主动脉弓及颈总动脉起始部的解剖特点选择不同头端形状的导管用于颈动脉置管（表7-1-1；图7-1-1）。

表7-1-1　诊断导管的选择

靶血管	右颈总动脉	左颈总动脉	起源于无名动脉的左颈总动脉
可选导管	H1, SIM1, SIM2, MPA	SIM1, VER, BERN, JB1	SIM1, HN4, JB2, JB3, H3

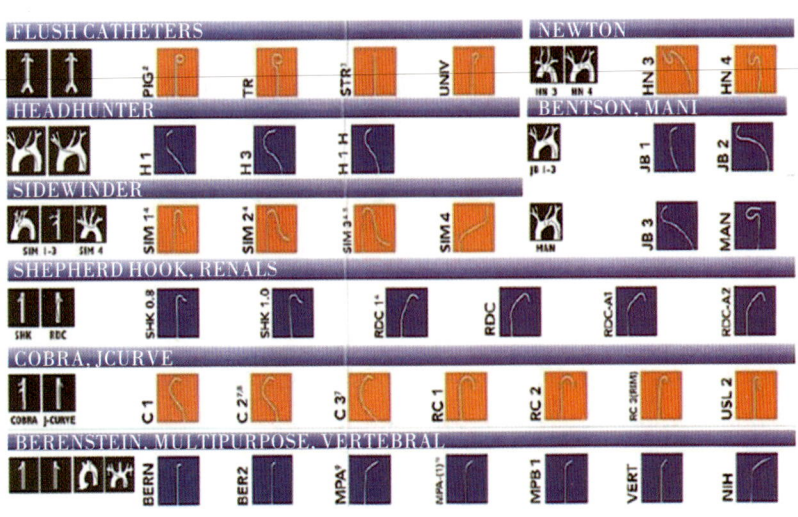

图7-1-1　常用诊断导管的头端形状

诊断导管的长度多选择90cm，当采用"套管法（telescopic approach）"行颈动脉支架置入术时，应选用长125cm的多功能导管。

诊断导管的直径可选4F或5F。4F导管是入路迂曲患者的最佳选择，这种导管更细、更软、创伤风险更小，可产生高质量的图像。

诊断导管的压力限制为1200psi（1psi=6.895kPa），4F和5F导管均可兼容0.038″以下的导丝。

二、动脉鞘

颈动脉支架置入术中使用动脉鞘容纳和支持不同型号的装置是取得技术成功的关键。

动脉鞘应采用无创头端，以利于顺利穿刺并减少对动脉壁的损伤。

根据介入操作的类型不同，选择不同长度的动脉鞘（11cm、23cm、90cm）。进行诊断性操作可选择长度11cm或23cm的动脉鞘；进行颈动脉支架置入术时优先选择长度23cm的动脉鞘，以更好的支撑导引导管，尤其是那些髂动脉和股动脉异常迂曲的患者。也可选用90cm的长动脉鞘行颈动脉支架置入术。

动脉鞘直径根据选用的装置而定（5F~8F）。诊断性介入操作时，应选择5F鞘管，颈动脉支架置入术应选择较大的鞘管（6F~8F）。由于增强鞘管存在支持性的金属结构，推荐其外径要比内径大1.5~2F。

三、导丝

诊断性介入操作选用0.035″/0.038″的亲水导丝，长度为150cm。颈动脉支架置入术置入导引导管或长鞘时也用同样长度的0.035″/0.038″亲水导丝，头端成角。这种导丝可使导管更易在动脉系统中移动，更容易置管成功。如果入路迂曲，采用"交换法"或"套管法"置管时选用260cm的0.035″/0.038″交换导丝或加硬导丝。

亲水性硬导丝可减少划伤动脉壁的风险，也因此减少了并发症的发生率。动脉较直的患者应优先选择亲水性硬导丝。

颈动脉支架置入术操作时所有的支架及球囊所需支撑导丝均为0.014″，通常经过远端保护装置进行导丝操作。如术中不选用远端保护装置，可选用长度大于180cm的0.014″导丝。由于导丝直径细，应该选用帮助装置前进的"外部支持"导丝。

四、导引导管

导引导管可通过直接法、"交换法"或"套管法"精确定位置入颈总动脉，它在颈动脉支架置入术的过程中支持各种装置的导入。导引导管具有超大内腔以及一个增强柄，具有更强大的兼容性和良好的可操控性。导管采用多节段设计，其远端长3cm的软质部可减少动脉壁的损伤风险，使置管更容易和更安全；导管的近端为硬质部，以提供较好的支撑力、扭转性和推动性。入路困难时可基于主动脉弓及颈总动脉起始部的解剖特点选择不同头端形状的导引导管（表7-1-2）。

表7-1-2 导引导管的选择

靶血管	右颈总动脉	左颈总动脉	起源于无名动脉的左颈总动脉
可选导引导管	MPA, CBL, H1	HS, JR4, IM, MPD, HY1	HS, H1, IM, MPC

颈动脉支架置入术常用导引导管长度≥90cm（90cm、95cm、125cm），选择导引导管时，应注意内腔总是小于外腔直径，多数装置配用7F或8F导引导管。

五、球囊扩张导管

颈动脉支架置入术中经皮腔内血管成形术（Percutaneous Transluminal Angioplasty，PTA）的作用非常关键，可对狭窄进行预扩张（从而允许不同的传送系统通过），还可进行支架展开后残余狭窄的后扩张。

球囊长度多用20mm、30mm和40mm，根据病变的长度进行选择。预扩球囊宜稍长，覆盖病变，避免扩张时的位移，一般不超过40mm。后扩球囊宜短，不超过20mm，尽量正对残余狭窄扩张，以避免损伤动脉壁。

预扩张必须采用小外径球囊导管，直径在2.5~4mm。对于极重度狭窄病变，应选择小球囊（2mm、3mm）进行第一次预扩张，以便远端保护装置能够通过。后扩张应该在支架展开后残余狭窄超过30%时进行，通常根据血管直径采用5mm、5.5mm和6mm的球囊。

目前所用球囊扩张导管均为0.014″导丝兼容快速交换半顺应性球囊，具有同轴快速交换输送杆，外径3.3F。常用球囊导管见表7-1-3。

表7-1-3 常用球囊导管

	直径（mm）	长度（mm）	命名压（atm）	爆破压（atm）
AVIATOR Plus	4、4.5、5、5.5、6	15、20、30、40	8	14
STERLING	4、4.5、5、5.5、6	20、30、40	6	14
SUBMARINE RX	4、5、6	20、30、40	6	14
Ultra-soft	1.5、2、2.5、3	20、30	6	12~14

球囊扩张前一定要通过负压排除球囊中的空气，并且应该在充盈球囊前完成。要考虑到如果球囊在血管成形术中破裂会发生空气栓塞的风险，尤其是在支架术后

的后扩张阶段。应采用快速球囊充盈、排空方法进行预扩张或后扩张,以免发生迷走反射等并发症。

六、栓子保护装置

为减少围术期神经系统并发症的发生,推荐使用各种栓子保护装置在栓子进入大脑前捕获栓子。栓子保护装置可分为以下几种类型:远端滤伞保护装置、远端球囊保护装置、近端球囊保护装置和近端逆转流保护装置(图7-1-2)。

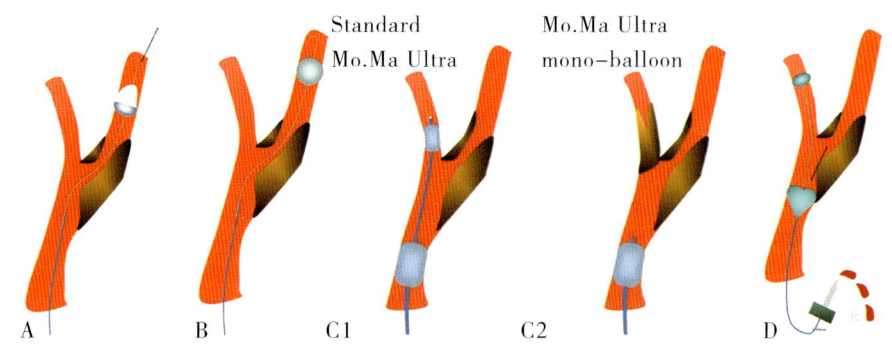

图 7-1-2 栓子保护装置

A. 远端滤伞保护装置。B. 远端球囊保护装置。C1、C2. 近端球囊保护装置。D. 近端逆转流保护装置

(一)远端滤伞保护装置

目前国内颈动脉支架置入术主要使用远端滤伞保护装置,简称保护伞。远端滤伞保护装置使血流得以保持,栓子被捕获并与装置一起由回收系统清除。这些装置有一个金属结构,表面覆盖一层由多种材料(一般是聚乙烯)制成的膜,形状各异,表面有许多孔(直径 100~200μm),旨在捕获栓子的同时维持血流。它们被置于 0.014″ 导丝的前端,一般距导丝的柔软头端约 30mm,并由一个极小的输送导管送入。一旦穿过病变区,撤出输送导管,保护伞会在颈内动脉内打开。在治疗结束时,沿导丝送入一个回收导管捕获并移除保护伞。不同保护伞的金属结构硬度、孔径、导丝硬度都不同。详细了解它们的技术特点会使潜在并发症风险最小化,这对于正确选择适合每个患者特点的装置是非常重要的。保护伞直径应根据保护伞将要放入的颈内动脉部分的宽度进行选择。一般保护伞比血管管腔大 1mm 以获得良好的贴壁效果,并降低捕获栓子失败的可能性。保护伞如果太大可能会刺激动脉内膜从而导致痉挛,或者发生动脉夹层。另一方面,保护伞太小会无法完全贴壁,从而增加捕获栓子失败的可能性。常用的远端滤伞保护装置见表 7-1-4 及图 7-1-3。

表 7-1-4　常用远端滤伞保护装置

	保护伞直径（mm）	参考血管直径范围（mm）	输送鞘管外径（F）	滤网直径（μm）	适配血管鞘（F）	适配导引导管（F）	导丝长度（cm）	备注
AETHER	5 6 7 8	4~5 5~6 6~7 7~8	3 3.5 3.5 3.5	100	6	8	180/300	
AngioGuard RX	4 5 6 7 8	3~3.5 3.5~4.5 4.5~5.5 5.5~6.5 6.5~7.5	3.2	100	6	8	180	主体最短，易于定位
Emboshield NAV6	5.0 7.2	2.5~4.8 4.0~7.0	2.8 3.2	120	5	6	190/315	独立导丝；亲水涂层滤网，有效减少血管痉挛
Filterwire	3.5~5.5	3.5~5.5	3.2	110	5	6	190/300	滤伞非编织式，柔软对血管刺激性小
RX Accunet	4.5 5.5 6.5 7.5	3.25~4.0 4.0~5.0 5.0~6.0 6.0~7.0	3.5 3.5 3.7 3.7	115	6	8	190/300	双回收系统，易于回收
Spider FX	3 4 5 6 7	2~3 3.1~4 4.1~5 4.5~6 5.5~7	2.9 3.2 3.2 3.2 3.2	48~167	5	6	190/320 可折断	独立导丝；金属编织滤网，不易发生血流阻滞现象

由于保护伞可引起颈内动脉的血流显著下降，故其停留在血管内的时间不应超过 15min。保护伞也常与动脉痉挛相关（发生率为 14%~18%），尤其是颈动脉迂曲的患者，保持保护伞稳定更为困难，因为这些患者的内膜层更为敏感。然而痉挛不能被认为是并发症，因为在注射 0.2~0.4ml 硝酸甘油后症状会很快消失。

远端滤伞保护装置适用于 85%~90% 的颈动脉狭窄病变，特别是对于怀疑神经系统无法耐受血流阻断的情况，例如：①对侧颈内动脉重度狭窄；②对侧颈内动脉闭塞；③颅内 Willis 代偿不全；④合并下列情况：颈外动脉狭窄或闭塞，累及颈总动脉的长段病变，颈总动脉扭曲或狭窄。病变迂曲、高度狭窄时建议使用独立导丝设计的保护伞（Emboshield NAV6，Spider RX），远端颈内动脉迂曲时适合短脑保护伞（Angioguard），这几种情况也可采用近端球囊保护装置。当颈内动脉开口严重狭窄、远端血管均匀变细、颅内血管正常时，颈内动脉在支架置入后可能明显变粗，推荐使用 Filterwier。对于极重度狭窄病变，也可在支架置入术中联合应用近、远端球囊双重保护装置（Mo.Ma.+Spider RX）。

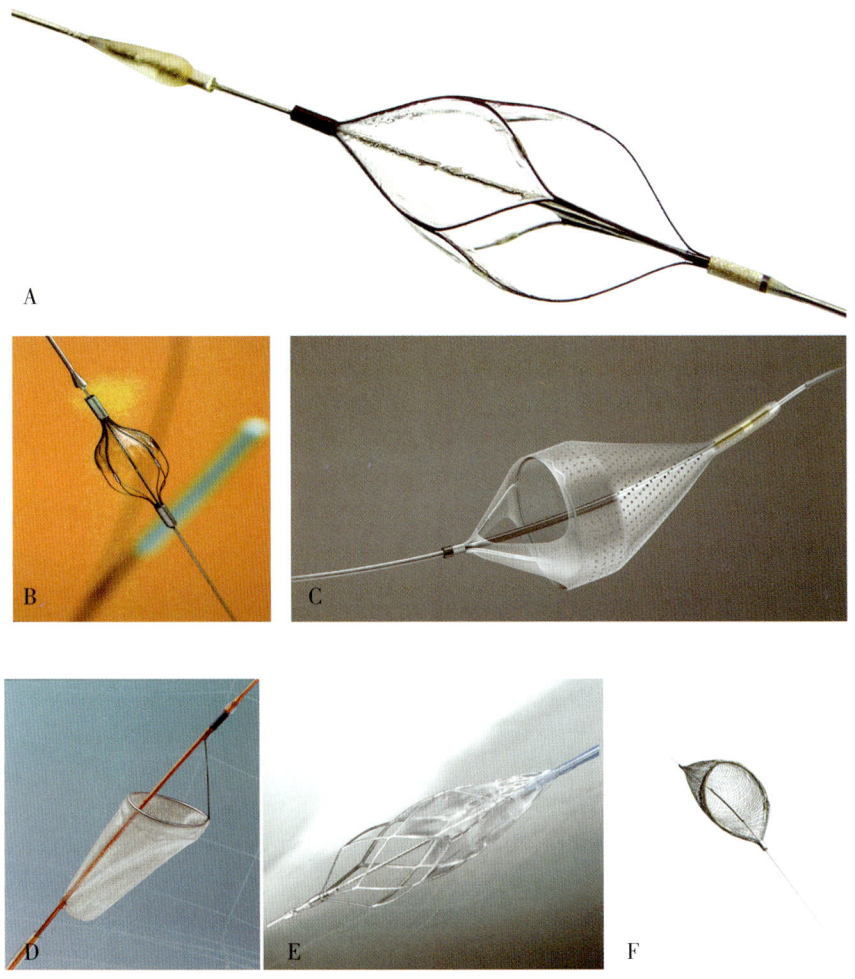

图 7-1-3 常用远端保护装置

A.AETHER。B.Angioguard。C.Emboshield NAV6。D.Filterwire EZ。 E. RX Accunet。F. Spider RX

（二）远端球囊保护装置

远端球囊保护装置是最早商品化使用的保护装置，操作简单，支架成形结束后于球囊近端抽吸碎屑，最后卸掉球囊并撤出体外。但远端球囊保护装置未在国内上市。

（三）近端球囊保护装置

近端球囊保护装置阻断了颈内动脉的血流，可在穿越病变前获得脑部保护，并可在手术过程的任何阶段通过血液抽吸去除栓子碎片，因此整个操作是在脑保护状态下进行的（图7-1-4）。

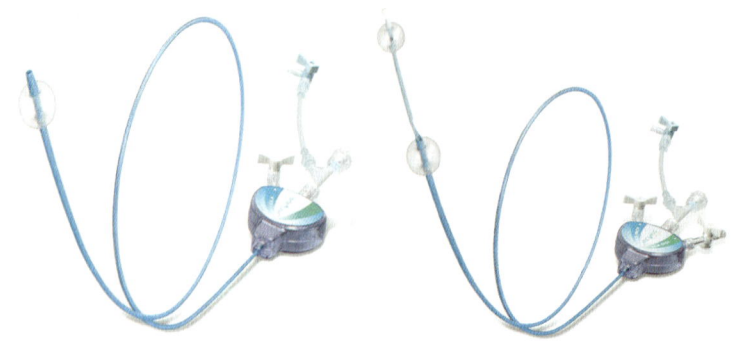

图7-1-4　近端球囊保护装置

1. **工作原理**　近端球囊保护装置（Mo.Ma., Invatec Italia S.r.l., Roncadelle, BS, Italy and Neuro Protection System-NPS, W.L. Gore & Associates, Flagstaff, AZ, USA）的工作原理是充盈位于颈总动脉和颈外动脉起始部的闭塞球囊，从而引起颈内动脉内的血液逆流，或者完全阻断血流。这些系统利用了Willis环的血管吻合。颈总动脉和颈外动脉闭塞后，同侧血流流向Willis环，实际上产生了所谓的"反向压力"，阻止了流向颈内动脉的顺向血流。近端球囊保护装置的技术参数详见表7-1-5。

2. **适应证**　对于高栓塞风险的病变，例如新鲜血栓病变、软性溃疡斑块、长段次全闭塞性病变、颈内动脉广泛性病变、远端颈内动脉直径超过7mm，应首选近端球囊保护装置。然而近端球囊保护装置不能用于所有病例，因为有6%~10%的患者不能耐受完全阻断血流。

3. **优点**

（1）它可以提供全程实时保护，是在建立脑保护后再穿越颈内动脉。术后可通过6F工作通道清除所有类型和所有大小的碎屑，从而减少术中栓塞的发生。

（2）它采用无创低压球囊，避免了远端保护装置存在的动脉痉挛和内膜损伤的风险。

（3）无滤网阻塞的风险，无回收困难之忧。

（4）支撑力更强，可作为导引导管。

4. 缺点

（1）侧支代偿差的患者无法耐受血流阻断，术中可能出现神经系统不耐受。

（2）颈外动脉或颈总动脉有病变者不适用。

（3）只能选择股动脉入路。

表 7-1-5　Mo.Ma & Mo.Ma Ultra 技术参数

导管设计	OTW - 多层 Pebax+ 抗折螺旋内轴 +PTFE 内膜
直径 - 外径和内径	①外径 φ 8F，内径 φ 5F（1.76mm，0.069″）
	②外径 φ 9F，内径 φ 6F（2.12mm，0.083″）
导丝兼容性	0.035″
可用推送杆长度	95cm
工作腔长度	104.5cm
远端杆截面直径	5F（1.66mm）
导引鞘兼容性	① 8F
	② 9F
球囊材质	顺应性弹性橡胶材质
球囊阻断范围	最高达 13mm（近端），最高达 6mm（远端）
球囊 X 线标记距离	60mm

（四）近端逆转流保护装置

近端逆转流保护装置（ENROUTE™ Neuroprotection System；图 7-1-5）的工作原理为颈动脉 - 股静脉瘘之间的压力梯度保证了颈内动脉血流逆转，CAS 过程中的碎屑可在逆转通路上被搜集。

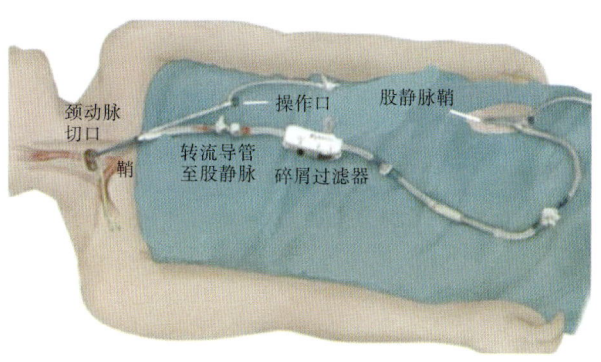

图 7-1-5　近端逆转流保护装置（ENROUTE™ Neuroprotection System）

七、支架

（一）支架分类

根据支架材质的不同，可分为镍钛合金支架和钴铬合金支架；根据生产工艺的不同，可分为激光雕刻和编织支架；根据支架网眼是否完整，可分为开环支架、闭环支架和混合支架；根据支架几何外形的不同，可分为直形支架和锥形支架。鉴于颈动脉狭窄病变处解剖和斑块易损性的差别，针对性选择合适的支架，是颈动脉支架置入术中需要高度关注的环节之一（表7-1-6；图7-1-6）。

表7-1-6 颈动脉支架的分类

释放方式	材质	生产工艺	设计特点	形态
自膨支架球囊扩张（不使用）	镍钛合金 钴铬合金	激光雕刻 编织	开环 闭环 混合	直形 锥形

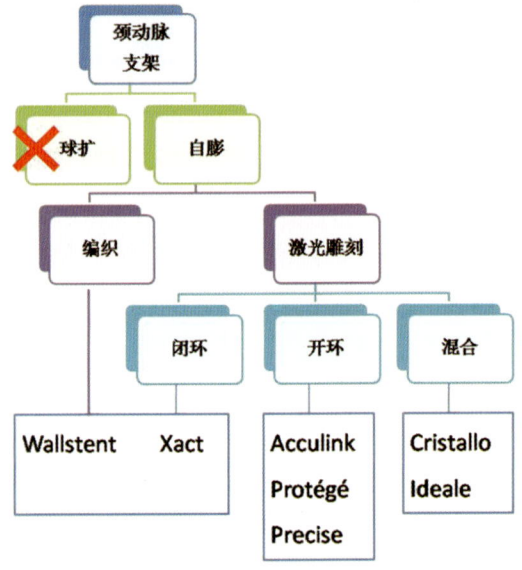

图7-1-6 常用颈动脉支架的分类

（二）支架相关性能指标

1. 直径（Diameter） 根据靶血管的直径选择支架直径，靶血管：支架直径通常为1 ：（1.1~1.45）。

2. 长度（Length） 根据病变长度选择支架长度。

3. 推送性（Pushability） 将用于推送杆的力量传送到支架头端使之顺利达到靶病变的能力。

4. 跟踪性（Trackability） 支架在导丝指引下到达靶病变的能力。

5. 柔软性（Flexibility） 支架推送过程中沿导丝通过迂曲血管随之弯曲的能力。

6. 通过性（Crossability） 支架跨越病变的能力。影响通过性的因素有：推送性、跟踪性、柔软性、支架头端设计、外径和涂层。

7. 柔顺性（Flexibility） 支架释放后对靶病变血管解剖的适应性，依赖于网格结构及结构环中连接点的数量，连接越少，支架柔顺性越好。开环支架具有更好的靶血管适应性和贴壁性。有些支架采用直形设计或锥形设计，还有一些能够自动变细以适应动脉的解剖特点。如果颈总动脉和颈内动脉直径之间差异显著（>4mm），应置入锥形支架。

8. 可视性（Radio-opacity） 支架在X线下的可视性。

9. 覆盖性（Scaffolding） 支架覆盖病变的能力。

10. 金属表面积（Metallic surface） 支架释放后金属覆盖血管表面积的比例。

11. 网孔面积（Free-cell area） 网孔面积是由金属丝间的空隙形成的，不同支架网孔面积不同，范围在 1.08~11.8mm^2（图 7-1-7）。传统闭环支架的网孔面积 <5mm^2，而开环支架的面积要更大。网孔面积小，斑块覆盖率高，释放后内面光滑，再次通过材料更为容易，但管壁覆盖过高可导致内膜增生；网孔面积大，斑块碎片会穿过支架网孔，引起远端栓塞。

12. 径向支撑力（Radial force） 支架对于血管壁的支持力度，动脉壁稳定扩张的力量（慢性向外的力）和支架对内膜弹性回缩的抵抗力以及径向抗压强度（径向抵抗力）。

13. 缩短率（Shortening） 支架释放后长度短缩的比例。

14. 回收性（Recycling ability） 指支架释放后支架推送系统回撤的性能。

15. 再通过性（Recross ability） 支架释放之后，导管、导丝、球囊等材料再通过已释放支架的可能性。

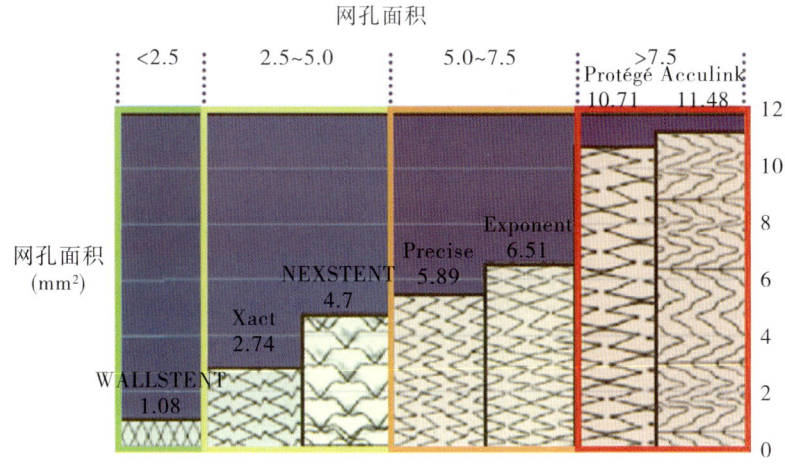

图 7-1-7 不同颈动脉支架的网孔面积

（三）常用的颈动脉支架

目前国内常用的颈动脉支架规格及特点见表7-7及图7-1-8。

表7-1-7 常用的颈动脉支架

支架	锥形支架 直径（PROX/DIST）（mm）	锥形支架 长度（mm）	直形支架 直径（mm）	直形支架 长度（mm）	特点
Carotid Wallstent	—	—	6，8，10	30，40，50	闭环
Cristallo Ideale RX	10/7，9/6	30，40	7，9，11	20，30，40	混合设计，两端开环，中间闭环
Precise Pro RX	自动锥形	20，30，40	5，6，7，8，9，10	20，30，40	开环
Protégé RX	10/7，8/6	30，40	6，7，8，9，10	20，30，40，60	开环
RX Acculink	10/7，8/6	30，40	5，6，7，8，9，10	20，30，40	开环
Xact	10/8，9/7，8/6	30，40	7，8，9，10	20，30	分段式闭环设计

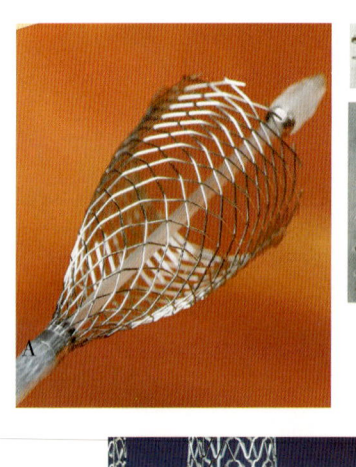
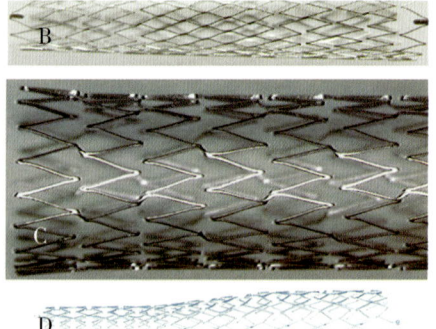
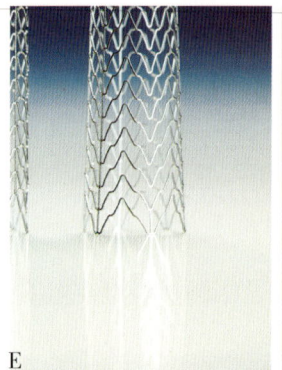
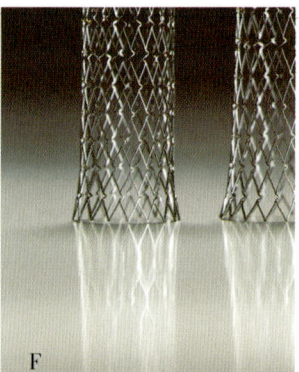

图 7-1-8 常用的颈动脉支架

A.Carotid Wallstent。B.Cristallo Ideale RX。C. Precise Pro RX。D.Protégé RX。E. RX Acculink。F. Xact

（四）支架的选择

根据靶病变的解剖及形态学特征正确选择所用支架，对取得颈动脉支架置入术的完全成功至关重要。

根据目前标准，应根据颈内动脉的直径选择支架直径，因为颈总动脉通常比颈内动脉更粗。根据颈总动脉选择的支架直径会偏大，支架太大可诱发颈内动脉痉挛或夹层。根据我们目前的标准和经验，支架的近端部分能漂浮在颈总动脉而不会出现支架的移位，因为其另一部分牢固贴附于颈内动脉和分叉部的动脉壁上。

支架必须覆盖全部病变，展开后应该至少覆盖靶病变上、下 0.5cm 处的健康血管，以降低支架内再狭窄的风险。按照目前标准，颈动脉分叉水平病变支架的近端部分总是突入颈总动脉 1cm 或 2cm。如果展开的支架跨越颈动脉分叉部，尚未见到进入颈外动脉的血流改变的报道。

靶病变血管明显迂曲、成角时，首选开环支架。

如颈总动脉和颈内动脉血管直径明显不匹配，颈总动脉和颈内动脉的直径相差超过 4mm，推荐使用锥形支架或自行变细的支架。

支架选择应该考虑到斑块的形态特点（软性、钙化或脆性），以减少远端栓塞的风险。如果有不稳定斑块或软斑块，可防止斑块碎片通过支架柱的小网孔支架是最佳选择。大网孔支架可使斑块碎片滑过间隙，在后扩张时是栓塞性卒中的高危因素。

对于坚硬的钙化病变，最好选择具有充足的慢性外向力、能够抵抗弹性回缩的支架。

总之，透彻了解支架的工作原理，根据不同病变特点选择合适的支架，有助于达到支架治疗颈动脉狭窄的最佳疗效。

（宋立刚　李晓青）

第二节　介入技术

一、入路

颈动脉支架术常规选用股动脉入路。根据患者动脉解剖的不同，也可选择腋动脉、肱动脉入路或颈动脉直接放置。

（一）股动脉入路

股动脉入路是最常用的方法，操作简单，采用 Seldinger 技术穿刺股动脉。

1.材料准备　应准备穿刺针、J 形导丝、动脉鞘。由于大多数接受此项治疗的患者是老年人，可能存在髂动脉迂曲，应优先选择长度为 23cm 的动脉鞘。用肝素盐水冲洗材料，排空气泡，组合动脉鞘和扩张器内芯（图 7-2-1）。

2. 穿刺点的选择　穿刺点选择在股动脉中段，可通过触诊找到股动脉的位置。从髂前上棘到耻骨结节连线处可扪及腹股沟韧带，在其下方 1~2cm 处可触及股动脉搏动最明显处，在股静脉外侧 0.5~1.5cm 处。肥胖患者的这些解剖标志不够明显，可以通过 X 线透视定位，穿刺点位于股骨头中央内侧 1cm 处。也可在超声引导下进行穿刺。

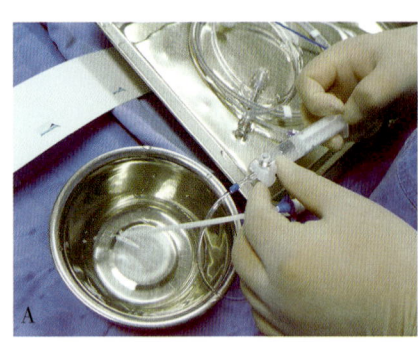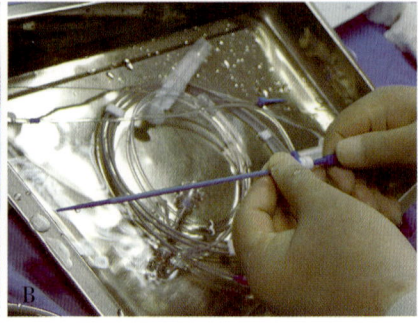

图 7-2-1　穿刺材料的准备
A. 冲洗动脉鞘。B. 组合动脉鞘和扩张器内芯

3. 穿刺　用 1% 利多卡因 10ml 逐层浸润麻醉，注意浸润股动脉的两侧及上方。注意尽量避免穿入股动脉或股静脉，每次注射前必须先回抽确认（图 7-2-2）。如不慎进入股动脉或股静脉，需要移出麻醉针，压迫止血。在选择好的穿刺点处用刀片开一长约 3mm 的皮口，用弯止血钳钝性分离皮下组织，建立经皮穿刺点至动脉点的通道。左手食指及中指固定股动脉位置，右手持针穿刺股动脉，掌心向上，穿刺针斜面向上，进针角度与皮肤呈 30°~45°。推送针尖接近股动脉时可以感到血管的搏动，继续推送到穿刺针尾端搏动性鲜红色动脉血液喷出为穿刺成功的标志。

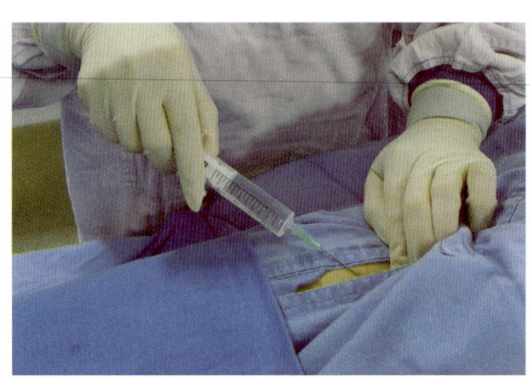

图 7-2-2　穿刺麻醉

4. 置鞘　左手稳定穿刺针的位置，自穿刺针尾端插入 J 形导丝（图 7-2-3）。如无阻力继续插入导丝，透视确认导丝头端越过中线位于降主动脉为导丝位置良好

的标志。左手固定导丝位置并压迫股动脉防止出血，旋转撤出穿刺针。用盐水纱布擦拭导丝，将导丝穿入动脉鞘组至尾端从动脉鞘尾端出现。沿导丝缓慢旋转推进置入动脉鞘组，到位后将导丝与动脉鞘扩张器内芯一起撤出。注射器抽吸肝素盐水，连接动脉鞘侧管并回抽，回血良好时注入肝素盐水20ml，接加压滴注每分钟30滴左右持续盐水冲洗。

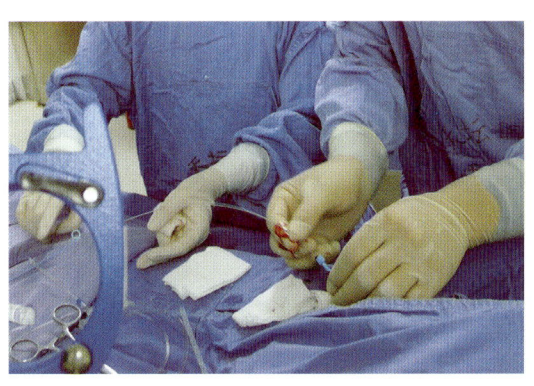

图7-2-3　J形导丝置入

正确的穿刺部位对避免发生并发症至关重要。如果穿刺点在腹股沟韧带以上，则不宜压迫穿刺点，有可能导致盆腔大量出血。如果穿刺点低至股浅动脉，由于对周围软组织压力不足，可导致假性动脉瘤及血肿。最好行单次前壁穿刺，尤其是对那些有凝血障碍的患者。穿刺针应与皮肤成40°角沿股动脉走行插入。如果针的角度小于30°，腹股沟韧带上方的动脉后壁可能被刺穿，会显著增加腹膜后出血的风险。与股动脉入路相关的并发症包括出血（0.26%）、假性动脉瘤（0.05%）和动静脉瘘（0.01%）。

（二）腋动脉入路

腋动脉入路适用于股动脉严重迂曲或闭塞、主动脉弓严重成角（Ⅲ号型）的患者。

患者取仰卧位，臂外展，肘部屈曲，头枕在手掌上。穿刺应在肱上近端，在压迫过程中下面的肱骨可以提供必要的支持。此技术的优势在于动脉触诊容易，分布更浅且与神经丛相距较远。

与腋动脉入路相关的并发症发生率为0.4%~9.5%，包括血肿、假性动脉瘤、臂丛神经受损（血肿使臂丛受压）、动脉夹层以及脑栓塞。

（三）肱动脉入路

在禁忌使用股动脉入路的患者中，肱动脉入路是除腋动脉入路之外的又一主要途径。

患者仰卧位，臂外展，在肘上方穿刺肱动脉以降低臂丛神经受损的风险。与肱动脉入路相关的并发症发生率为1.2%。

（四）颈动脉直接放置技术

这种方法适用于没有其他途径可选的患者。21G微穿刺套管不会引起损伤，可能会引起轻微疼痛，神经损害及血肿形成的风险小。穿刺位置要尽可能低，为动脉鞘管至颈动脉分叉处插入留出足够的空间。介入前要通过双功能超声进行颈动脉分叉部定位，在皮肤上准确标记，以指导选择最佳穿刺部位，且能揭示是否穿刺近端与分叉部有足够的距离放置动脉鞘管。

有时，动脉分叉位置非常低，不能选择直接颈动脉入路行颈动脉支架术。由于进行外部压迫非常困难或许无效，且如果患者清醒，会感到非常不适。因此通常采用颈动脉入路部位进行外科间断缝合。

这种方法的缺点包括出现颈总动脉粥样硬化，低位动脉分叉使近端置入鞘管长度不足，以及压迫无效导致血肿形成或出血。

二、造影术

（一）造影材料准备

根据主动脉弓的分型、颈总动脉迂曲程度和颈总动脉血管壁的斑块情况选择造影导管（4F~5F），选择0.035″/150cm或0.038″/150cm的亲水导丝。

用肝素盐水冲洗材料，造影导管尾端连接Y阀+三通+加压滴注，导丝经Y阀尾端插入造影导管，导丝不出头，打开滴注持续冲洗（图7-2-4）。

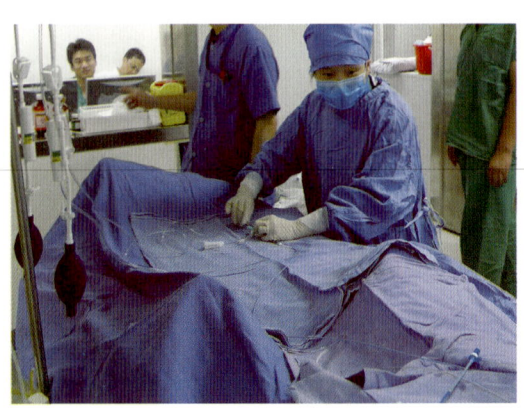

图7-2-4　造影材料的准备

（二）造影导管置入

造影导管进入动脉鞘后进导丝20cm左右，透视下将造影导管头端送至升主动脉远端。导丝回撤到导管内，翻转导管头回撤，弹入无名动脉（或左颈内动脉）。

固定导管，出导丝，导丝在动脉腔内摆动前行，头端置于颈外动脉主干，注意不要将导丝送入靶动脉或越过病变。固定导丝，沿导丝送导管头端至颈总动脉，导管头端轴线要与颈总动脉的走行轴线平行，避免直接抵住血管壁，避开颈总动脉的动脉粥样硬化斑块。

（三）造影

造影导管到位后撤出导丝，行常规造影（包括靶病变造影和颅内段造影）。

靶病变造影注意事项：至少2个投照角度显示病变情况，投照角度避免病变血管与其他血管相互重叠。多采用同侧斜位和侧位造影显示靶病变情况，选择最佳的工作角度，并再次分析评估病变（测量狭窄病变的长度及血管的直径，计算狭窄率，分析成角、钙化、溃疡斑块等可能影响手术的因素），最后确认手术方案。

颈动脉狭窄率的计算采用NASCET法：狭窄率=（1-A/B）×100%。A为颈内动脉最狭窄处的直径，B为狭窄远段颈内动脉正常处的直径（图7-2-5）。

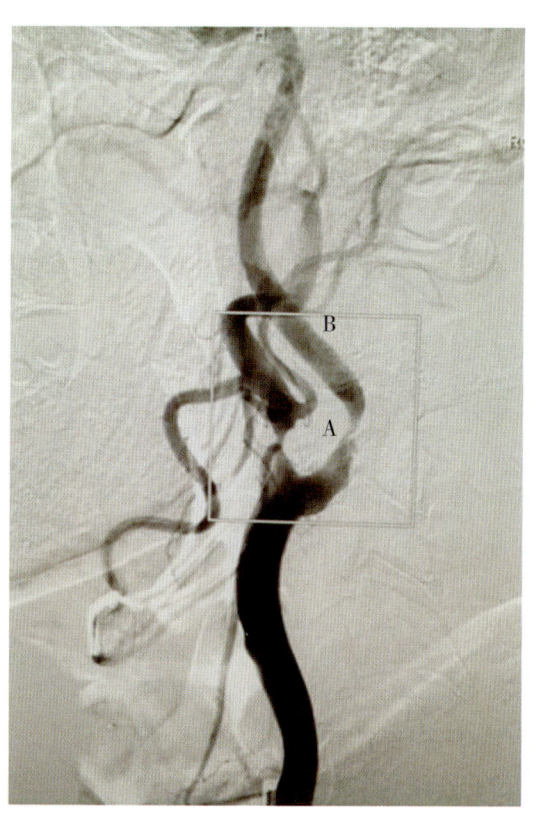

图7-2-5 NASCET法计算颈动脉狭窄率

颅内段造影注意事项：注意术前和术后的对比；推荐侧位及前后位投照，前后位投照需要采用汤氏位（头尾成角10°~20°）将眼眶上缘与颞骨重合，有利于显示

Willis 环；应包括静脉期以显示引流静脉；如果发现颅内病变或异常，加用其他投照角度；靶血管远端供血区域由于存在侧支循环未见前向血流充盈，术后可见正常前向血流充盈。

三、导引导管的置入

导引导管置入颈总动脉是颈动脉支架术最具挑战性的部分。操作失败通常与长动脉鞘或导引导管不能进入颈总动脉有关，多由于颈动脉起始处迂曲（Ⅱ型和Ⅲ型主动脉弓）或颈总动脉本身严重迂曲造成。因此颈动脉支架术前准确评估主动脉弓的形态非常必要。应根据主动脉弓的形态选择导引导管置入颈总动脉的方法。

（一）材料准备

根据主动脉弓的分型、颈总动脉迂曲程度和颈总动脉血管壁的斑块情况选择 7F~8F/90cm 的导引导管，选择不同头端形状的导引导管。选择 0.035″/150cm 或 0.038″/150cm 的亲水导丝。用肝素盐水冲洗材料，导引导管尾端连接 Y 阀 + 三通 + 加压滴注，导丝经 Y 阀尾端插入导引导管，导丝不出头，打开滴注持续冲洗（图 7-2-6）。

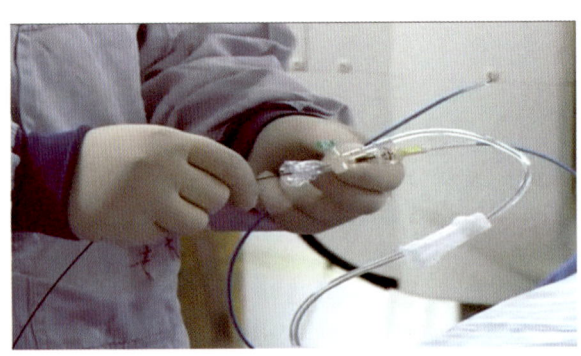

图 7-2-6　导引导管的准备

（二）直接法导引导管置入

导引导管进入动脉鞘后进导丝 20cm 左右，透视下沿导丝将导引导管头端送至升主动脉远端（图 7-2-7）。导丝回撤到导管内，旋转导管头回撤，弹入无名动脉（或左颈内动脉）。固定导管，出导丝，导丝在动脉腔内摆动前行，头端置于颈外动脉主干，注意不要将导丝送入靶动脉或越过病变。固定导丝，沿导丝送导引导管头端至颈总动脉距离病变近侧约 2cm 处（图 7-2-8）。导引导管头端轴线要与颈总动脉的走行轴线平行，避免直接抵住血管壁，避开颈总动脉的动脉粥样硬化斑块。导引导管到位后再次造影，包括靶病变造影和颅内段造影。

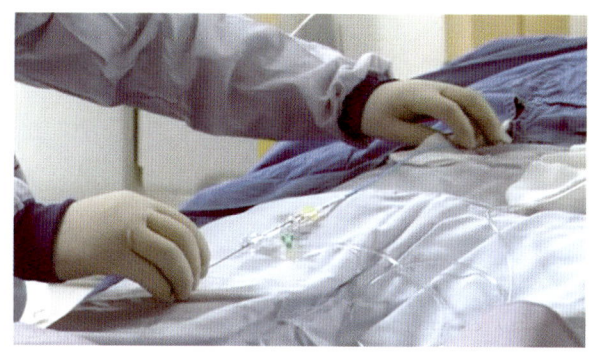

图 7-2-7 导引导管置入

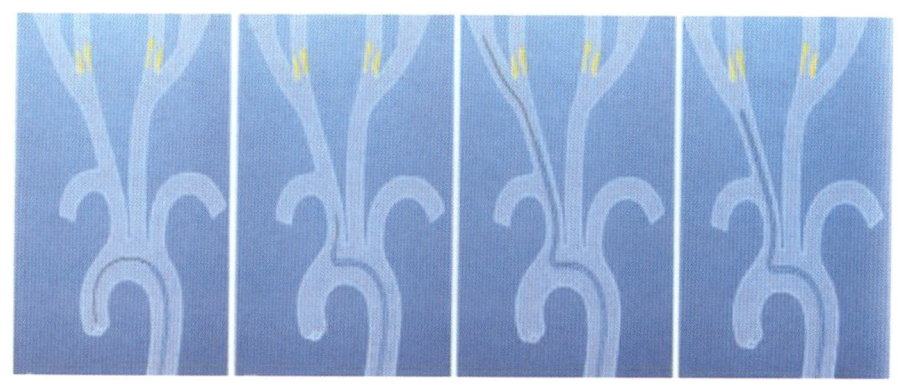

图 7-2-8 直接法导引导管置入

（三）导引导管置入其他相关技术

如果从主动脉弓进入颈总动脉很困难或颈总动脉存在严重迂曲，需采用更多技术完成导引导管置入。

1. **转颈法** 让患者向对侧转颈，通过转颈动作使动脉拉直，改善入路迂曲。

2. **锚定法** 使用加硬导丝头端尽量超选入颈外动脉分支（常用枕动脉或颌内动脉）的远端以增加支撑力。

3. **压迫法** 先将导丝选入颈总动脉，助手用手从颈部压住导丝，然后沿着导丝将导引导管送至颈总动脉。

4. **双导丝技术** 将一根 0.018″ 导丝置入颈外动脉分支，导丝置于颈总动脉远段或颈外动脉，沿双导丝置入导引导管。也可以用两根泥鳅导丝支撑，或者一根普通泥鳅导丝加一根加硬泥鳅导丝支撑。

5. **交换法** 将 0.035″/260cm 或 0.038″/260cm 交换导丝/加硬交换导丝通过造影导管送入同侧颈外动脉，撤出造影导管，保留导丝在颈外动脉。沿交换导丝推送导引导管进入颈总动脉，定位于颈内动脉近端，撤出导丝。

6. "套管法"即"望远镜法"（Telescopic approach） 导引导管置入 90cm 的导引导管，同轴插入 5F/125cm 造影导管，造影导管同轴插入 0.035″或 0.038″/260cm 的交换导丝。将导丝+造影导管+导引导管作为整体送入主动脉弓，将造影导管选入颈总动脉，建立路径图。将导丝送入颈外动脉，将造影导管送至颈总动脉。沿造影导管将鞘管送入颈总动脉，到位后撤出导丝和造影导管（图 7-2-9）。

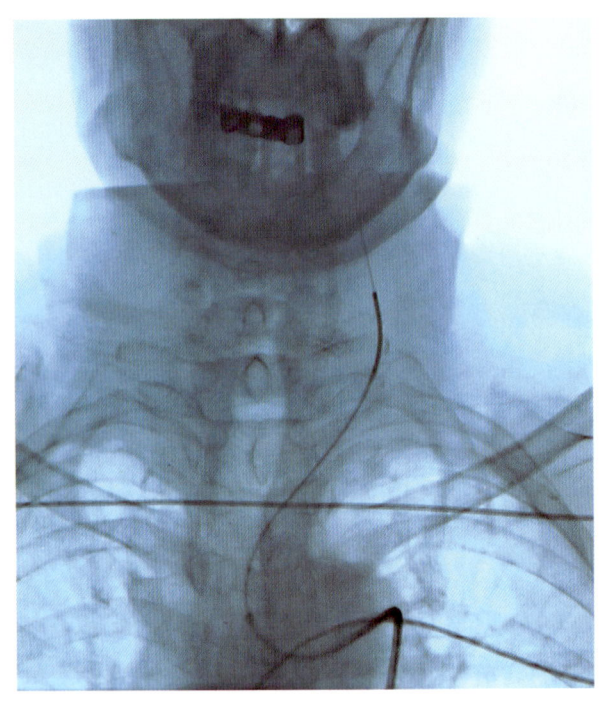

图 7-2-9 "套管法"导引导管置入

7. 颈外动脉严重病变或闭塞时导引导管置入 首先在 0.035″或 0.038″导丝辅助下将造影导管插入颈总动脉，避免导丝或导管进入颈外动脉。撤出导丝，保留造影导管在颈总动脉。通过造影导管送入带有 1cm 软头的加硬交换导丝，将其头端塑形成大的 J 形弯曲，放置在颈总动脉，避免损伤颈动脉分叉，也避免导丝穿过病变。撤出造影导管，沿加硬交换导丝送导引导管进入颈总动脉，避免接触或越过颈内动脉病变。

（四）动脉鞘管置入相关技术

颈动脉支架置入术也可应用 6F/90cm 动脉鞘管进行，操作步骤参考导引导管置入的相关技术。

1. "交换法"动脉鞘管置入 将 0.035″/260cm 或 0.038″/260cm 的加硬交换导丝通过造影导管送入同侧颈外动脉，撤出造影导管。压迫穿刺点，撤出股动脉造影鞘管，同时保持加硬交换导丝在颈外动脉位置不变。沿加硬交换导丝推送动脉鞘管进入颈总动脉，定位于颈内动脉近端，撤出鞘管扩张器和加硬交换导丝。

2."套管法"即"望远镜法"动脉鞘管置入 先置入6F/90cm的动脉鞘管，撤出鞘管扩张器，同轴插入5F/125cm造影导管和0.035″/260cm或0.038″/260cm的加硬交换导丝。将导丝+造影导管+动脉鞘管作为整体送入主动脉弓。将造影导管选入颈总动脉，建立路径图。将导丝送入颈外动脉，将造影导管送至颈总动脉。沿造影导管将动脉鞘管送入颈总动脉，到位后撤出造影导管和加硬交换导丝。

四、远端栓子保护装置置入

（一）材料准备

根据病变的结构特点选择合适的远端栓子保护装置（保护伞），根据动脉直径选择规格。用肝素盐水冲洗，排气泡，保护伞收至输送导管内。根据病变形态将保护伞导丝头端塑形，将扭控子安装至保护伞导丝的尾端，准备好备用（图7-2-10）。

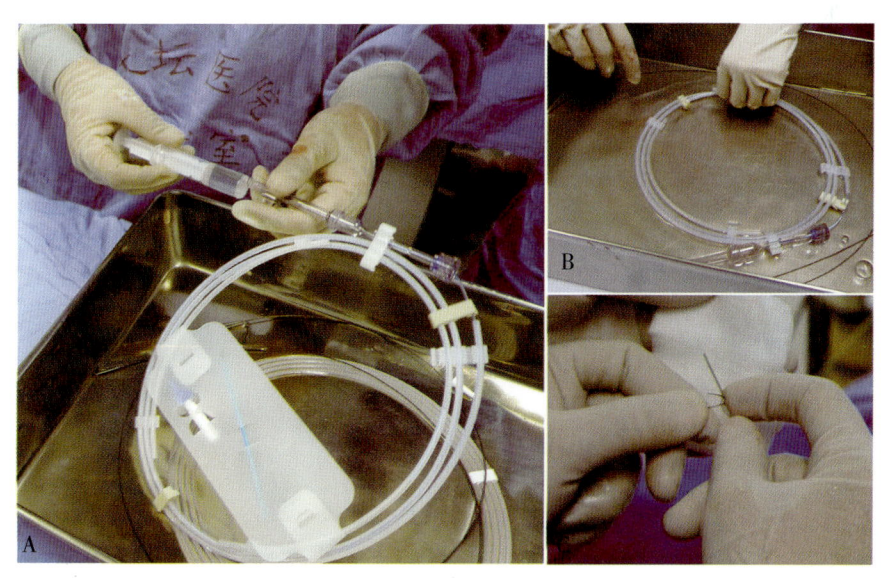

图7-2-10 准备保护伞
A.冲洗。B.收至输送导管内。C.导丝头端塑形

（二）远端栓子保护装置置入

打开Y阀，沿保护伞导入鞘将保护伞置入导引导管。在路图指引下，旋转扭控子将保护伞小心通过颈内动脉C1段狭窄处，至颈内动脉C1段远端较为平直的区域作为保护伞的目标"着陆区"。保护伞目标着陆区：颈内动脉C1段远端，距

离病变约 4cm 的平直段，避免过高——会诱发痉挛，避免过低——会影响支架置入操作，避免迂曲——会导致贴壁不良。左手拇指及食指在 Y 阀处固定保护伞导丝，右手撤下保护伞输送导管，顺利打开保护伞。继续撤出输送导管至快速交换孔处，以交换动作撤出输送导管，保持保护伞位置不动（图 7-2-11）。

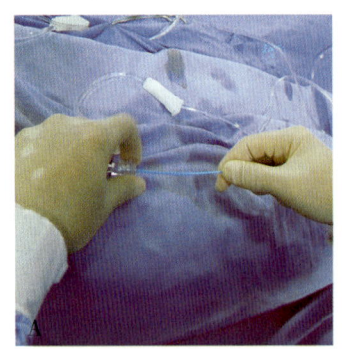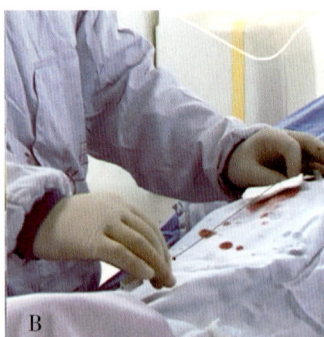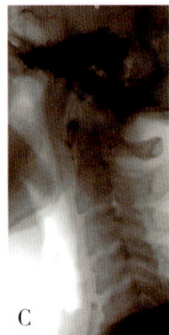

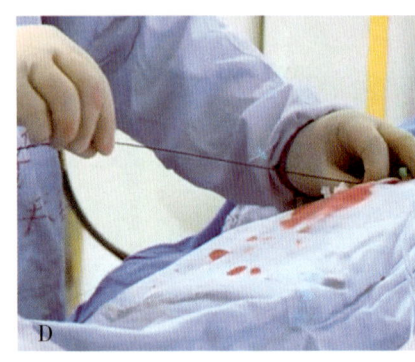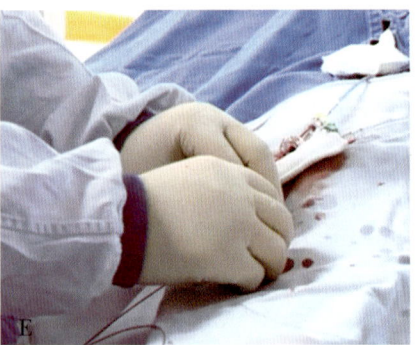

图 7-2-11　保护伞置入

A.打开 Y 阀，沿保护伞导入鞘，将保护伞置入导引导管。B.旋转扭控子将保护伞小心通过狭窄处至目标着陆区域。C.撤下保护伞输送导管。D.交换动作撤出保护伞输送导管。E.保护伞位置保持不动

（三）远端栓子保护装置置入其他相关技术

1. 通过困难相关技术　如果病变成角，狭窄程度重，动脉迂曲等因素导致远端栓子保护装置通过病变困难，需采用更多技术完成。

（1）调整：调整导引导管头端位置，尽量减小导引导管头端与狭窄病变的夹角，利于保护伞导丝通过；让患者头适当后仰或转动头部以减少血管扭曲。

（2）导丝塑形：保护伞导丝合理塑形，根据病变角度将保护伞导丝塑成 J 形，以利于通过。

（3）选择可使用独立导丝的保护伞：可使用独立导丝的保护伞如 ev3 的

spider RX 或 Abbott 的 Emboshield Nav6。

（4）双导丝技术：增加一根 0.014″ 的微导丝通过病变，将病变拉直，提供更多支撑，增加传送系统的跟踪性和输送性以利于保护伞导丝通过（图 7-2-12）。

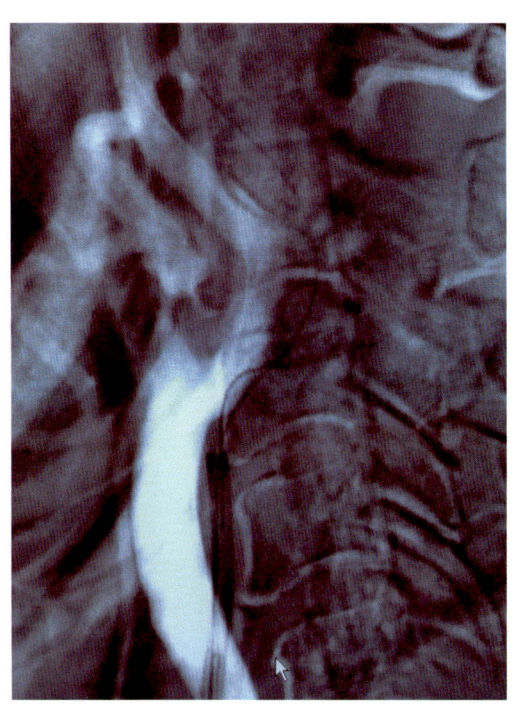

图 7-2-12　双导丝技术

（5）预扩张：对于极重度狭窄保护伞无法通过时，可先用小球囊（直径 < 3mm）预扩张，此时导丝可在球囊导管的支撑下通过病变。

2.动脉壁损伤　颈内动脉是相对脆弱的血管，易发生夹层或痉挛。由于远端栓子保护装置都会对血管壁造成一定压力以达到完全适形，可能会刺激动脉壁增加痉挛的风险。保护伞相关的动脉痉挛发生率为 14%~18%，多数是发作性、自限性的，不会引起临床后遗症。精确定位保护伞着陆区，操作中尽量减少保护伞的位移刺激可预防痉挛的发生。一旦发生痉挛注射硝酸甘油（0.2~0.4ml）后可立即缓解；迅速完成支架置入操作并及时回收保护伞也可使痉挛很快缓解。

五、球囊预扩张

（一）材料准备

根据病变的结构特点选择合适的预扩球囊。用肝素盐水冲洗球囊导管头端，球囊导管尾端接三通、压力泵，压力泵中抽取 1：1 的半量造影剂。旋转三通开关使压力泵与球囊导管相通,压力泵尾端向上,拉开形成负压,此时半量造影剂会流入球囊导管。旋转三通开关使压力泵与外界空气相通,压力泵头端向上,旋转排出泵中气体。旋转三通开关使压力泵与球囊导管相通备用。也可以使用10ml注射器完成上述球囊导管的准备工作(图7-2-13)。

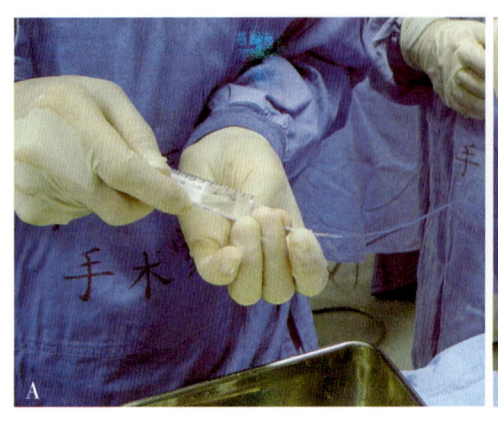
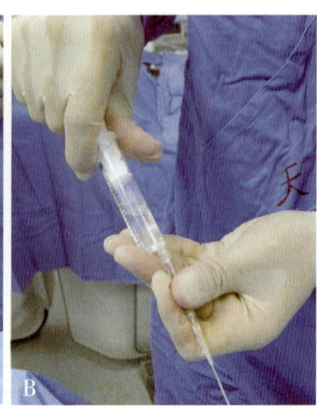

图7-2-13 球囊导管准备

A.头端冲洗。B.用注射器准备球囊导管

(二)球囊预扩张

1.球囊导管置入 球囊导管穿入保护伞导丝尾端,助手固定保护伞导丝。旋开Y阀,右手送入球囊导管至快速交换孔进入Y阀内。适当旋小Y阀,左手拇指及食指在Y阀尾端固定保护伞导丝,右手推送球囊导管至病变狭窄处,冒烟定位准确后加压扩张(图7-2-14)。

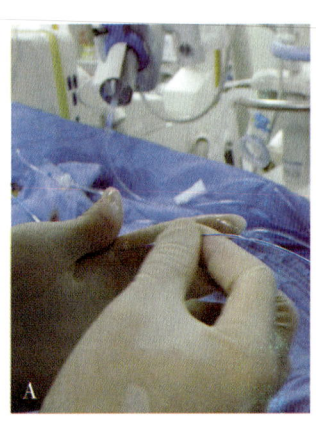
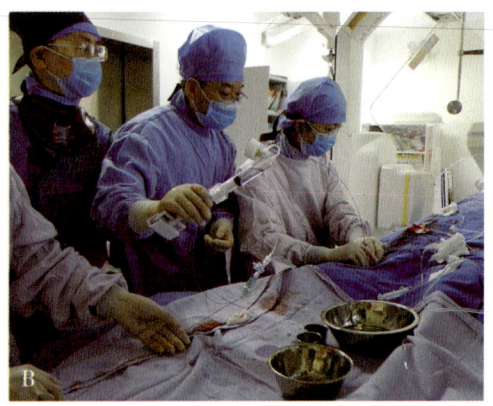

图7-2-14 球囊导管置入

A.球囊导管穿入保护伞导丝尾端。B.助手固定保护伞导丝,送入球囊导管

2. 扩张 透视下旋转压力泵加压，球囊充盈呈柱状，停止踩透视、存图，同时迅速抽瘪球囊（图7-2-15）。也可以使用10ml注射器代替压力泵操作。注意扩张的时间应尽量短，只要球囊充分扩张（无局限性狭窄），无论扩张后造影残余狭窄是多少，都表明预扩成功需撤出球囊导管。观察心率、血压，必要时嘱患者咳嗽。如心率下降迅速给予阿托品0.5~1mg静脉推注，如血压下降立即停止尼莫地平泵入，加快输液速度，必要时给予多巴胺升压。术前心率＜50 /min或伴有慢性心功能不全者，可以预先放置临时起搏器。

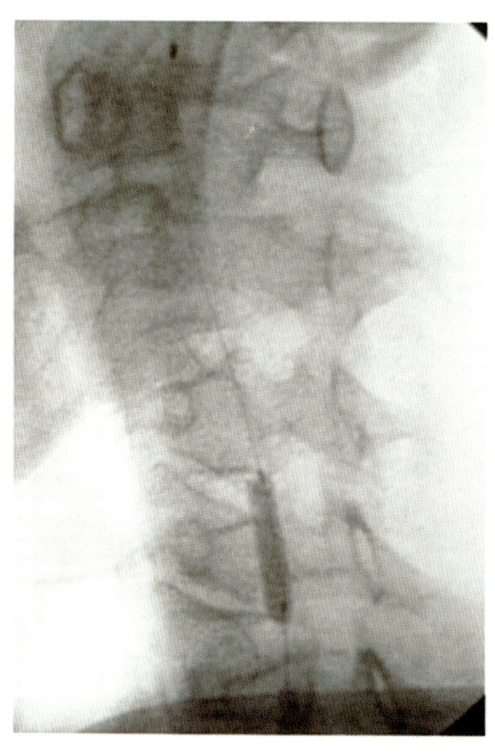

图7-2-15 球囊预扩张

3. 造影 球囊下撤至导引导管内，造影观察病变的扩张情况和残余狭窄率，有无夹层和局部血栓形成。同时观察保护伞的位置，有无血管痉挛，有无造影剂滞留。

4. 撤出 透视下观察保持保护伞位置不移动，左手拇指及食指在Y阀尾端固定保护伞导丝，右手撤下球囊导管至快速交换孔处，旋开Y阀，交换动作撤出球囊导管。球囊导管头端露出后旋紧Y阀，撤下球囊导管，用肝素盐水纱布擦拭保护伞导丝。

六、支架置入

（一）材料准备

根据病变的结构特点选择合适的支架，用肝素盐水冲洗（图7-2-16）。

颈动脉狭窄介入治疗：理论与实践

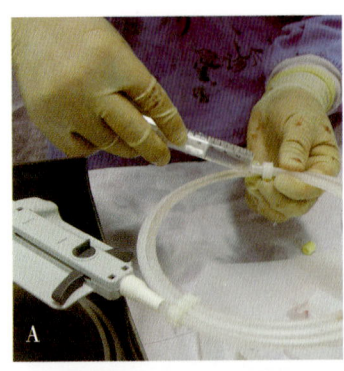 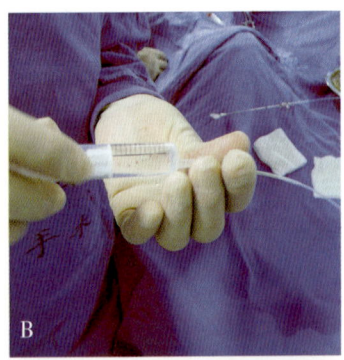
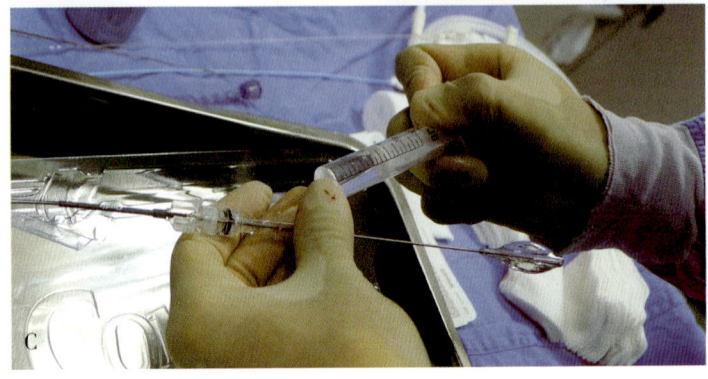

图 7-2-16　准备支架

A.冲洗传送系统。B.头端冲洗。C.尾端冲洗（不同种类支架）

（二）支架置入

1. **到位**　支架穿入保护伞导丝尾端，助手固定保护伞导丝，旋开 Y 阀，右手送入支架输送系统至快速交换孔进入 Y 阀内。适当旋小 Y 阀，左手拇指及食指在 Y 阀尾端固定保护伞导丝，右手推送支架至病变狭窄处，定位准确后释放（图 7-2-17）。

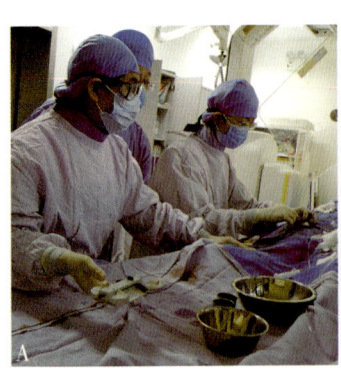 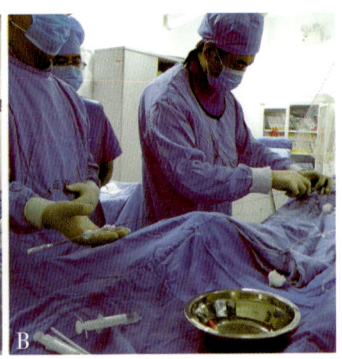

图 7-2-17　支架推送

A.术者推送支架输送系统，助手协助固定保护伞导丝。B.术者左手固定保护伞导丝，右手推送支架输送系统

2. 释放 适当旋开 Y 阀，透视下右手固定支架输送系统操纵杆，左手下拉支架外鞘，平稳释放支架（不同支架释放方式大同小异；图 7-2-18）。

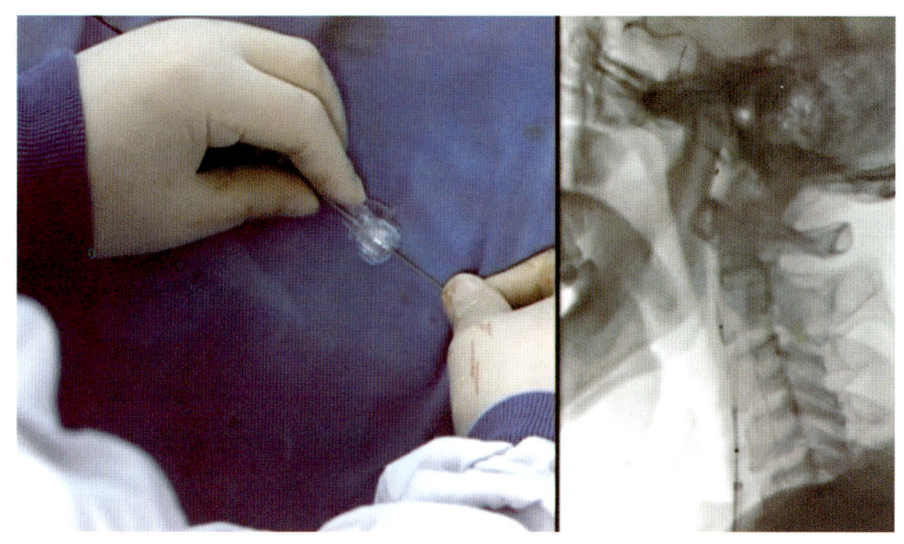

图 7-2-18 释放支架

3. 撤出 透视下观察保持保护伞位置不移动，左手拇指及食指在 Y 阀尾端固定保护伞导丝，右手撤出支架输送系统至快速交换孔处。旋开 Y 阀，以交换动作撤出支架输送系统，支架输送系统头端露出后旋紧 Y 阀，撤下后用肝素盐水纱布擦拭保护伞导丝。

4. 造影 观察支架释放后的残余狭窄率，支架贴壁情况，有无支架内局部血栓形成。同时观察保护伞的位置，有无血管痉挛，有无造影剂滞留。支架置入的成功标准是残余狭窄率 ≤ 30%。

七、球囊后扩张

选择支架释放后，残余狭窄率 ≤ 30%，一般不需要后扩张。如果残余狭窄率 >30% 或支架与血管壁贴和不佳，则需要球囊后扩张，使残余狭窄率达到 ≤ 30% 的标准。后扩球囊一般选较短的球囊，最常用的是 4mm×20mm 和 5mm×20mm。准备球囊导管及压力泵。球囊导管沿保护伞导丝送至残余狭窄最重或支架贴壁不良处，冒烟定位准确后加压扩张（图 7-2-19）。后扩张前后同样需要立刻关注心率和血压。撤出球囊导管，造影观察残余狭窄率，支架贴壁情况，有无支架内局部血栓形成。同时观察保护伞的位置，有无血管痉挛，有无造影剂滞留。

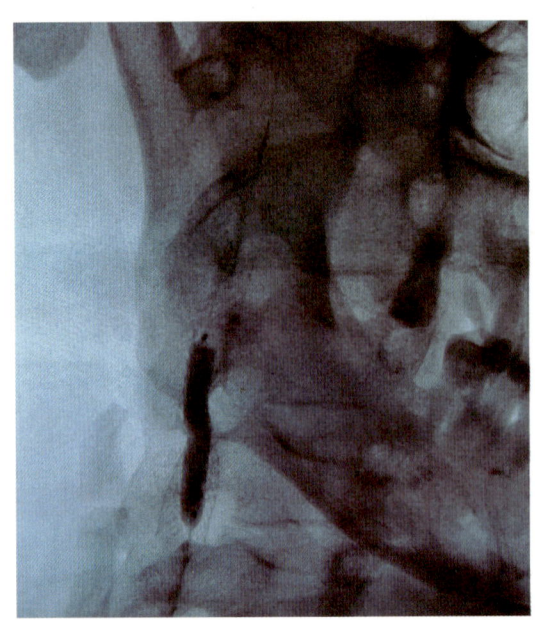

图 7-2-19　球囊后扩张

八、远端栓子保护装置回收

（一）材料准备

在准备保护伞时就准备好保护伞回收鞘，注射器用肝素盐水从头端冲洗至快速交换孔出水。

（二）远端栓子保护装置回收

保护伞回收鞘穿入保护伞导丝尾端，助手固定保护伞导丝，旋开 Y 阀，右手送入保护伞回收鞘至快速交换孔进入 Y 阀内。适当旋小 Y 阀，左手拇指及食指在 Y 阀尾端固定保护伞导丝，右手推送回收鞘通过支架至保护伞处。使回收鞘头端 marker 与保护伞 marker 重叠。部分回收到装置内，握住保护伞导丝和回收鞘，一起撤出体外（图 7-2-20）。

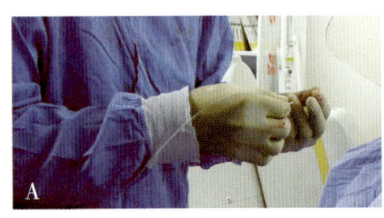 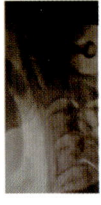 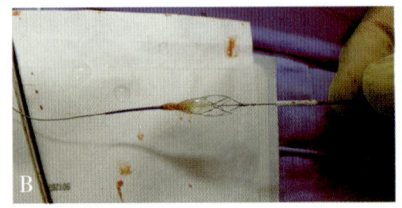

图 7-2-20　回收保护伞

A. 保护伞回收鞘穿入保护伞导丝尾端。B. 回收鞘通过支架回收保护伞。C. 回收的保护伞

（三）远端栓子保护装置回收其他相关技术

保护伞回收困难时可试用以下技术。

1. 调整 调整导引导管头端位置使导引导管头端与支架、保护伞导丝呈一直线；让患者头适当后仰或转动头部以减少血管迂曲；手动压迫颈部以改变动脉形态；沿保护伞导丝将导引导管上送至支架内等；以上调整措施有利于保护伞回收鞘通过。

2. 双导丝技术 增加一根0.014″或0.018″的辅助导丝，通过支架，将迂曲病变顺直以利于保护伞回收鞘通过。

3. 后扩张 将后扩球囊（多选用5mm×20mm）沿保护伞导丝送入，至支架贴壁不良或残余狭窄较重的部位再次扩张，使支架良好贴壁，以便回收保护伞。

4. 多功能导管 撤下保护伞回收鞘，沿保护伞导丝送入多功能导管通过支架，将保护伞回收至多功能导管内撤出。

5. 直接回收 非常情况下Filterwire保护伞可以不用保护伞回收鞘，直接回收。

6. 留置或外科手术 保护伞滤器挂在支架上无法成功回收时，可考虑用支架将伞压在动脉壁上，或考虑经外科手术取出。

九、造影复查

行病变处造影，观察残余狭窄率，支架贴壁情况，有无支架内局部血栓形成，前向血流分级等。行颅内段造影观察远端血流情况，进行术前和术后对比。造影结束后撤出导引导管。

十、穿刺点处理

肝素代谢清除后，或测定活化凝血时间≤160~180s后可拔鞘。压迫止血15min，手指松开无渗血，用无菌敷料覆盖穿刺点，弹力绷带加压包扎。也可选用血管缝合、血管闭合器、动脉压迫器等处理穿刺点（图7-2-21）。

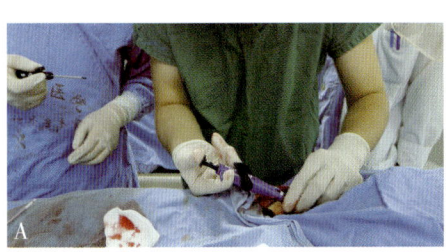
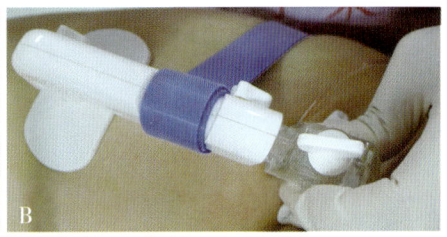

图7-2-21 处理穿刺点
A.动脉缝合。B.动脉压迫

（李晓青）

第三节 特殊颈动脉狭窄的支架技术

一、左颈总动脉起始部狭窄

左颈总动脉起始部狭窄病变约占颈动脉狭窄的5%，由于解剖结构的特殊性，其治疗比较困难。介入治疗的困难在于导引导管在主动脉弓难以稳定，术中由于路图不清楚，支架定位也有一定难度。如果支架在主动脉弓内伸出太长，会导致脱落、移位以及在主动脉弓形成血栓等；如果支架伸出长度不够，可能会导致病变覆盖不全。故对单纯左侧颈总动脉开口处病变，可以选择球囊扩张支架，在透视下操作技术相对简单，若是串联病变的处理就更为复杂。

病例1：

患者，男性，54岁。主诉：发作性右侧肢体无力1个月。糖尿病病史4年，高血压病病史6年。全脑DSA显示左侧颈总动脉起始部高度狭窄（图7-3-1A），左锁骨下动脉造影显示左枕动脉分支代偿左侧颈外和颈内动脉（图7-3-1B）。治疗经过：①局麻下，将8F导引导管放在左侧颈总动脉开口处，使用0.018″交换导丝使导引导管头端紧贴左侧颈总动脉开口处，交换导丝头端进入同侧颈外动脉分支内固定导引导管（图7-3-1C）。②然后将选择的远端保护装置置入同侧颈内动脉岩段（图7-3-1D）。③在颈总动脉起始段置入8mm×30mm球扩支架，即刻造影显示左颈动脉开口狭窄明显解除（图7-3-1E）。④回收保护装置，最后撤出0.018″交换导丝，造影显示颈内动脉血流较术前明显改善（图7-3-1F）。

病例2：

患者，男性。主诉：发作性言语不清2个月。高血压病病史10年。脑DSA显示左侧颈总动脉起始部高度狭窄（图7-3-2A），左侧颈内动脉C1段高度狭窄（图7-3-2B、C）。治疗经过：①局麻下，将5F单弯造影管放在左侧颈总动脉开口处，使用0.018″交换导丝将8F导引导管交换到主动脉弓内，使导引导管头端紧贴左侧颈总动脉开口处，交换导丝头端进入同侧颈外动脉分支内固定导引导管（图7-3-2D、E）。然后将选择的远端保护装置置入同侧颈内动脉岩段。②选择6mm×40mm球囊行颈总动脉开口处预扩张（图7-3-2F），扩张后将导引导管送入左侧颈总动脉内。③行左侧颈内动脉C1段狭窄支架置入术，在病变部位预扩张后置入8mm×40mm自膨式支架（图7-3-2G）。④最后在颈总动脉起始段置入9mm×40mm的自膨式支架，即刻造影显示颈内动脉血流较术前明显改善（图7-3-2H~J）。⑤回收保护装置，最后撤出0.018″交换导丝。

第七章 颈动脉支架介入术

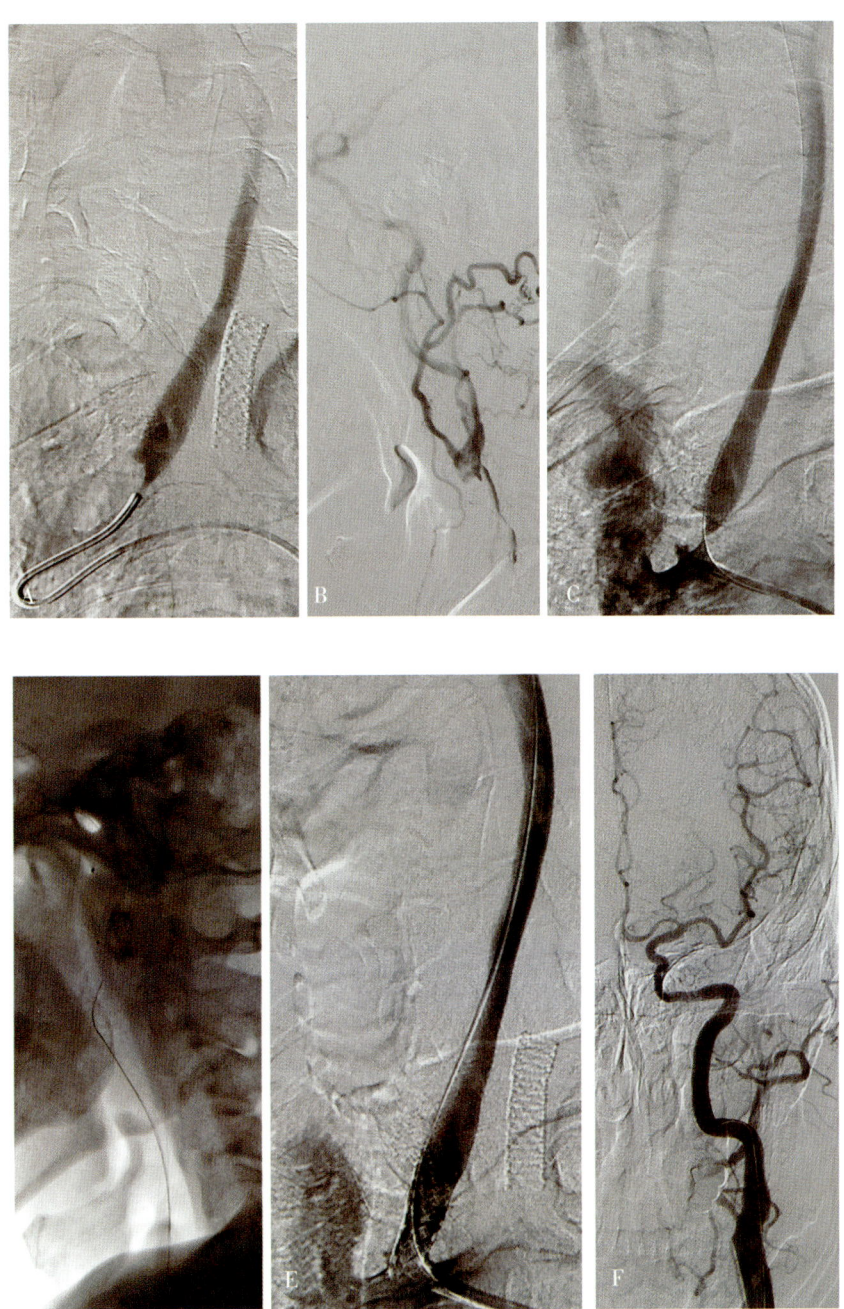

图 7-3-1 左颈总动脉起始部狭窄病例 1

81

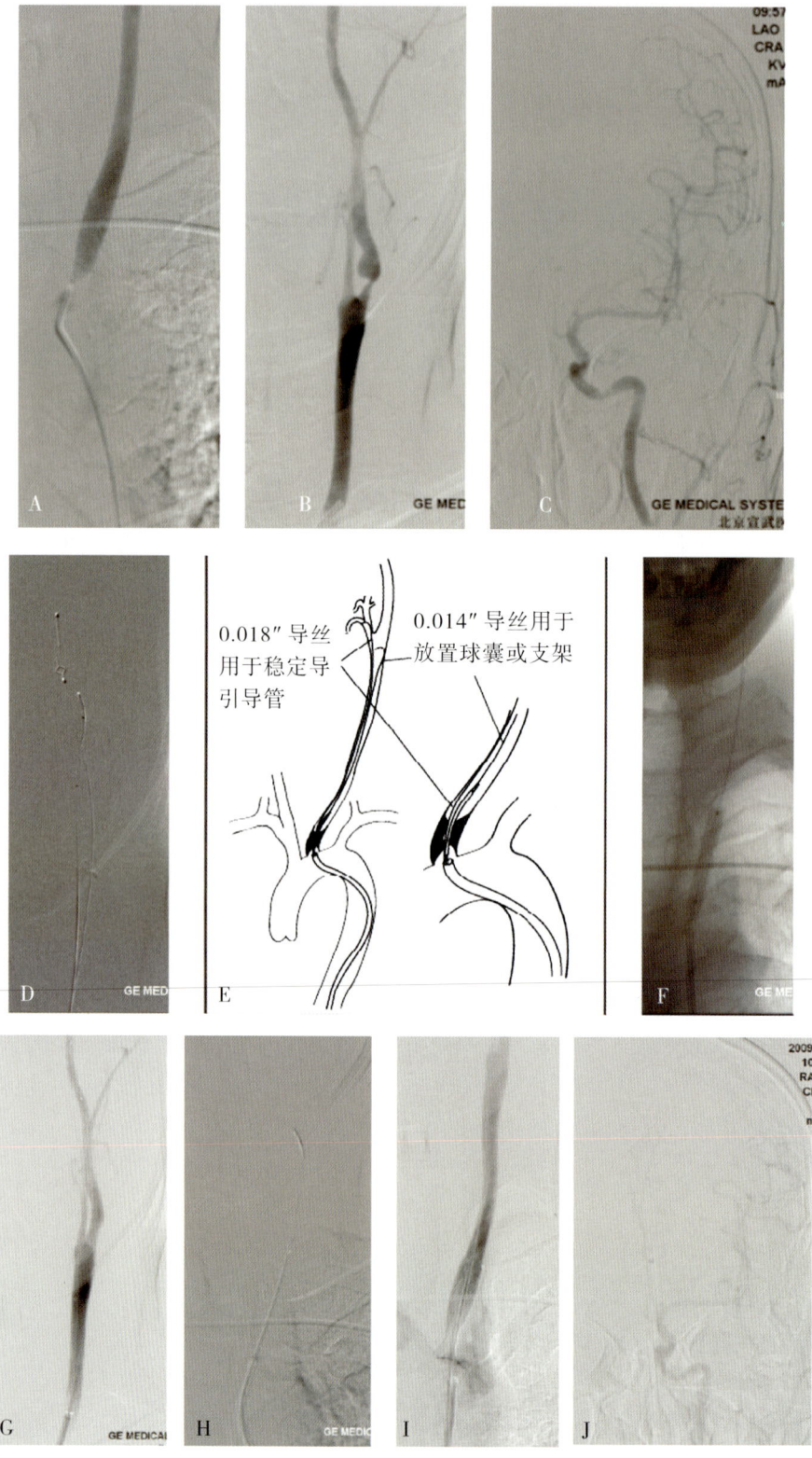

图 7-3-2 左颈总动脉起始部狭窄病例 2

二、无名动脉狭窄

无名动脉狭窄主要发生在起始部，发病率较低。该处病变手术技术难点在于导引导管较难稳定，血管直径较大，支架选取和释放有难度。术中可以使用双导丝技术，即 0.018″ 导丝或 0.014″ 微导丝置于右侧锁骨下动脉内起支撑作用以稳定导引导管，支架释放后再将支撑导丝收回。右侧颈内动脉最好置入保护伞以预防无名动脉球囊扩张或支架植入时栓子脱落入右侧颅内血管造成栓塞事件。建议使用球扩支架，定位更加准确。支架释放尽量不跨越锁骨下动脉开口。对于合并右侧颈动脉狭窄的患者，先行右侧颈动脉狭窄支架术，再行无名动脉支架术。

病例 1：

患者，男性，52 岁。主诉：右侧上肢肢体发凉、脉弱 4 个月，双上肢收缩压相差 40mmHg。超声显示头臂干重度狭窄约 90%，右侧椎动脉方向血流。造影显示头臂干局限性狭窄 90%（图 7-3-3A），左侧椎动脉造影显示向右侧椎动脉明显盗血（图 7-3-3B）。治疗经过：局麻下，将 8F 导引导管置于头臂干开口处（图 7-3-3C），在右侧颈总动脉置入远端保护装置（图 7-3-3D），选择 6mm×20mm 球囊行预扩张后置入 10mm×30mm 和 10mm×40mm 自膨式支架。即刻造影显示狭

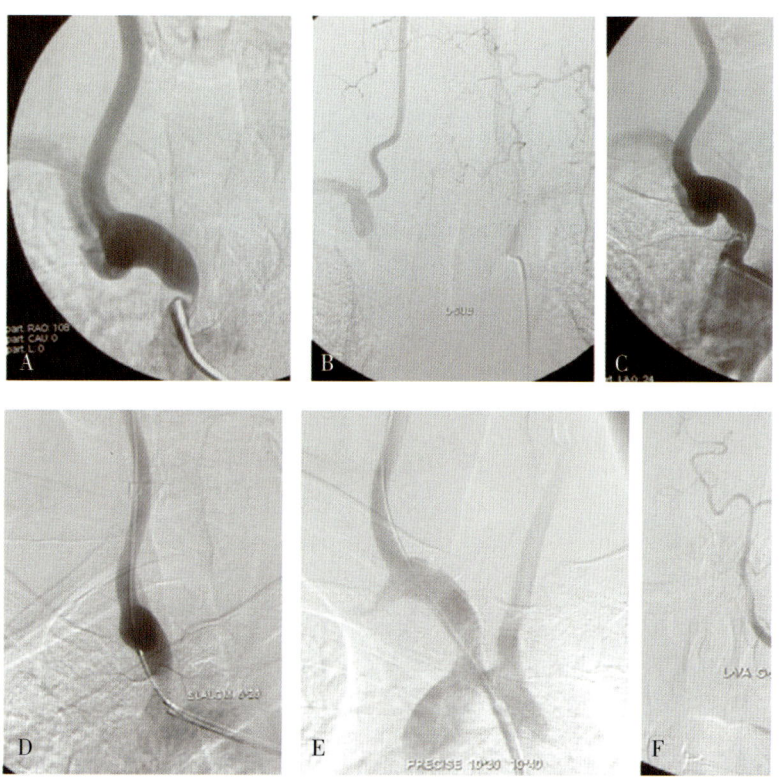

图 7-3-3 无名动脉狭窄病例 1

窄处恢复正常血管形态（图7-3-3E），右侧锁骨下动脉血流正常，左侧椎动脉造影显示盗血消失（图7-3-3F）。

病例2：

患者，男性，56岁。主诉：左侧肢体一过性无力发作3个月，双上肢收缩压相差30mmHg。超声显示无名动脉起始部狭窄约80%，右颈内动脉狭窄约80%。治疗经过：局麻下，造影显示无名动脉起始部狭窄约80%（图7-3-4A），将8F导引导管置于无名动脉口处，使用0.018″导丝置入右侧颈外动脉，使导引导管头端紧贴无名动脉开口处，在右侧颈内动脉远端置入远端保护装置。予以无名动脉行

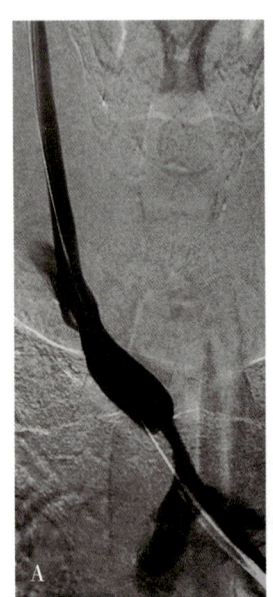
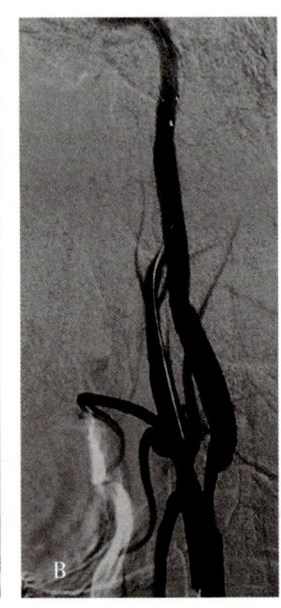
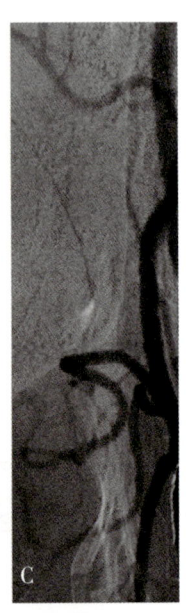
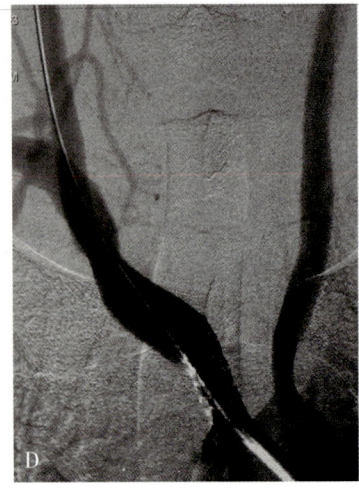
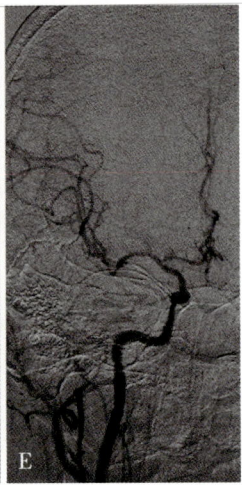

图7-3-4 无名动脉狭窄病例2

4mm×30mm 球囊扩张后，将 8F 导引导管上行至右侧颈总动脉，造影显示右颈内动脉起始部狭窄约 80%（图 7-3-4B），予以 5mm×30mm 球囊扩张右颈动脉 C1 狭窄处，置入 8mm×40mm 自膨式支架（图 7-3-4C），再予以 9mm×30mm 的球扩支架置入无名动脉（图 7-3-4D），撤出保护装置后造影显示右颈内动脉颅内显影良好（图 7-3-4E）。

三、右颈总动脉起始部狭窄

该处病变的发病率较低。支架治疗需要注意以下方面：①支架最好不要覆盖锁骨下动脉开口，如果病变位置正好骑跨在锁骨下动脉和无名动脉分叉的位置，只能覆盖病变。②如果术中担心导引导管不稳定，可以在锁骨下动脉置入一根支撑导丝。③保护装置放在颈内动脉内。

病例 1：

患者，男性，66 岁。主诉：右侧头面部吹风样杂音以颞部为著 3 年，加重伴头晕 3 个月。头颅 MRI 检查未见明显异常（图 7-3-5A），MRA 显示右侧颈总动脉起始段高度狭窄（图 7-3-5B）。头颅 CT 灌注提示右侧大脑中动脉供血 TTP 较左侧轻度延长（图 7-3-5C）。脑 DSA 显示同 MRA 符合，右侧颈总动脉起始段高度狭窄（图 7-3-5D），同侧颅内血管基本正常（图 7-3-5E），对侧颈动脉造影显示前交通动脉开放（图 7-3-5F），右椎动脉造影显示部分颈外动脉由椎动脉肌支代偿（图 7-3-5G）。治疗经过：局麻下，将 8F 导引导管置于无名动脉，远端保护装置置于颈内动脉起始段（图 7-3-5H）。首先使用 4mm×40mm 球囊预扩张（图 7-3-5I），然后使用 6mm×40mm 球囊第二次扩张，最后置入 9mm×40mm 自膨式支架。术后即刻造影显示狭窄段基本扩张至正常，残余狭窄约 10%（图 7-3-5J），颅内供血较术前明显改善（图 7-3-5K）。术后杂音消失。

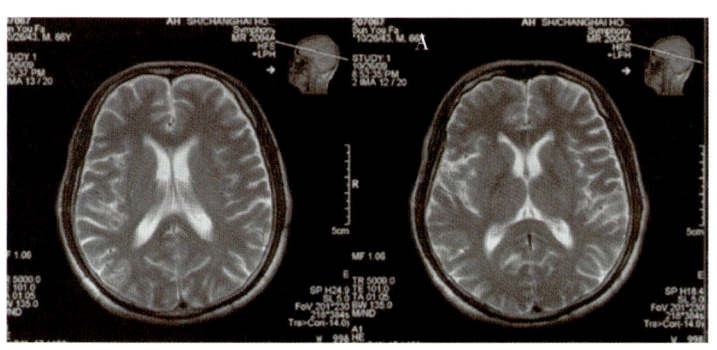
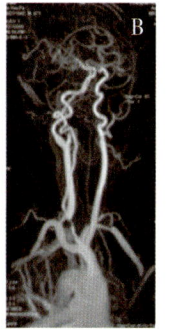

图 7-3-5 右颈总动脉起始部狭窄病例 1

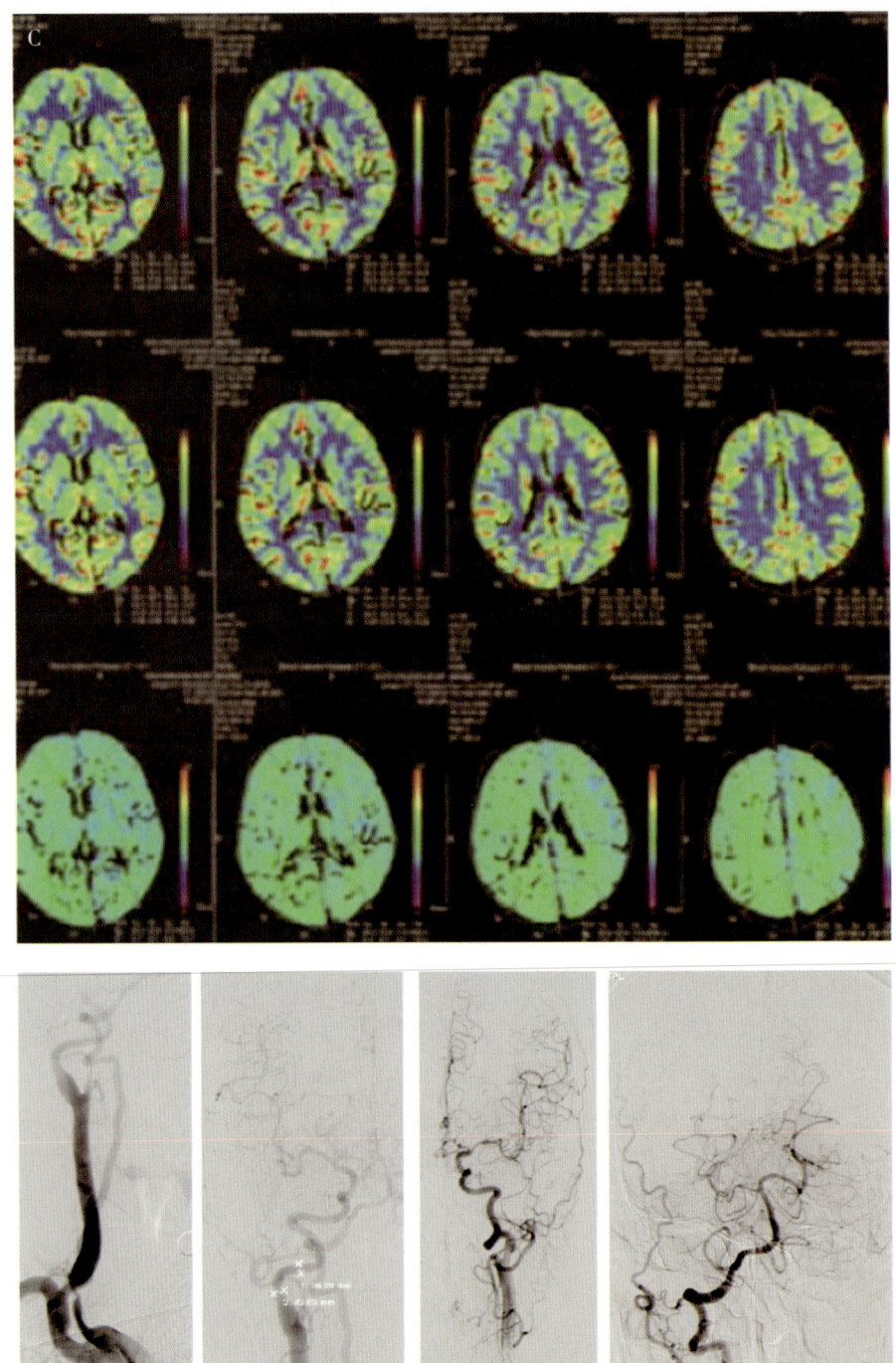

续图 7-3-5　右颈总动脉起始部狭窄病例 1

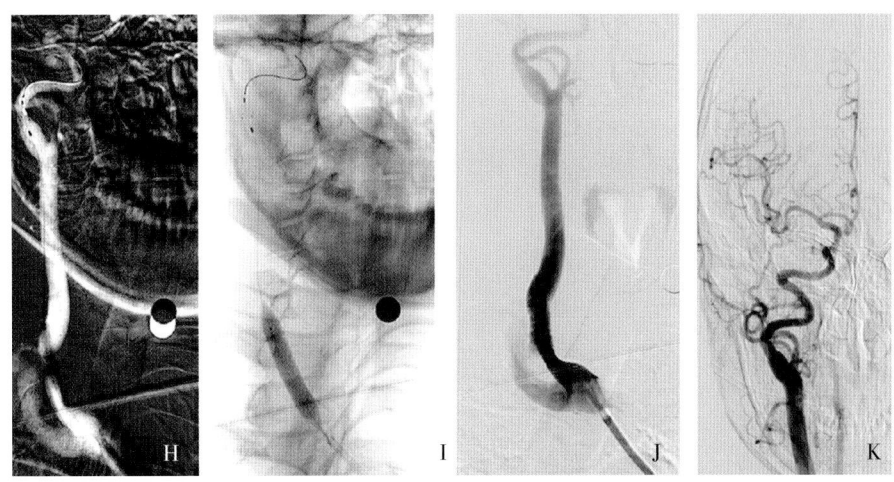

续图 7-3-5　右颈总动脉起始部狭窄病例 1

病例 2：

患者，男性，56 岁。主诉：头晕伴左侧肢体无力发作一次 3 个月。MRA 显示右侧颈总动脉起始段高度狭窄（图 7-3-6A），无名动脉造影显示右侧颈总动脉起始段高度狭窄（图 7-3-6B）。治疗经过：局麻下，予以 0.018″ 导丝将 8F 导引导管固定于无名动脉，将远端保护装置置于颈内动脉起始段（图 7-3-6C），置入 8mm×30mm 球囊支架。术后即刻造影显示狭窄段基本扩张至正常，支架近端刚好位于分叉处（图 7-3-6D），无残余狭窄（图 7-3-6E）。

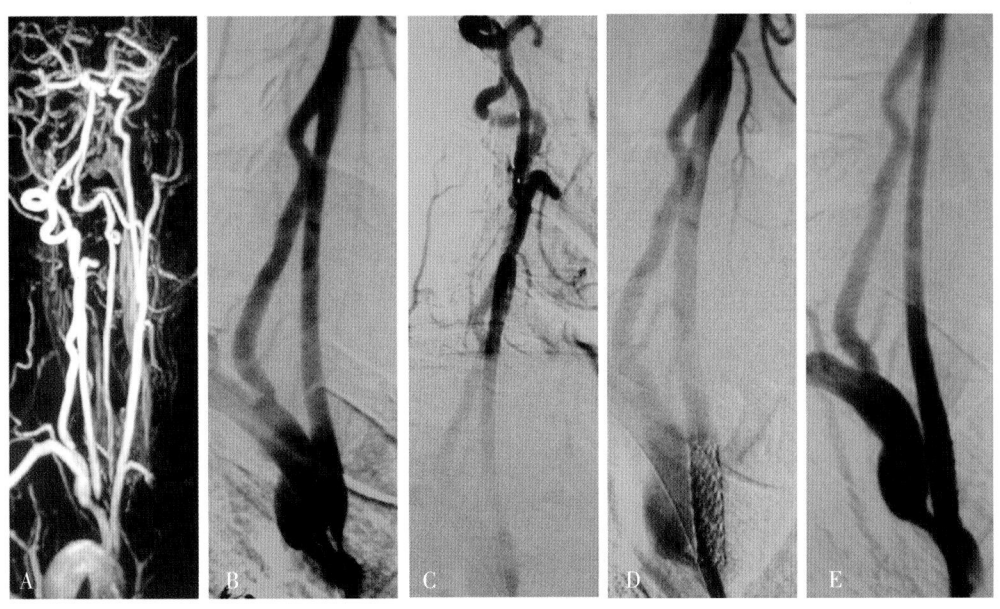

图 7-3-6　右颈总动脉起始部狭窄病例 2

四、颈动脉狭窄伴严重钙化

颈动脉狭窄处斑块钙化情况可以通过术前超声、CTA 以及高分辨率 MRI 来分析。对于严重钙化的斑块治疗上建议首选内膜剥脱术。如果确实要行血管内治疗，应该预扩张；如果支架释放后成形仍然不满意，可以再次行支架内扩张。对于钙化程度较重、斑块较硬的病变，扩张时可能对颈动脉窦刺激较大，一定要注意血压和心率的变化，给予对症处理。支架的选择建议使用 Wallstent 更好一些。

病例：

患者，女性，65 岁。主诉：头晕反复发作 4 个月。糖尿病病史 5 年，高血压病病史 6 年。查体未见明显异常。CTA 显示右侧颈内动脉 C1 段重度狭窄＞80%，钙化明显（图 7-3-7A），在横断面上显示钙化为环状（图 7-3-7B）。脑 DSA 显示右侧颈内动脉 C1 段重度狭窄＞80%（图 7-3-7C）。治疗经过：局麻下 8F 导引导管置入右颈总动脉后，保护装置颈内动脉岩升段，行 5mm×30mm 球囊预扩张，再置入 9mm×30mm Wallstent 自膨支架，术中支架残余狭窄＞50%，再予以 5mm×20mm 球囊行支架内后扩张（图 7-3-7D），造影显示颈动脉狭窄残余＜30%（图 7-3-7E）。

五、路径迂曲

由于颈总动脉、颈内动脉起始段和狭窄病变远端颈内动脉迂曲均会导致操作困难，包括导引导管置入困难、保护装置置入困难以及支架置入困难。对于该类病变的处理建议如下：①对于颈总动脉迂曲或颈总动脉与颈内动脉夹角太大，保护装置通过病变困难的患者，可以选择辅助导丝改变原有的血管解剖形态，有助于保护装置到位以及球囊扩张和支架到位。操作完成后首先撤出保护装置，最后撤出辅助导丝，否则会出现血管形态恢复后保护装置撤出困难。由于辅助导丝在支架外面，一般撤出没有困难，但是动作一定要轻柔缓慢，否则会导致血管切割造成夹层或血管破裂等问题。②病变段血管迂曲，将保护导丝放在颈外动脉可能意义不大，只有使辅助导丝进入颈内动脉才能顺直血管，这样操作可能会造成栓子脱落，尤其是在球囊扩张后先将保护装置撤出再置入辅助导丝增加了栓子脱落的风险。辅助导丝置入一般要在保护装置到位后置入，但是如果过度迂曲，在保护装置也很难到位的情况下可以先置入辅助导丝。此类特殊情况选择的导丝最好是超滑的 0.035″ 头端可塑形的泥鳅导丝，0.018″ 导丝可能也很难到位。如果高度迂曲伴极高度狭窄，泥鳅导丝通过困难时，可以使用微导管技术逐步交换。③狭窄远端血管迂曲导致的问题是术中保护装置位置靠狭窄段血管太近，给操作造成一定困难。扩张球囊和支架前端距离保护装置太近会造成保护装置损坏或保护装置本身进入支架内导致回收困难。操作时一定要保持保护装置不移动。在扩张球囊或支架进入以及释放后撤出支架输送装置的时候，一定稳定保护装置导丝不移动。如果狭窄病变紧邻远端迂曲，可以使用0.018″辅助导丝通过狭窄段，尝试将迂曲段"顺直"，帮助保护装置到达较远的位置，给后续的操作提供一定空间。如果血管的顺应性好，也可以将保护装置通过迂曲血管，但是在回收时要小心，避免造成栓子脱落和回收困难。另外通过迂曲血管可能会造成远端血管痉挛，如果侧支循环良好，建议选择近端保护装置会更加安全和方便。

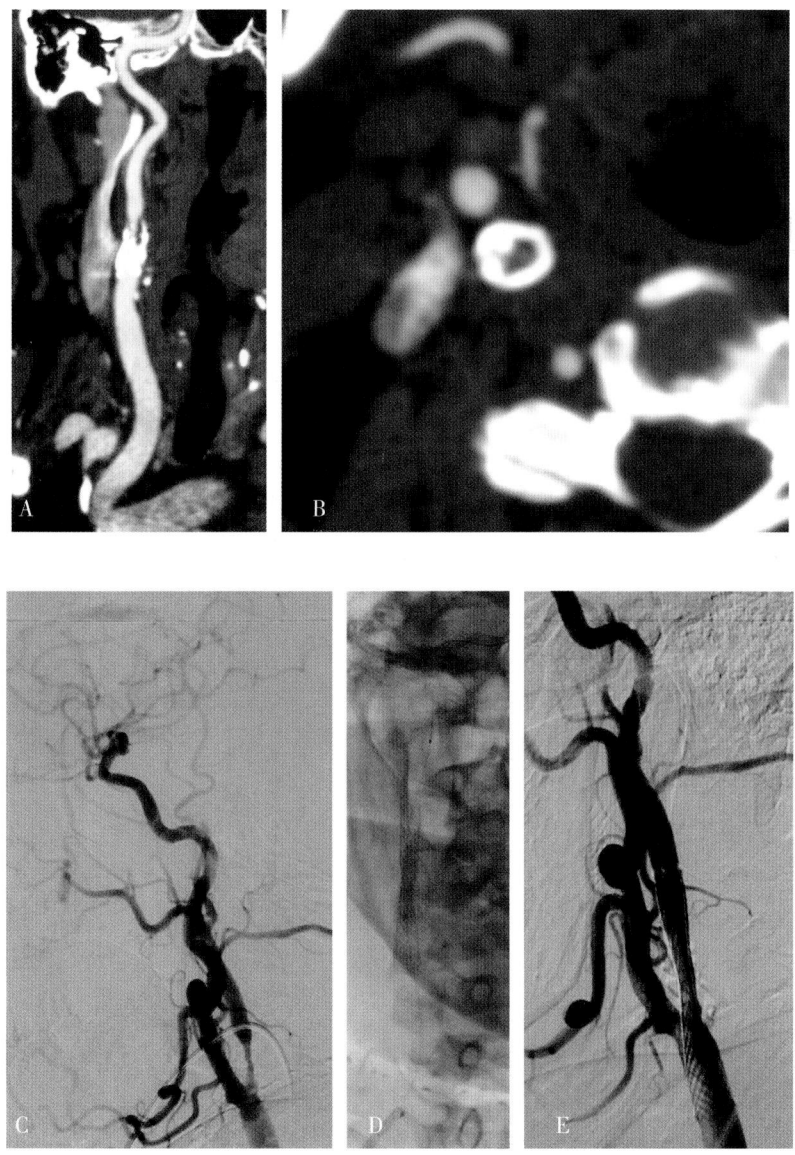

图 7-3-7　颈动脉狭窄处斑块钙化病例

病例 1：

患者，女性，74 岁。主诉：发作性右侧肢体无力 3 个月。头颅 MRI 未见异常（图 7-3-8A），CTA 显示左侧颈动脉 C1 段高度狭窄，斑块钙化明显（图 7-3-8B）。脑 DSA 显示左侧颈内动脉 C1 段狭窄>90%，左侧颈总动脉明显迂曲（图 7-3-8C、D），同侧颅内动脉未见明显异常（图 7-3-8E、F）。治疗经过：局麻下，将 8F 导引导管置入左侧颈总动脉，选择 5mm 远端保护装置，尝试通过病变，但是由于颈总动脉和颈内动脉起始段成"Z"字形，保护装置导丝反复尝试和重新塑形均失败（图 7-3-8G、H）。选择 0.018″导丝通过颈外动脉进入枕动脉，此时将颈总动脉迂曲拉直，血管"Z"字形改变（图 7-3-8I、J）。保护装置很容易通过病变进入病变远端颈内动脉（图 7-3-8K），行 5mm×40mm 球囊预扩张（图 7-3-8M、N）。术后首先撤出保护装置，然后将辅助导丝轻轻拉出，再次造影见颈总动脉恢复术前形态，颅内供血明显改善（图 7-3-8O、P）。

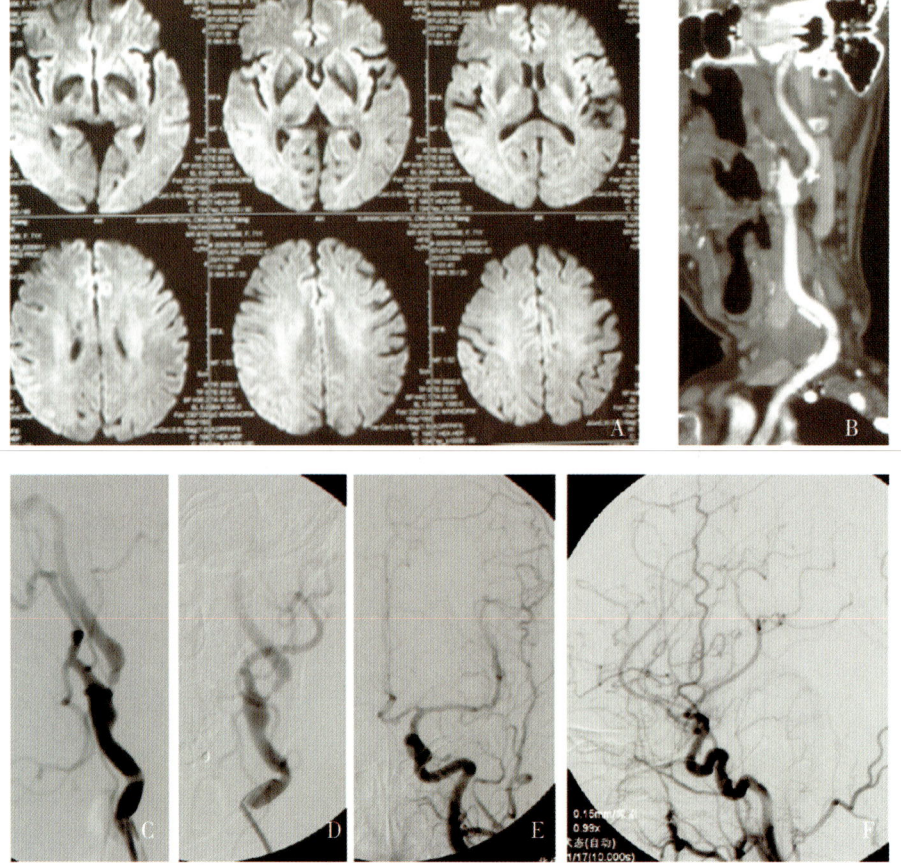

图 7-3-8　路径迂曲病例 1

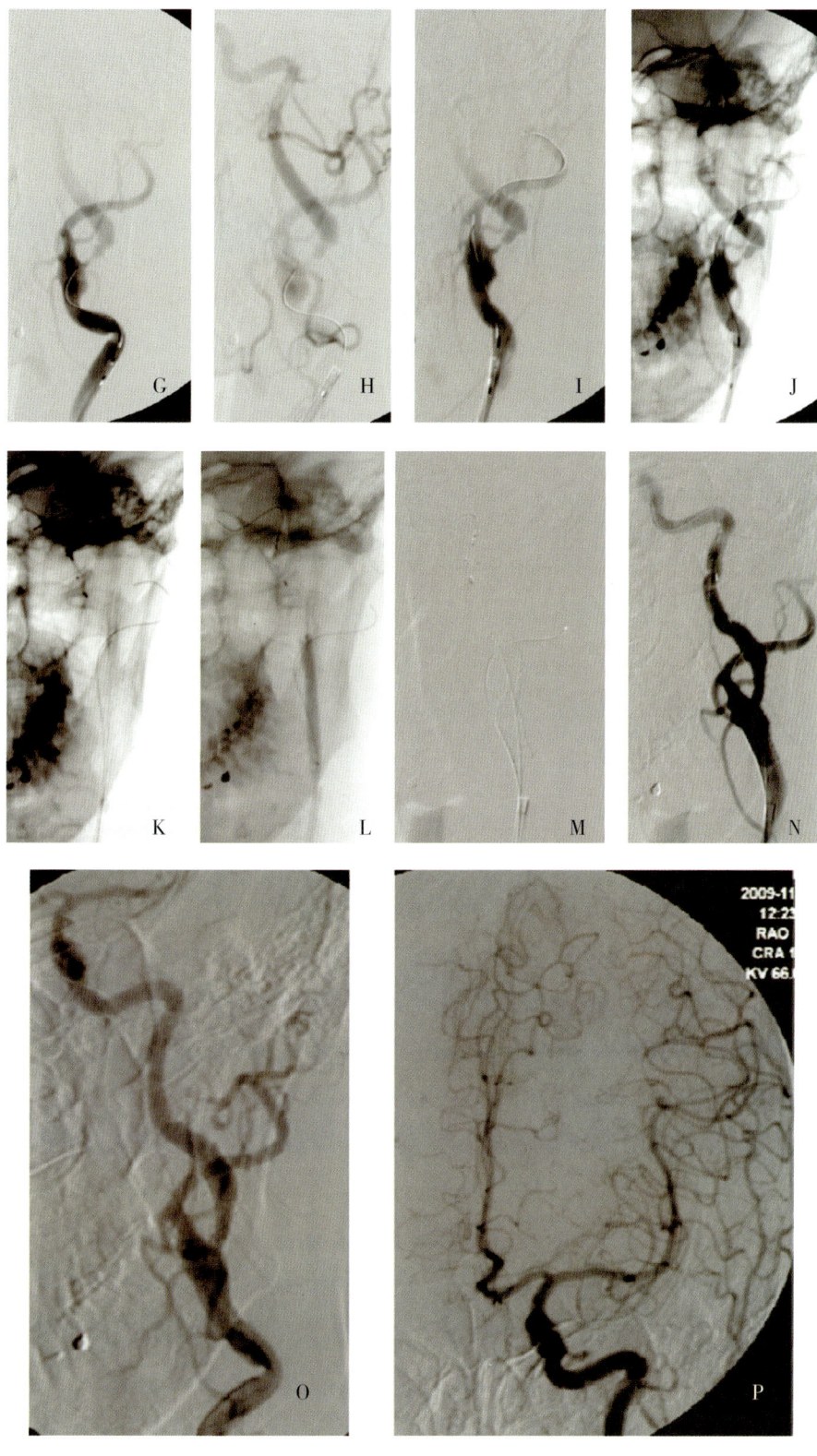

续图 7-3-8 路径迂曲病例 1

病例2：

患者，女性，68岁。主诉：语言障碍伴右侧肢体无力2个月。脑DSA显示左侧颈内动脉起始段1cm处高度狭窄且明显迂曲，呈"Z"字形（图7-3-9A）。治疗经过：局麻下，将8F导引导管置入颈总动脉，将5mm保护装置交换至病变远端，但由于保护装置导丝较软，到位后没有将迂曲段血管顺直，遂将0.018″导丝通过病变将迂曲段血管顺直（图7-3-9B），再将5mm保护装置交换至病变远端（图7-3-9C）。使用5mm×20mm球囊预扩张后，选择8mm×30mm自膨式支架，支架到位很顺利，释放后即刻造影显示残余狭窄约10%，但远端仍迂曲（图7-3-9D）。

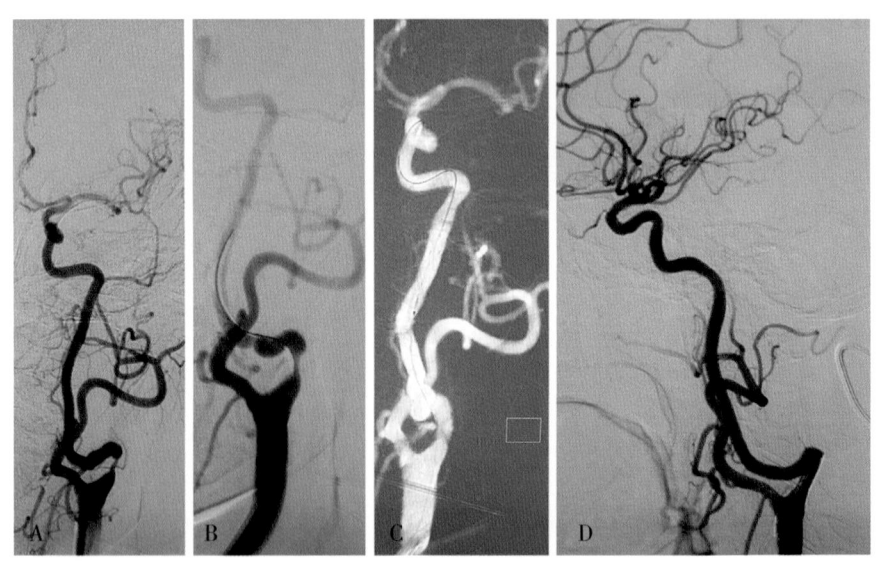

图7-3-9　路径迂曲病例2

病例3：

患者，男性，63岁。主诉：发作性左下肢无力2个月。头颅MRI显示右侧半球分水岭缺血病灶（图7-3-10A）。脑DSA显示右侧颈内动脉C1段高度狭窄>90%，与狭窄远端颈内动脉呈"S"形迂曲（图7-3-10C、D），同侧颈内动脉造影显示右侧大脑后动脉软膜动脉向右侧半球供血（图7-3-10E、F）。治疗经过：局麻下，将8F导引导管置入颈总动脉，选择导丝导引的远端保护装置。首先将0.014″微导丝穿过狭窄，但导丝头端可以通过狭窄病变远端迂曲段，而保护装置很难通过迂曲段血管进入远端，只好将保护装置放置在迂曲病变近端（图7-3-10G~I）。选择5mm×40mm球囊预扩张（图7-3-10J），扩张后置入9mm×40mm自膨式支架。术后即刻造影显示残余狭窄<10%（图7-3-10K~M），术后颅内供血明显改善（图7-3-10N）。

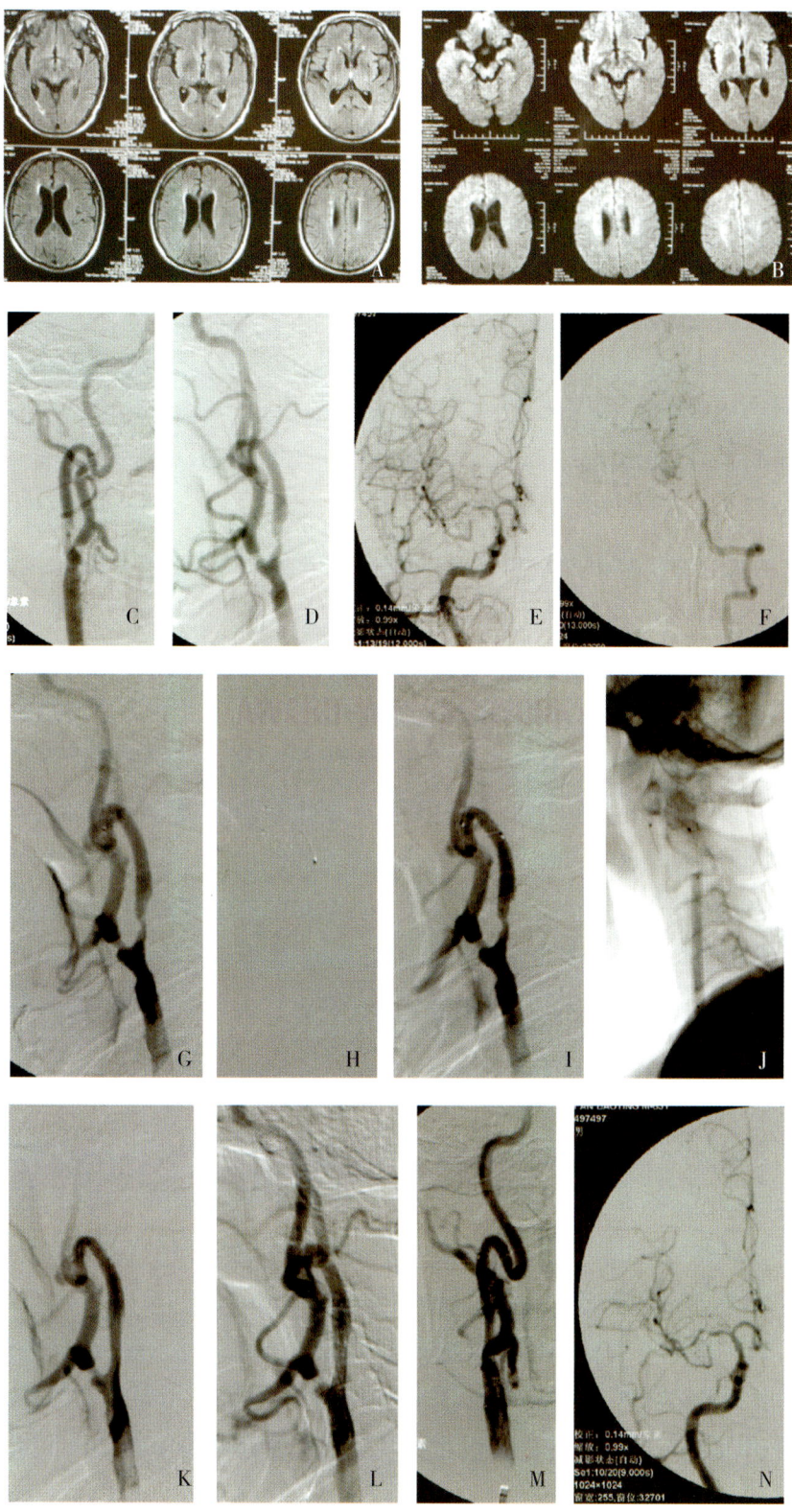

图 7-3-10 路径迂曲病例 3

六、伴同侧大脑中动脉狭窄或闭塞病变

对于合并同侧大脑中动脉重度狭窄的病变，面临是否同期处理的问题。若同侧大脑中动脉供血区侧支代偿不充分，建议同期处理大脑中动脉病变；若同侧大脑中动脉供血区侧支代偿充分，则只处理颈部病变。

对于合并患者颈内动脉远端大脑中动脉闭塞病变，再通后会担心过度灌注的问题。但是如果前交通动脉开放，向对侧半球供血，增加血流分流，风险就会降低。

病例1：

患者，男，53岁。主诉：发作性左上肢无力3月余。术前颈部超声显示右C1狭窄70%，颅内MRI检查DWI显示未见脑梗死灶（图7-3-11A），颅内CTA显示右侧大脑中动脉M1重度狭窄＞80%（图7-3-11B），脑DSA显示右C1狭窄程

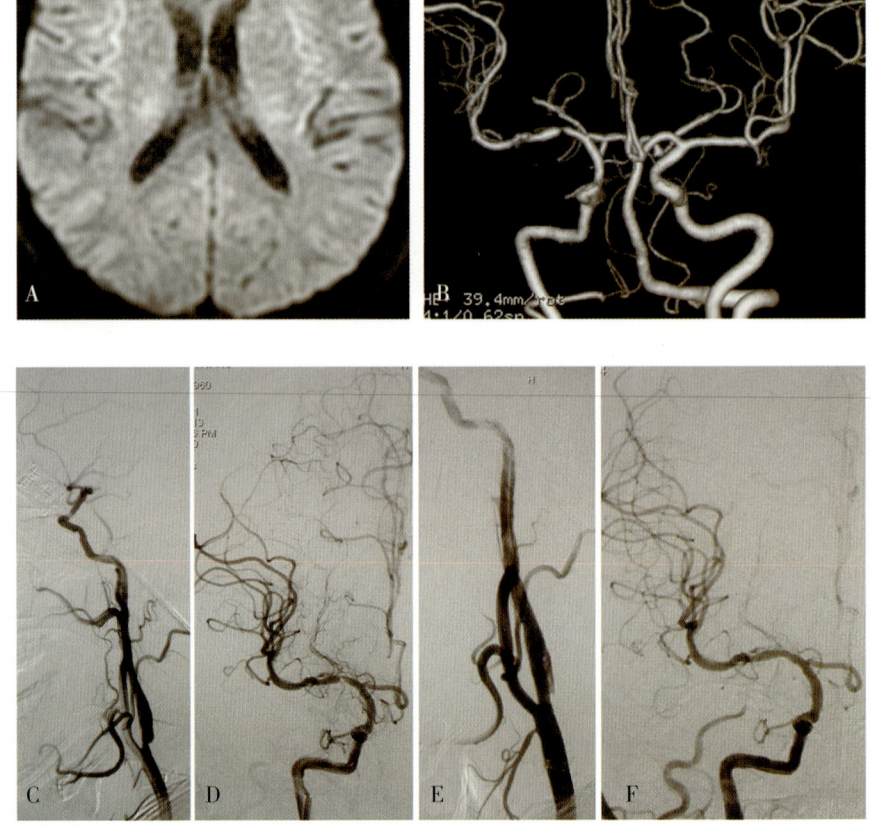

图7-3-11　伴同侧大脑中动脉狭窄病例1

度同超声约70%（图7-3-11C），右M1狭窄同CTA＞80%（图7-3-11D）。治疗经过：全麻下，在保护装置保护下，于右侧颈内动脉狭窄段置入9mm×30mm Wallstent自膨支架。术后造影显示C1狭窄段残余狭窄约20%（图7-3-11E）。再将6F导引导管置于颈内动脉岩段，于M1狭窄处置入2.5mm×8mm阿波罗支架，造影显示狭窄处正常，颅内供血明显改善（图7-3-11F）。

病例2：

患者，男性，69岁。主诉：发作性左侧上肢无力4个月。脑DSA显示右侧颈内动脉C1段高度狭窄伴溃疡斑块（图7-3-12A），右侧大脑中动脉完全闭塞（图7-3-12B），前交通动脉开放，双侧大脑前动脉通过软膜动脉向双侧大脑中动脉代偿供血（图7-3-12C）。左侧颈内动脉高度狭窄（图7-3-12D），双侧后交通动脉未开放。治疗经过：局麻下，保护装置保护下，于右侧颈内动脉狭窄段置入10mm×30mm自膨支架，术后造影显示狭窄段基本扩张至正常（图7-3-12E），颅内供血明显改善（图7-3-12F），双侧大脑前动脉供血区域血流明显增加（图7-3-12G）。术后随访半年未再发作。

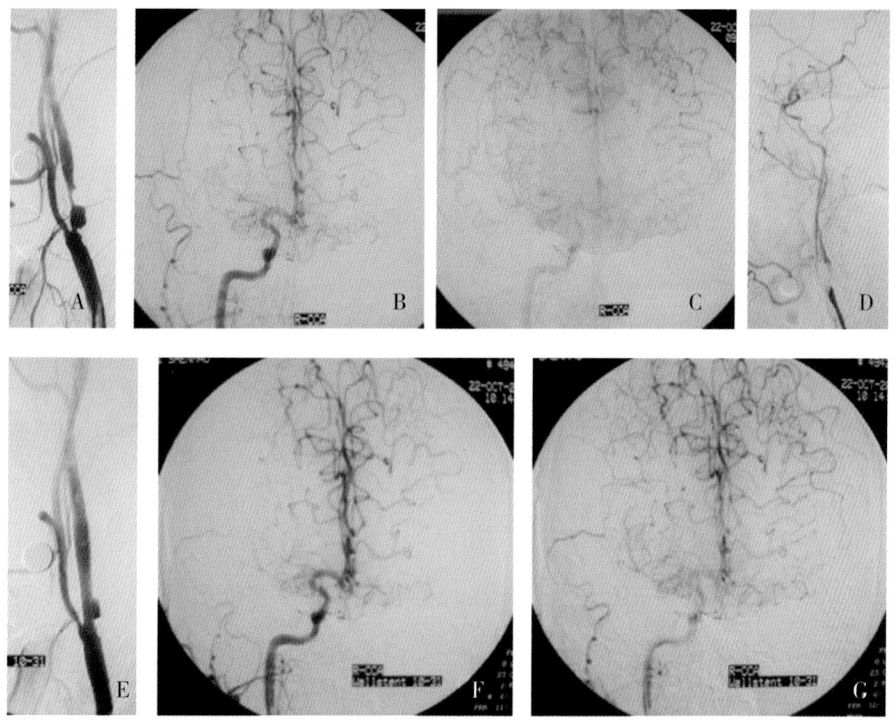

图7-3-12　伴同侧大脑中动脉闭塞病例2

七、长段狭窄

长段狭窄病变往往同时累及颈内动脉和颈总动脉，术中常选择 Wallstent 长支架，或需要两个自膨式支架才能完全覆盖病变。由于病变较长，更容易出现栓子脱落诱发卒中事件。介入治疗过程中，在保护装置保护下，先行近端扩张，再行远端扩张。支架释放顺序是先覆盖远端病变，再覆盖近端病变，2 个支架间重叠约 2~3mm。支架的选择以闭环支架更为合理。在手术过程中保持导引导管的位置稳定非常关键，必要时使用辅助导丝固定。

病例 1：

患者，女，68 岁。主诉：语言障碍伴右侧肢体无力发作一次 3 个月。头颅 CT 显示左侧颞顶陈旧性梗死灶（图 7-3-13A），颅内 CTA 显示后交通未见开放（图 7-3-13B）。术前 DSA 显示右颈内动脉颅内段正常，前交通未见开放（图 7-3-13C），左侧颈总动脉末端和颈内动脉起始部狭窄且迂曲成角（图 7-3-13D）。治疗经过：局麻下，将 8F 导引导管置入左侧颈总动脉后，保护装置置入颈内动脉（图 7-3-13E），选择 5mm×30mm 球囊自下而上行预扩张，扩张后自上而下在颈内动脉与颈总动脉分别置入两个自膨式支架（图 7-3-13F），即刻造影显示狭窄病变基本扩张至正常（图 7-3-13G）。

病例 2：

患者，男性，65 岁。主诉：头晕反复发作半年。头颅 MRI 未发现明显梗死灶（图 7-3-14A）。脑 DSA 显示右侧颈内动脉高度狭窄（图 7-3-14B）；右侧脑膜中动脉向对侧代偿，前交通动脉开放（图 7-3-14C）；左侧颈总动脉全程狭窄（图 7-3-14D），左侧颈内动脉 C1 段极高度狭窄（图 7-3-14E），颅内供血前向血流很缓慢；右椎动脉闭塞，左椎动脉从主动脉弓发出，左侧椎动脉颈部肌支及颈升动脉代偿左侧颈外动脉；在左侧锁骨下动脉造影晚期可以看到由颈外动脉向颈内动脉反流（图 7-3-14F、G）。治疗经过：局麻下，使用交换技术将 8F 导引导管交换至左侧颈总动脉起始段，使用一根 0.018″ 导丝固定（图 7-3-14H），导丝头端置于颈外动脉面动脉内。当导丝穿过狭窄段后，出现造影剂滞留（图 7-3-14I），说明狭窄程度非常重。首先使用微球囊（2mm×20mm）在最狭窄段扩张后将保护装置置入颈内动脉（图 7-3-14J）。选择 6mm×40mm 球囊自下而上行预扩张，扩张后自上而下在颈内动脉和颈总动脉分别置入两个自膨式支架，即刻造影显示狭窄病变基本扩张至正常，颈外动脉显影（图 7-3-14J~L），颅内供血明显增加（图 7-3-14M、N）。

第七章 颈动脉支架介入术

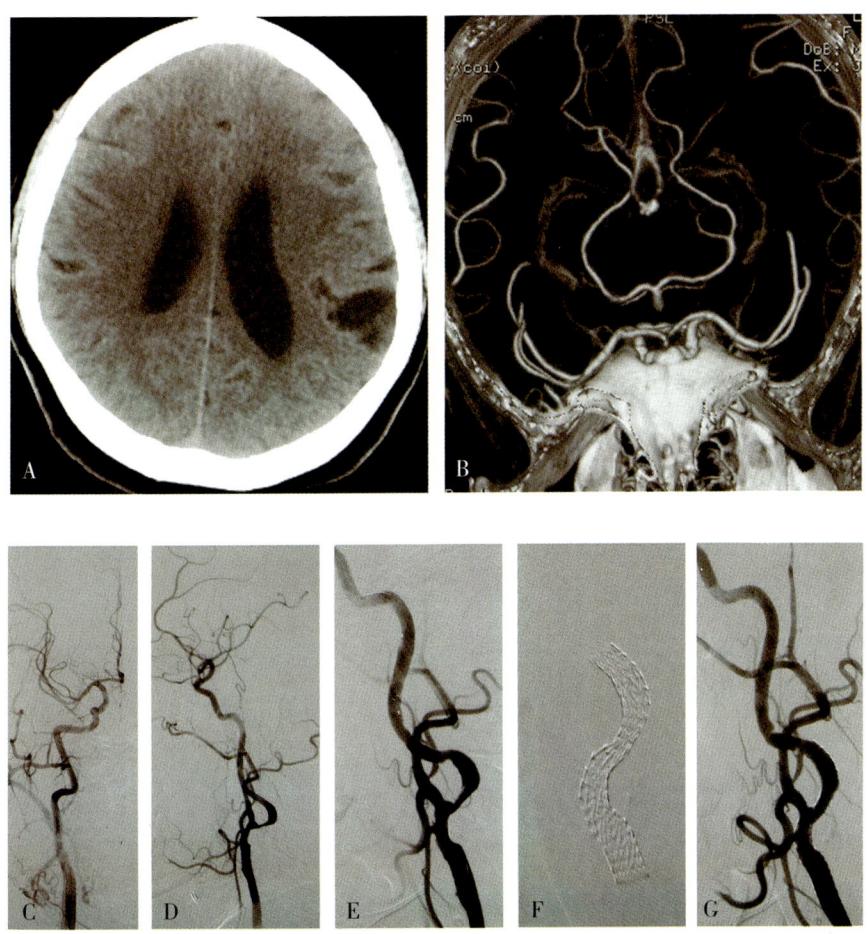

图 7-3-13 长段狭窄病例 1

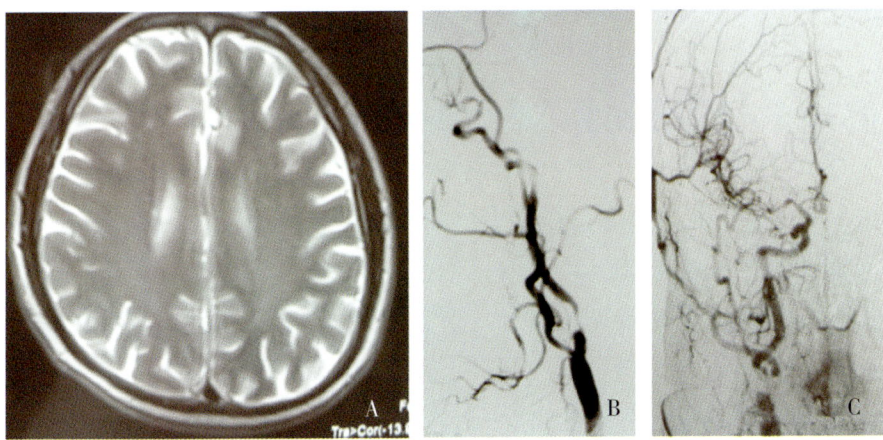

图 7-3-14 长段狭窄病例 2

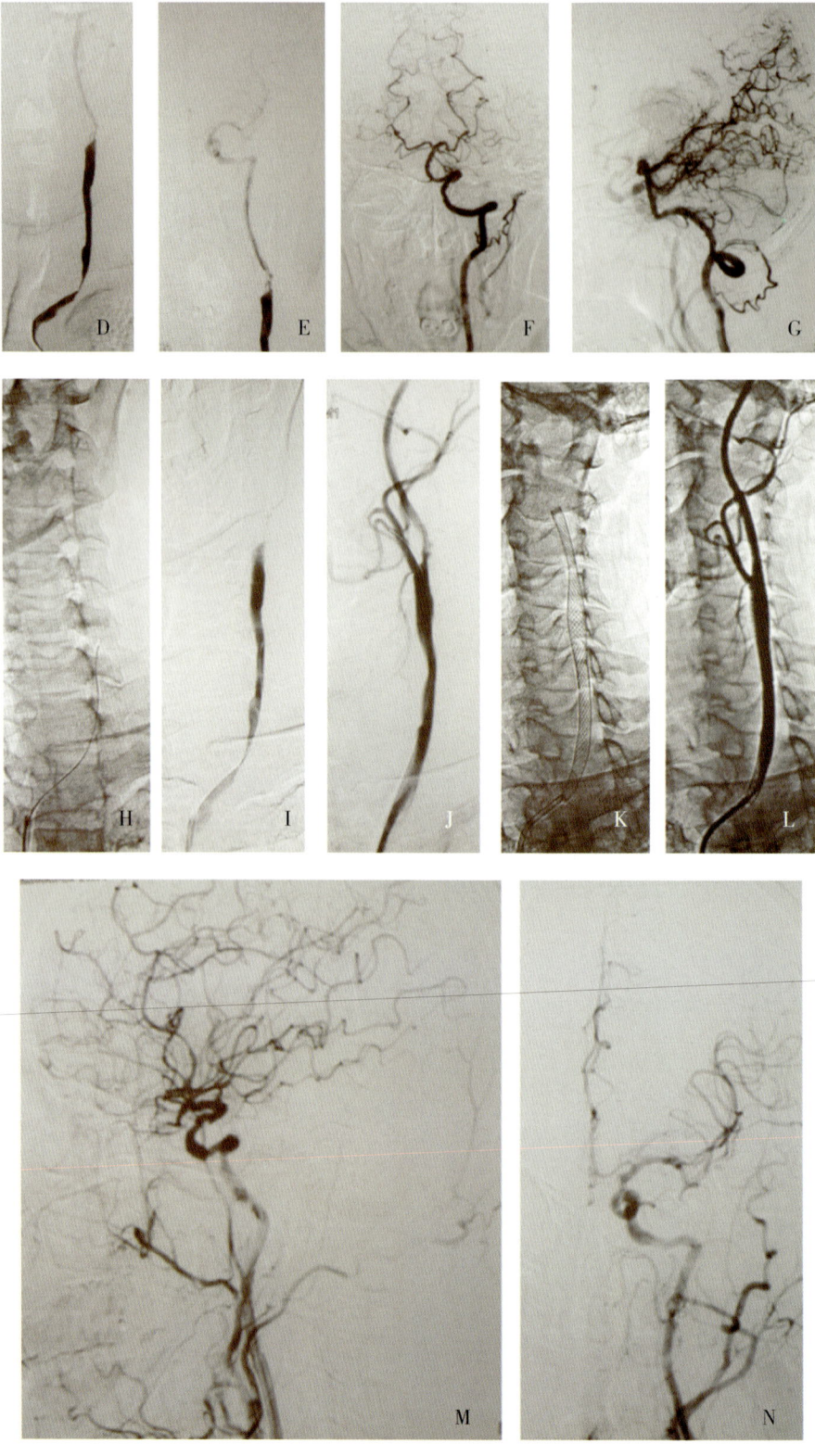

续图 7-3-14 长段狭窄病例 2

八、串联狭窄

颅外段颈部串联狭窄病变指合并颈总动脉或C1段以上的多段病变。串联狭窄病变的发病率和自然病史尚不清楚,可以同期或分期处理狭窄病变。同期处理顺序一般是合并颈总动脉狭窄,先处理颈内动脉病变,再处理颈总动脉病变;合并C1以上病变,先处理近端病变,必要时更换6F导引导管穿过支架,再处理远端病变。

病例1:

患者,男性,62岁。主诉:头晕伴右侧肢体一过性无力3个月。高血压病病史6年,糖尿病病史4年,既往有脑梗死病史1年。头颅MRI显示右侧额叶陈旧性脑梗死(图7-3-15A),CTA显示右颈内动脉末端闭塞(图7-3-15B)。颈部超声显示左颈总动脉开口处狭窄>90%,左颈内动脉C1处狭窄>70%。治疗经过:局麻下,DSA显示左颈总动脉开口处狭窄约90%(图7-3-15C),选择西蒙1型(SIM1)导管置于左侧颈总动脉开口,将0.018″/300cm微导丝小心穿过狭窄(图7-3-15D),置于左侧颈外动脉远端。交换8F导引导管固定于颈总动脉开口处,通过导丝置入远端保护装置,用4mm×20mm球囊预扩张后将8F导引导管置入颈总动脉远端(图7-3-15E)。撤出0.018″微导丝后,选择5mm×30mm球囊预扩张左侧C1狭窄处,置入9mm×30mm自膨式支架,即刻造影显示起始段狭窄基本扩张至正常(图7-3-15F、G)状态。然后于左侧颈总动脉开口处置入8mm×30mm的球扩张支架(图7-3-15H),术后造影显示左颈动脉开口残余狭窄<10%(图7-3-15I)。

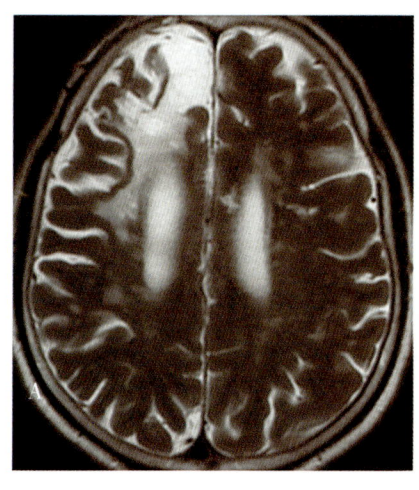
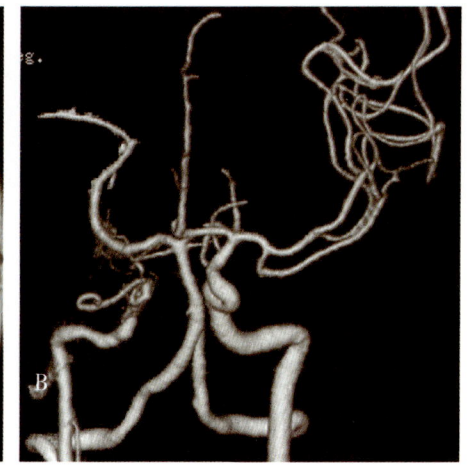

图7-3-15 串联狭窄病例1

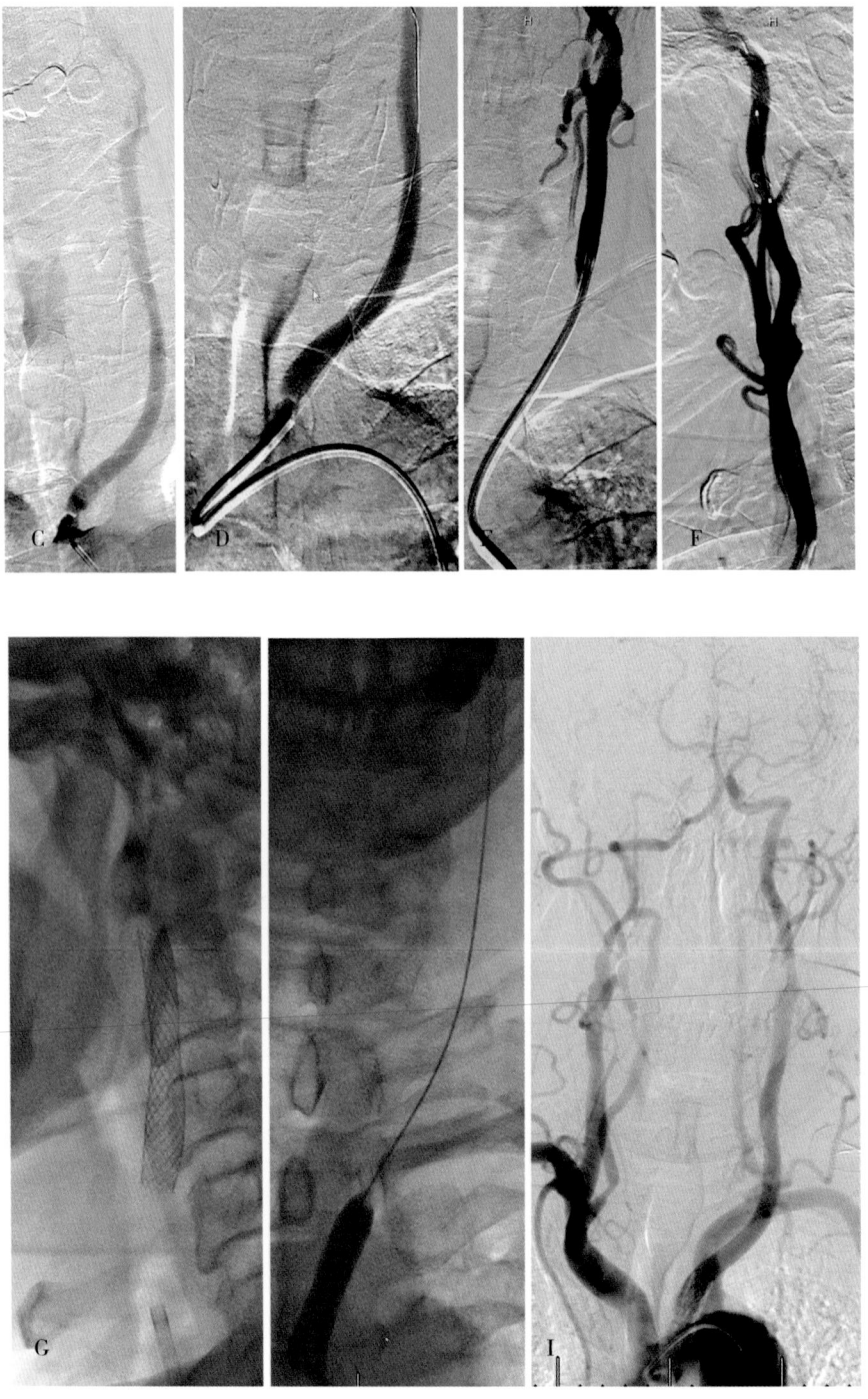

续图 7-3-15　串联狭窄病例 1

病例2：

患者，男性，72岁。主诉：发作性左眼视物模糊半年。头颅MRI显示左侧半球多发梗死灶（图7-3-16A）。血管超声提示左侧颈动脉高度狭窄（图7-3-16B），DSA显示左侧颈内动脉C1段极高度狭窄（图7-3-16C），同侧岩段高度狭窄，眼动脉以远基本未显影（图7-3-16D）；左侧颈外动脉来源于左侧颈升动脉和椎动脉肌支吻合（图7-3-16E、F）；左侧后交通动脉开放（图7-3-16G、H）。治疗经过：局麻下，选择8F导引导管，将0.014″微导丝小心穿过狭窄，用2mm×15mm微球囊预扩张后（图7-3-16I~K），通过导丝置入远端保护装置（图7-3-16L），用6mm×30mm球囊预扩张后置入8mm×40mm自膨式支架，即刻造影显示起始段狭窄基本扩张至正常（图7-3-16M、N），岩段狭窄仍然存在，眼动脉以远颈动脉颅内段略有显影（图7-3-16O、P）。撤出保护装置，使用0.014″微导丝穿过岩段狭窄，导丝头端到达眼动脉以远，在狭窄段置入3.5mm×8mm球囊扩张支架，即刻造影显示狭窄段恢复正常管径，颅内血管完全显影（图7-3-16Q~S）。

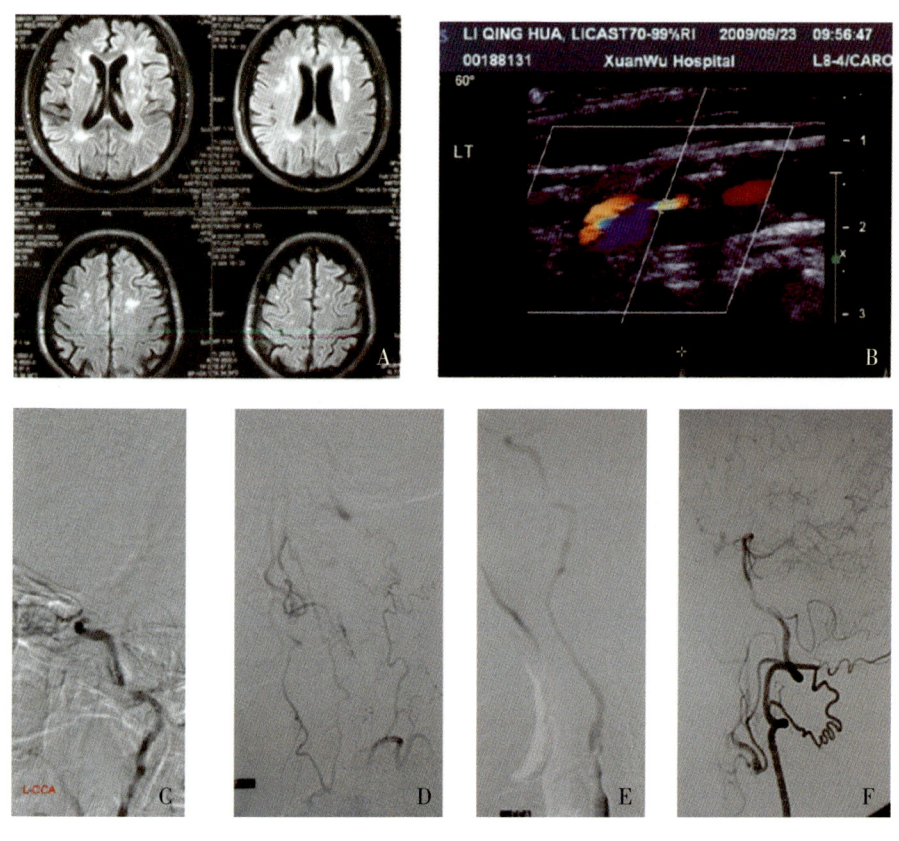

图7-3-16　串联狭窄病例2

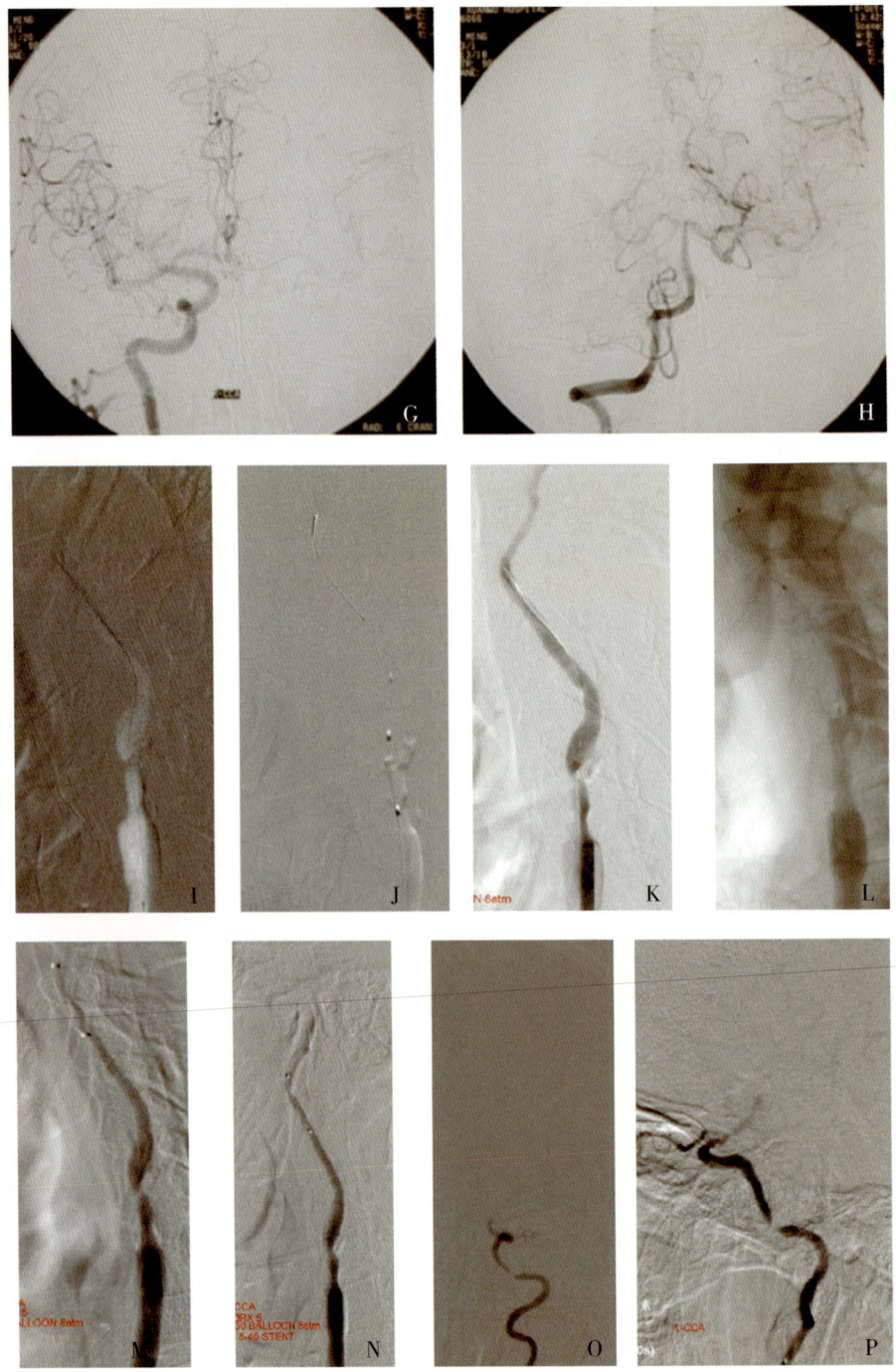

续图 7-3-16 串联狭窄病例 2

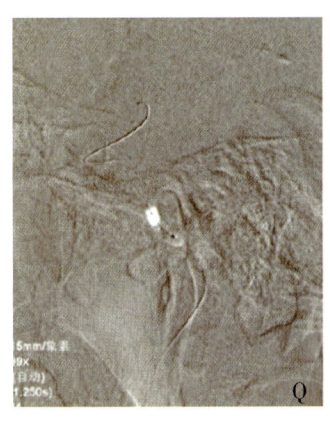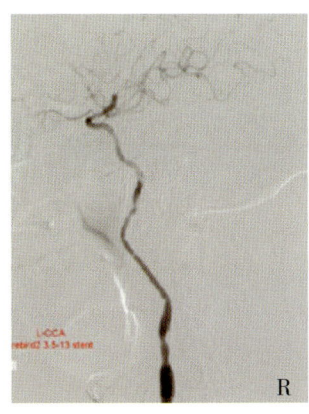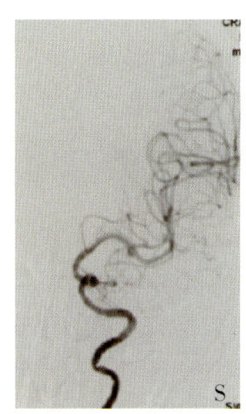

续图 7-3-16　串联狭窄病例 2

九、次全闭塞病变

次全闭塞病变又称假性闭塞，是指病变处狭窄程度超过 99%，接近闭塞，目前确切的发病率尚不清楚。无创检查中，血管超声对该类病变的检查不是非常敏感，常常误诊为完全闭塞；但颈部 CTA 和 MRA 的诊断较为可靠，确诊依赖于血管造影。次全闭塞病变的典型表现为患侧颈内动脉远端血流极其缓慢，呈线样征，但是在动脉晚期仍然可以见到颈内动脉显影。在同侧颈外动脉有代偿的病变，一般存在颈外动脉先通过眼动脉逆行充盈颈内动脉远端，然后颈内动脉近端血流缓慢顺行，到晚期在岩段以上汇合的情况。无症状的假性闭塞病变都有很好的侧支循环。

该类病变的自然病程尚不清楚，治疗上也有一定争议。有报道称对接受治疗的假性闭塞患者，其患侧 1 年内卒中发生的风险在 11%~33%。假性闭塞的动脉保持通畅的时间有可能达数年之久，但经过内科治疗的假性闭塞更常见的是发展为完全闭塞。在 NASCET 的报道中，颈内动脉由狭窄发展为闭塞的患者其每年卒中的发生率为 5%。因此，积极治疗该类病变可能对患者更为有利。

血管内治疗假性闭塞病变有一定的特殊性。如远端保护装置难以通过狭窄病变，通过时也可能会导致栓子脱落；若狭窄远端颈内动脉管腔存在附壁血栓，狭窄打开瞬间可能会导致栓子逸脱到颅内正常动脉造成栓塞事件；对于有症状的患侧侧支代偿不良的患者，一次性将狭窄病变扩张至接近正常管径，有可能导致脑过度灌注综合征的发生，严重时出现脑出血等并发症。

血管内治疗假性闭塞病变的建议如下：①对于有症状且侧支代偿不好的患者，TCD 或 MRI 等检查提示脑血流储备不全，脑血管自主调节功能受损，最好行分期血管内成形术，即第一期行小球囊（直径 2~2.5mm）预扩张，2~4 周后再行支架成形术，以减少支架术后脑过度灌注综合征的发生。②有条件尽量采用近端保护装置，减少术中病变局部或管腔内附壁血栓脱落的发生。③导丝通过狭窄段时，应该注意避免进入夹层。④可以使用微导管技术证实导丝是否进入真腔。

病例1：

患者，男性，72岁。2006年11月6日出现一过性言语不清伴右侧肢体力弱，头颅CT检查未见明显异常。2006年12月4日颈部血管超声提示左侧颈内动脉起始段狭窄50%~69%（图7-3-17A），给予内科对症处理后未再发作。

2008年10月11日再次出现右侧肢体力弱伴言语不清，而且症状持续不缓解，MRI显示左侧顶枕叶交界处散在新鲜梗死灶（图7-3-17B）。MRA显示左侧颈动脉颅外段血管病变，颅内灌注不良（图7-3-17C）。发病后入院接受治疗，患者有高血压病病史40年，冠心病病史2年。入院后给予内科对症治疗后症状再次缓解。

2008年10月14日行全脑血管造影，显示左侧颈内动脉极高度狭窄，前向血流缓慢，颅内灌注很差（图7-3-17D~F），同侧颈外动脉没有代偿，右侧颈动脉造影显示前交通动脉开放，但左侧A1不发育，左侧大脑前动脉通过软脑膜动脉向同侧颈总动脉供血区代偿（图7-3-17G）。右侧椎动脉造影显示左侧后交通动脉开放向患侧半球供血（图7-3-17H、I）。

从血管造影的检查结果看，左侧半球侧支循环尚可，给予规范内科治疗后（抗血小板、降脂等）未再发作，建议患者出院观察。

2008年10月17日，又一次出现右侧肢体完全偏瘫伴言语不清，MRI显示左侧半球出现多发梗死灶（图7-3-17J）。内科治疗后好转，但由于有新鲜梗死灶，暂时出院给予康复以及对症治疗。1个月后再次入院，入院查体右侧肢体肌力恢复到Ⅳ级，部分运动性失语。

2008年10月31日血管超声显示左侧颈动脉球部及颈内动脉起始段管腔充满不均质回声，近端流速降低为51/18（cm·s），远端流速为16/7（cm·s），提示狭窄接近闭塞（图7-3-17K）。CTA显示左侧颈动脉极高度狭窄未完全闭塞，狭窄远端管径变细，局部斑块有明显钙化（图7-3-17L、M）。左侧后交通动脉开放。

2008年11月18日复查CT未见新梗死灶或梗死后出血（图7-3-17O），次日接受支架术。术中造影显示狭窄病变与第一次造影没有明显差别（图7-3-17P）。首先使用0.014″微导丝小心穿过狭窄段，用2mm×20mm球囊预扩张后置入5mm远端保护装置，5mm×40mm球囊行预扩张，置入9mm×40mm自膨式支架，即刻造影显示狭窄段扩张基本正常，残余狭窄约20%（图7-3-17Q）。远端血流明显改善，颅内造影显示大脑中动脉主干以及远端分支清楚（图7-3-17R）。术后查看保护装置内有很多脱落的斑块碎片（图7-3-17S）。术后1d超声显示狭窄段血管通畅（图7-3-17T），远端血流明显改善，颅内灌注恢复正常。

第七章 颈动脉支架介入术

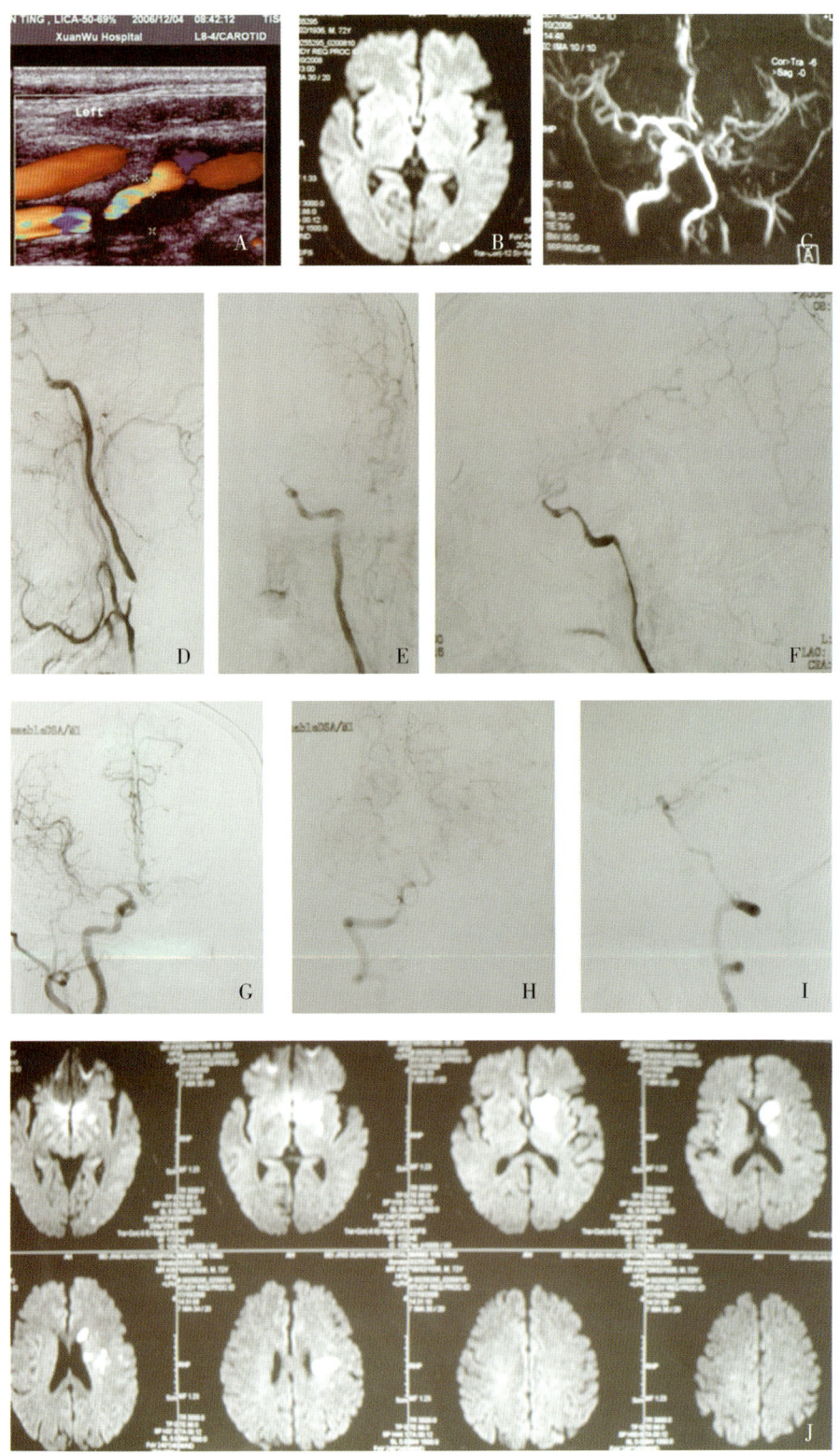

图 7-3-17 次全闭塞病变病例 1

颈动脉狭窄介入治疗：理论与实践

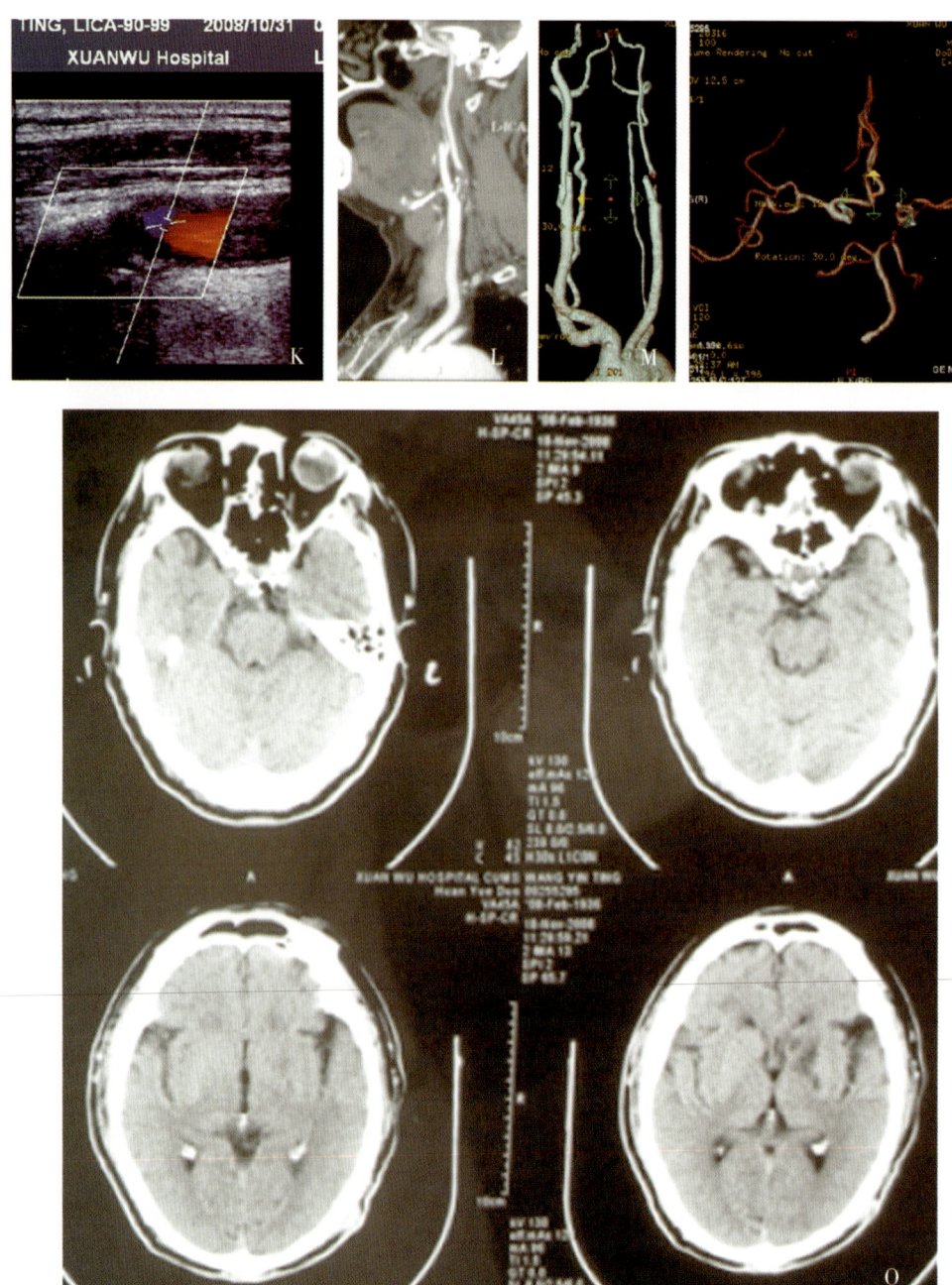

续图 7-3-17　次全闭塞病变病例 1

106

第七章 颈动脉支架介入术

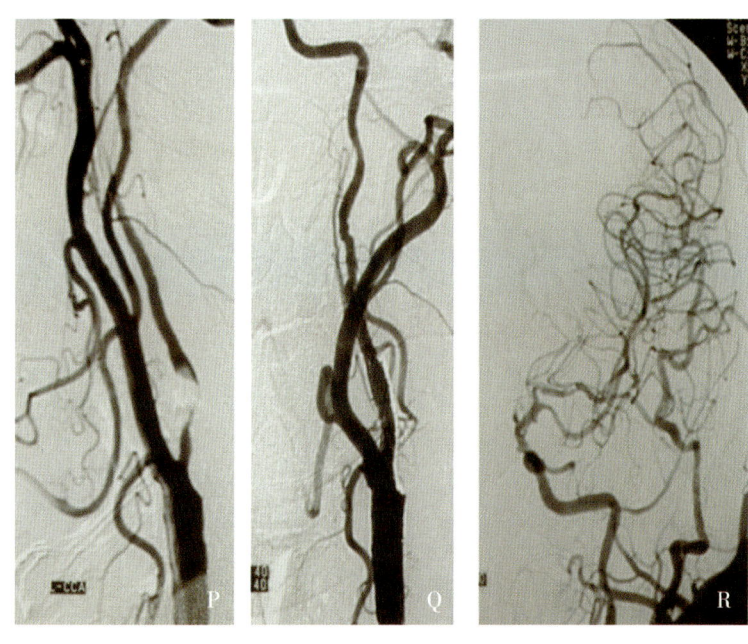
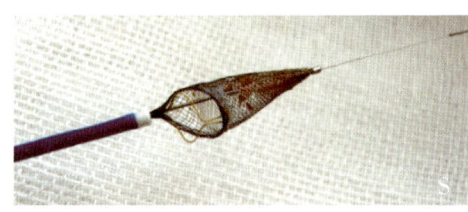
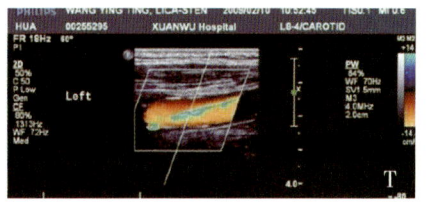

续图 7-3-17 次全闭塞病变病例 1

病例 2：

患者，男性，65 岁。主诉：左侧脑梗死后伴言语不清阵发性发作 4 个月。高血压病病史 6 年，糖尿病病史 10 年。查体：神志清楚，言语障碍，右侧肢体肌力 V - 级。头颅 MRI 显示左侧半球区岛叶陈旧性脑梗死灶（图 7-3-18A、B），CTA 显示左侧颈内动脉远端残存细小的颈内动脉（图 7-3-18C），血管造影显示左侧颈内动脉假性闭塞，在动脉末期可见颈内动脉远端显影（图 7-3-18D、E）；右侧颈动脉造影显示前交通动脉开放，经左侧大脑前动脉代偿左侧大脑中动脉（图 7-3-18F）。治疗经过：由于考虑到一次性开放左侧颈内动脉有可能导致过度灌注发生，诱发颅内出血，故采用分期血管内治疗。第一期治疗在局麻下，选择 8F 导引导管，将 0.014″微导丝小心穿过狭窄病变，选用 2mm×20mm 小球囊预扩张两次，见假性闭塞处通畅（7-3-18G）。撤出微导丝后约 15min，狭窄部位未见回缩和血栓形成（7-3-18H），颅内左侧颈内动脉前向血流明显改善（7-3-18I），遂停止手术。术后患者言语明显好转。给予低分子肝素 0.4ml 腹壁皮下注射 5d，双抗治疗后约 1 个月，接受二期支架成形术。第二期手术前造影显示左侧颈内动脉 C1 段狭窄处较前改善，颅内造影显示颈内动脉供血好转（图7-3-18J），左侧大脑前动脉出现正向血流（图7-3-18K）。在保护装置下，行4mm×30mm球囊预扩张后，置入8mm×40mm自膨式支架，即刻造影显示狭窄显著改善（图7-3-18L）。

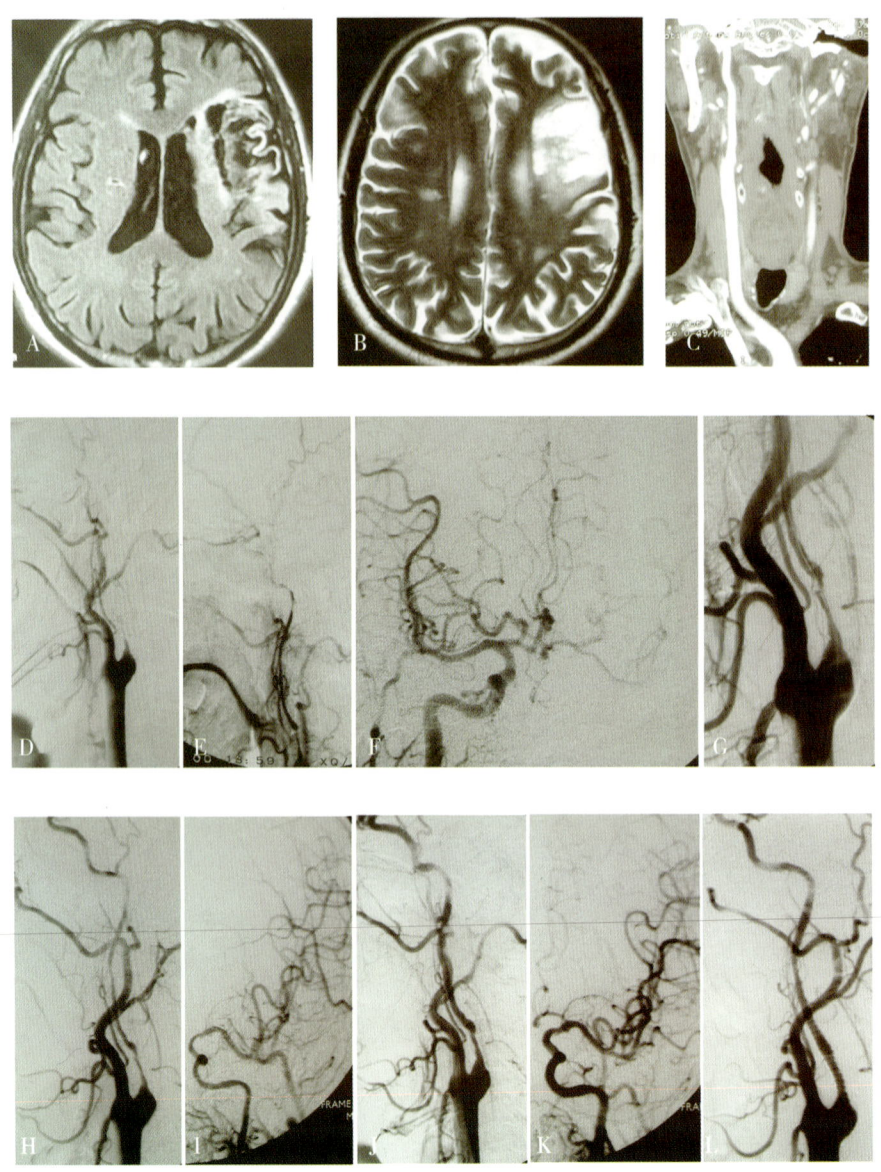

图7-3-18 次全闭塞病变病例2

十、颈动脉夹层

动脉夹层（Artery Dissection，AD）是指动脉壁层内的退行病变或外伤引起内膜的撕裂，在血压的作用下导致血液成分通过破损的血管内膜进入血管壁，使血管壁分层，造成血管狭窄、闭塞或形成假性动脉瘤。当血肿聚积在内膜及中层之间时可造成管腔狭窄；当血肿主要累及中膜与外膜时则可形成动脉瘤样扩张。

颈动脉夹层（Cervical Artery Dissection，CAD）是AD的一种类型，年发生率为（216~310）/100万，是青壮年缺血性卒中的重要原因，约占青壮年缺血性卒中的20%。

CAD的发病机制有：基因因素，环境因素，创伤因素如颈椎按摩、头部突然转动以及车祸等，另外血管内操作也可能导致CAD形成。

CAD典型的临床表现为患侧偏头痛或偏侧面部以及颈部的疼痛，伴有在脑或视网膜缺血后数小时或数天后出现Horner综合征等，3个症状同时出现的患者仅占1/3。CAD可以导致血栓形成而造成正常颅内动脉栓塞，病变发生部位一般位于颈内动脉起始段到岩段。

CAD的影像学表现：CT、MRI和血管超声都可以见到典型的双腔征及局部真腔狭窄；血管造影显示病变局部膨出，形态不规则，造影剂排空延迟。

一部分CAD可以通过抗凝或双抗治疗逐步愈合，血管内治疗也是一个重要的方法。血管内治疗的适应证包括：①病变局部真腔高度狭窄导致远端颅内供血不足，或局部栓子脱落造成脑栓塞。②规范抗凝治疗后3个月复查仍然不能愈合者或进行性加重者。③虽然没有造成颅内缺血症状但局部症状持续存在，经内科保守治疗不缓解。

血管内治疗的建议：①对于高度狭窄病变，使用微导丝和微导管技术，超选进入夹层远端造影证实微导管在远端颈内动脉真腔内，然后通过交换将远端保护装置置入岩段。②最好选择闭环支架如Wallstent，开环支架由于贴壁性好而影响夹层动脉瘤的隔绝。③如果夹层位置较高，保护装置难以到位，可以选择近端保护装置如Moma。

病例1：

患者，男性，45岁。主诉：颈部不适3个月伴左侧肢体一过性无力。患者发病无明显诱因。颈部高分辨率MRI显示右颈动脉C1段夹层形成（图7-3-19A、B），经抗凝治疗后无好转。血管造影显示右颈内动脉起始段以远夹层形成，局部造影剂滞留，排空延迟（图7-3-19C、D）。治疗经过：局麻下，将8F导引导管置入右侧颈总动脉，使用0.014″微导丝和微导管，超选择进入夹层远端，造影显示微导管位于真腔，然后将远端保护装置交换至岩段，在病变处置入9mm×50mm自膨式支架，即刻造影显示夹层消失，管腔通畅（7-3-19E、F），术后患者的症状消失。

颈动脉狭窄介入治疗：理论与实践

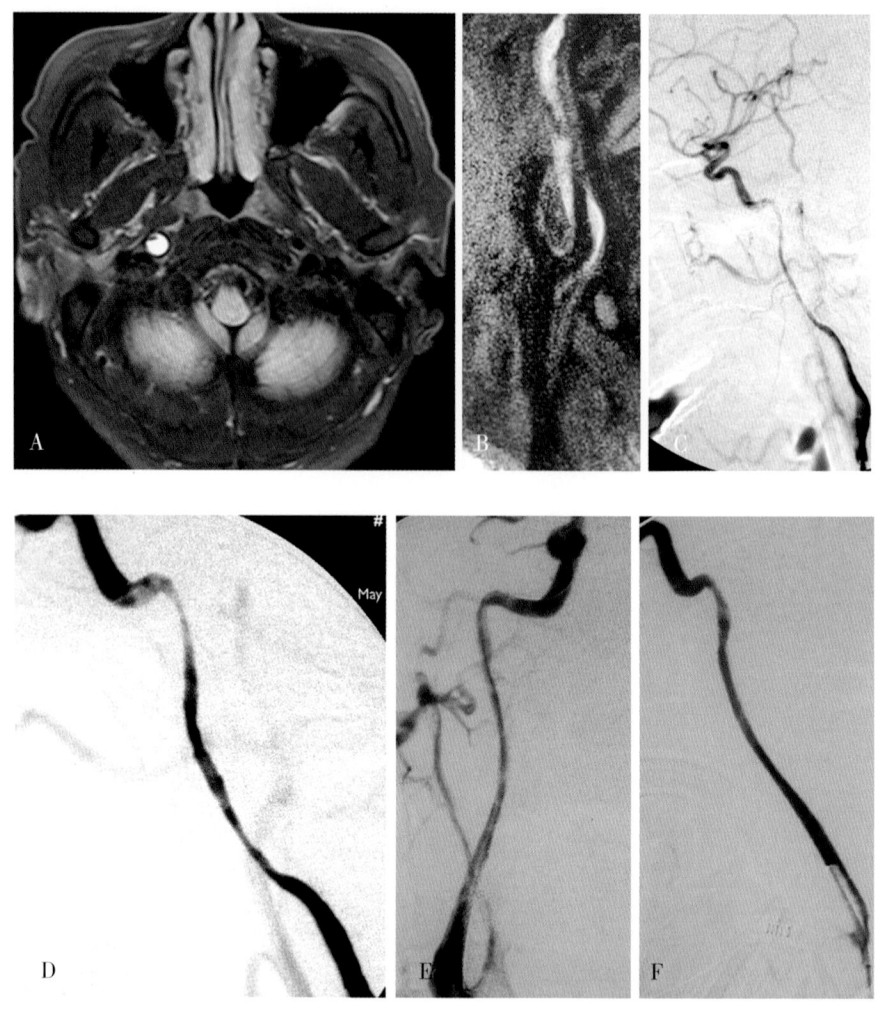

图 7-3-19　颈动脉夹层病例 1

病例 2：

患者，男性，53 岁。主诉：右侧肢体无力伴语言障碍 1 月余。患者发病无明显诱因。颈部 CTA 显示左颈动脉 C1 段远端不规则狭窄（图 7-3-20A），血管造影显示左颈内动脉起始段以远显影不良，动脉期稍晚期见局部造影剂滞留，排空明显延迟（图 7-3-20B、C）。治疗经过：局麻下，将 8F 导引导管置入左侧颈总动脉，使用 0.014″ 微导丝和微导管，超选择进入夹层远端，造影显示微导管位于真腔（图 7-3-20D），将远端保护装置交换至岩段（图 7-3-20E），在病变处置入 9mm×50mm 自膨式支架，即刻造影显示夹层消失，管腔通畅（7-3-20F、G），术后患者症状逐步好转。

110

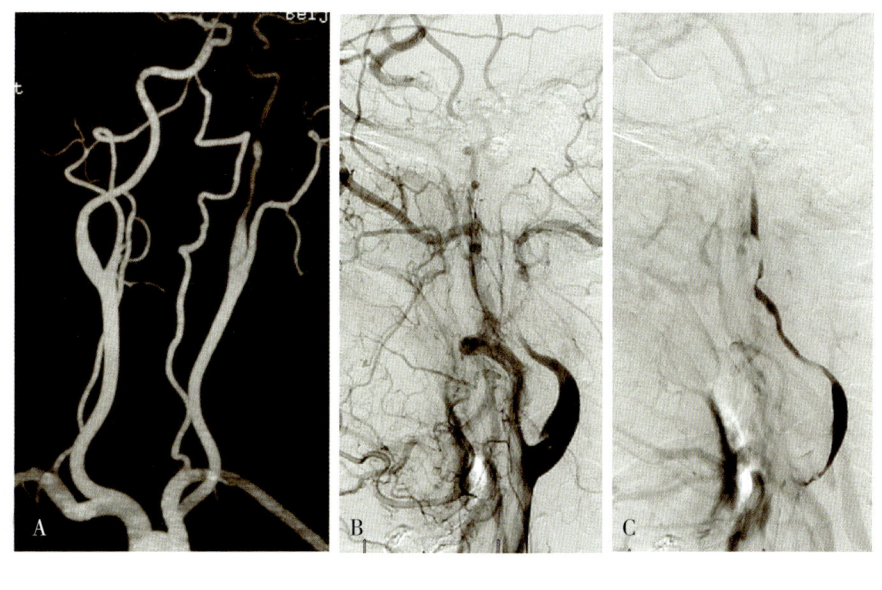

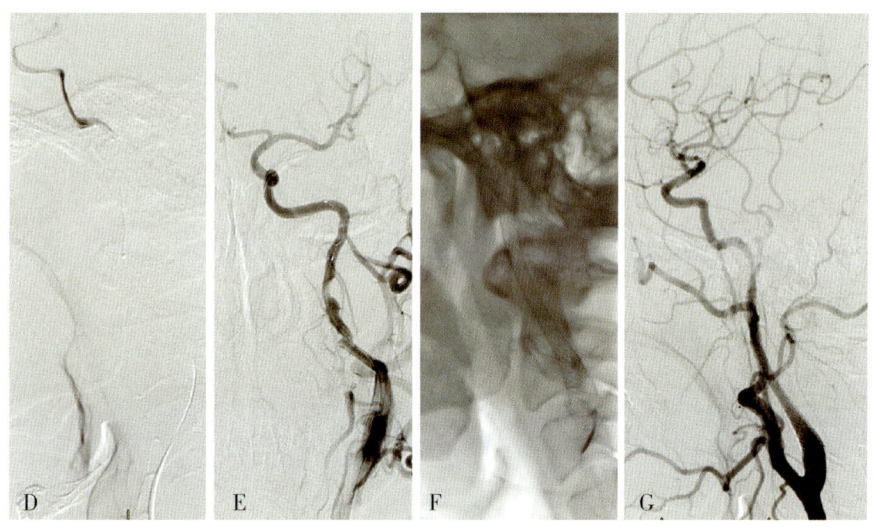

图 7-3-20　颈动脉夹层病例 2

十一、放射治疗后颈动脉狭窄

有报道认为放射治疗后颈动脉狭窄（狭窄 >50%）的发生率可高达 38%。头颈部放射治疗所致颈动脉狭窄的发生机制仍不甚清楚，有待进一步研究。有研究表明，无明显脑血管症状但其颈动脉狭窄 >60% 的患者，进行干预治疗后发生卒中的风险可降低 55%。目前，放射治疗后颈动脉狭窄的治疗手段主要包括经皮血管成形和支架置入术，其临床疗效好，并发症少，术后随访脑血管病和再狭窄发生率低。

病例：

患者，男性，41岁。主诉：发作性右下肢无力2个月。患者颈部肿瘤放射治疗病史1年余。脑DSA显示左侧颈内动脉C1段高度狭窄>80%（图7-3-21A）。治疗经过：局麻下，8F导引导管置入左颈总动脉，将远端保护装置置入颈内动脉远端，选择5mm×30mm球囊预扩张（图7-3-21B），扩张后置入8mm×300mm自膨式支架（图7-3-21C），术后即刻造影显示残余狭窄<10%（图7-3-21D），术后颅内供血明显改善，患者症状好转。

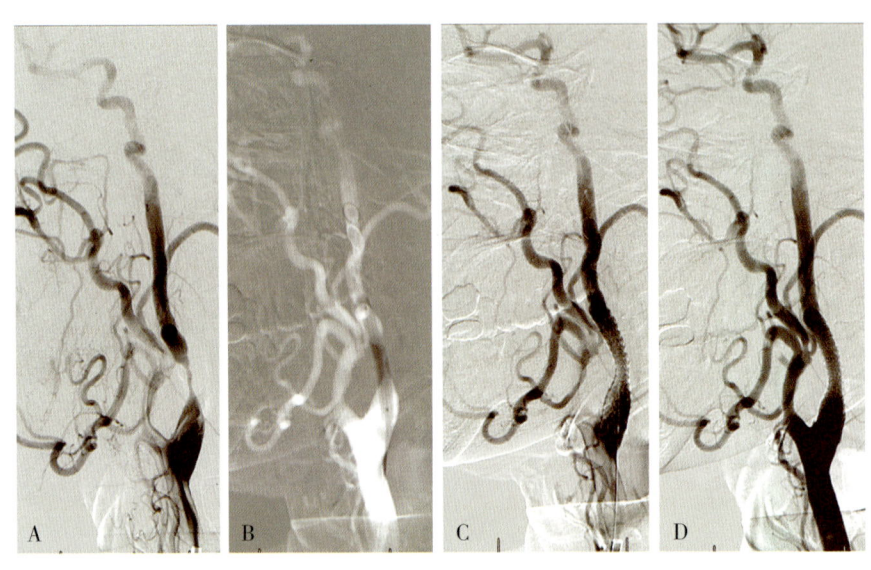

图7-3-21 放射治疗后颈动脉狭窄

十二、再狭窄

颈动脉支架置入术后再狭窄是由于支架手术过程中球囊扩张或支架膨胀引起的血管壁损伤的机械反应和生物反应。支架置入术后再狭窄的发生机制主要包括：①血管壁弹性回缩；②附壁血栓形成；③血管内膜增生；④血管负性重塑；其中血管内膜增生是术后再狭窄早期的最主要的病理生理过程。CAS术后再狭窄的发生率为3%~5%。再狭窄的危险因素主要有：①狭窄病变因素。血管直径与再狭窄发生率呈负相关关系，直径<2.8mm的血管再狭窄的发生率高于直径>2.8mm的血管。病变长度也是再狭窄的有效预测因素之一。②全身因素。包括高血糖、高龄、吸烟、血管重建病史等，其中糖尿病患者更容易发生再狭窄，其机制可能是高血糖常导致血管内皮功能障碍、生长因子调节失常以及血小板黏附聚集增强，促进了支架再狭窄过程中最主要的内膜增生。③手术操作与器材因素。术后残余狭窄、多个支架置入也是再狭窄的独立危险因素。

支架置入术后再狭窄通常是无症状的，但是它可能对颈动脉支架置入术的长期安全性及有效性造成不良影响，从而需要第2次介入治疗。Gmschel等的研究中大约有1%的患者在颈动脉支架置入术术后2年内由于症状性再狭窄需要行再次介入治疗。最佳的支架置入术后再狭窄的治疗方法尚不清楚。可进行再次颈动脉支架置入或单纯球囊血管成形术。

病例：

患者，男性，72岁。主诉：左颈动脉支架术后10个月伴头晕3月余。患者于10个月前因头晕伴右侧肢体无力发作3个月入院。当时脑DSA显示左侧颈内动脉C1段高度狭窄>80%（图7-3-22A），并置入9mm×30mm Wallstent支架（图7-3-22B），造影显示残余狭窄约20%，局部血管贴壁不良。术后7月余患者再次出现头晕发作，入院检查DSA显示左颈动脉支架内高度狭窄>80%（图7-3-22C）。治疗经过：局麻下，将8F导引导管置入左颈总动脉，将远端保护装置置入颈内动脉远端，选择4mm×30mm球囊预扩张（图7-3-22D），术后即刻造影显示残余狭窄<10%（图7-3-22E）。术后颅内供血明显改善，患者症状好转。

十三、颈部颈动脉瘤

颈动脉分叉处至C1段动脉瘤的发生率较低，原因尚不明确。该处多数动脉瘤的发生可能与夹层有关。对于该处巨大的动脉瘤的治疗，通常需要开放手术治疗。对于一般大小的动脉瘤可以采用介入的方法治疗。介入治疗主要采用覆膜支架将动脉瘤与颈动脉腔隔绝，重建颈内动脉；对于高位的颈动脉瘤，由于覆膜支架难以到位，可采用支架结合弹簧圈的方法填塞动脉瘤。

病例1：

患者，男，54岁。主诉：发作性左上肢无力2月余。颈部DSA显示右C1远端可见9mm×6mm×3mm的囊状动脉瘤（图7-3-23A）。治疗经过：局麻下，采用6mm×30mm Solitaire自膨支架辅助下行弹簧圈栓塞。术后造影显示C1动脉瘤大部分栓塞（图7-3-23B），随访6个月后造影显示颈动脉瘤稳定且未见复发（图7-3-23C）。

病例2：

患者，男性，36岁。主诉：头晕伴右上肢一过性无力4月余。颈部高分辨率MRI显示左侧颈内动脉夹层动脉瘤（图7-3-24A、B）。术前DSA显示左侧颈内动脉C1夹层动脉瘤样扩张（图7-3-24C）。治疗经过：局麻下，将8F导引导管置于左颈总动脉后，在微导丝的导引下将微导管通过夹层远端，造影证实在颈动脉远端"真腔内"（图7-3-24D）。交换微导丝后置入微导丝导引的保护装置，遂于左侧颈内动脉狭窄段置入90mm×30mm Wallstent自膨支架（图7-3-24E）。术后造影显示颈动脉夹层动脉瘤造影剂明显滞留（图7-3-24F），术后随访半年未再发作。

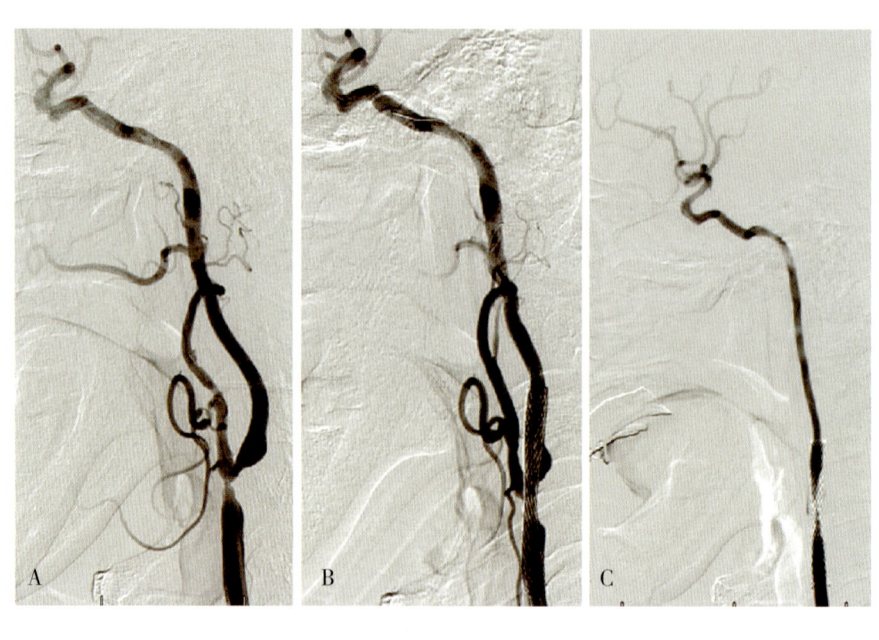

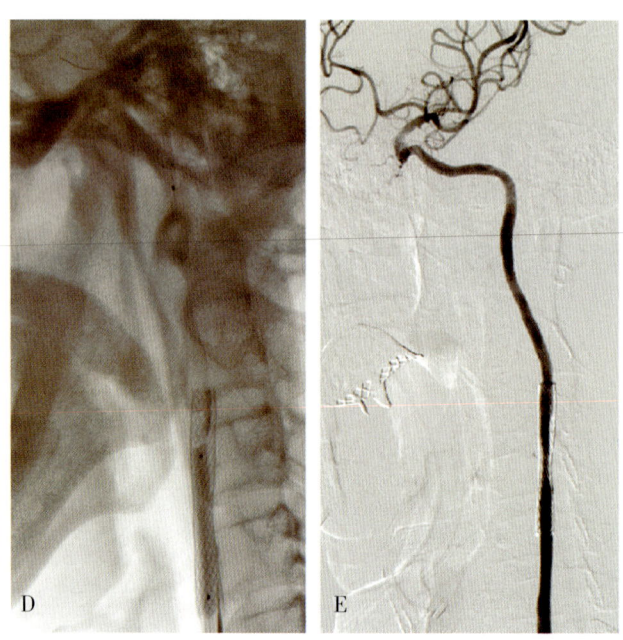

图7-3-22　支架置入术后再狭窄病例

第七章 颈动脉支架介入术

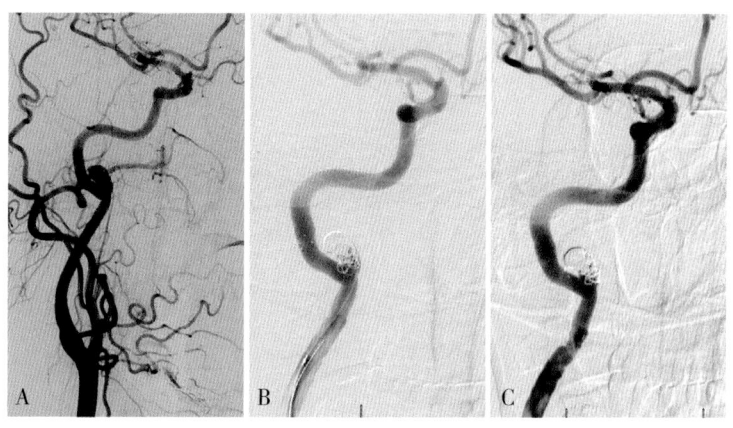

图 7-3-23 颈动脉瘤病例 1

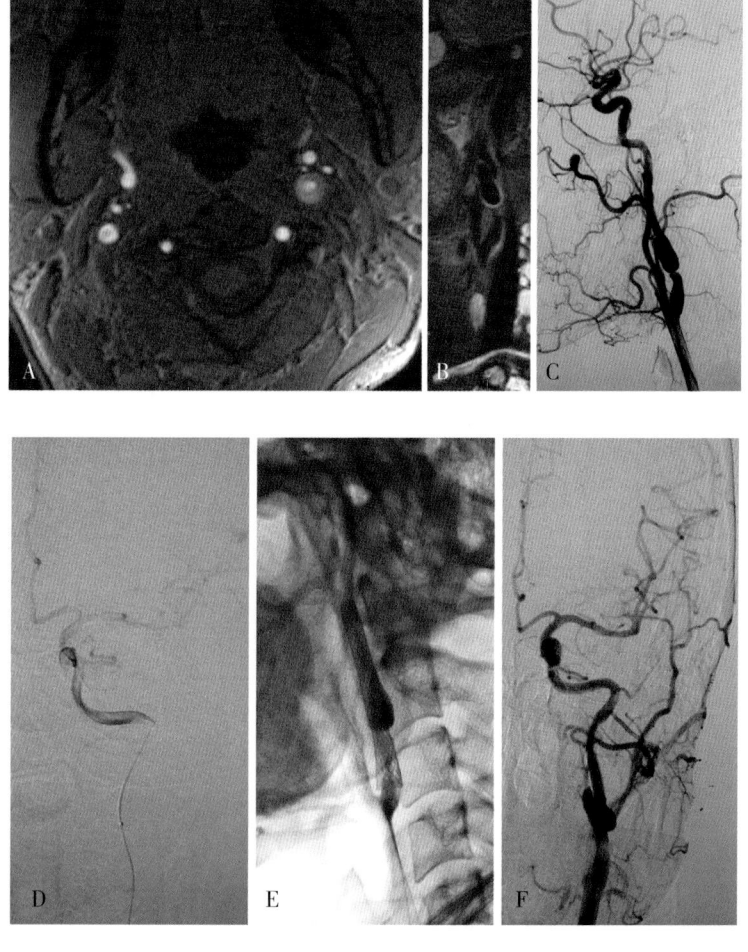

图 7-3-24 颈动脉瘤病例 2

(莫大鹏 缪中荣)

第四节 合并其他特殊病变

一、双侧颈动脉狭窄

对于双侧颈动脉狭窄的处理方法尚无统一的标准。同时治疗双侧颈动脉狭窄可以一次性解决双侧颈动脉狭窄的问题，但也可能会导致严重的心律失常和血压下降。另外，由于双侧颈动脉狭窄开放，颅内血流在短时间内大量增加，有可能导致脑过度灌注综合征发生。分期手术治疗双侧颈动脉狭窄，可以降低同时处理双侧颈动脉狭窄发生严重并发症的风险，而如何选择先处理哪一侧病变非常关键。

对于分期处理双侧颈动脉狭窄的建议如下。

1. 首先要考虑处理症状侧，如症状表现为 TIA 发作或小卒中发作，应首先处理与症状相关的该侧血管；如果有卒中发作，患侧已有明显的神经功能障碍或大面积脑梗死，可以考虑处理对侧病变，以便挽救对侧半球或通过侧支循环增加对侧血供。

2. 如果症状不典型或交替发作，双侧狭窄超过 90%，建议行脑血流量的评估，如 CT 灌注、MR 灌注以及 SPECT，应首先选择处理脑血流减少严重的一侧。

3. 如果双侧半球缺血程度差不多，选择处理前交通动脉开放的一侧，可同时增加对侧血供。如果术前常规造影双侧都未开放，可以适当做压颈试验，观察前交通动脉开放的情况。

4. 症状不典型的患者术前超声对狭窄程度的评估非常关键。血管造影或 CTA 都不可能非常准确地测定狭窄程度，而超声可以通过三维测量准确测定狭窄程度，或通过对血流速度的判断来决定哪一侧更重，首先治疗狭窄较重的一侧。

5. 先做后交通动脉未开放的一侧，如果同时伴有椎动脉狭窄应首先解决椎动脉狭窄，然后根据后交通动脉开放的情况决定下一步治疗。

6. 分期手术间隔时间根据患者的具体情况而定，一般是 24h 至 3 个月。

7. 分期手术术后处理也很关键，因为双侧狭窄的患者双侧半球长期缺血，术后可能会发生脑过度灌注。一般要求降低患者的血压，但是在另外一侧狭窄未处理的情况下降低血压可能会导致未治疗侧低灌注性脑梗死，因此术后血压不能控制得过低，收缩压应维持在 120mmHg 的水平。

8. 如果一侧支架术后血压过低而术中诱发对侧缺血发作，可以同时实施双侧支架术，术后将血压控制在适当水平。

对于双侧颈动脉重度狭窄并伴有斑块形成的患者，治疗时在术前应充分评估患者颅内脑血流的情况，了解斑块的性质及闭塞段的位置，制订个体化且合适的手术方案，同时选择恰当的手术时机。术前充分准备，术中仔细操作，术后严密监测防止并发症，才能做到安全和有效地治疗疾病。

病例1：

患者，男性，63岁。主诉：发作性头晕伴言语笨拙1年。高血压病病史6年。颈部MRA检查双侧颈内动脉起始段高度狭窄，狭窄程度双侧>90%，右侧椎动脉起始段颅内段多段狭窄（图7-4-1A）。DSA显示右侧C1狭窄>80%（图7-4-1B），左侧C1狭窄>70%（图7-4-1C）。

治疗经过：经评估，首先行右侧颈动脉支架术。置8F导引导管，5mm远端保护装置（图7-4-1D），8mm×40mm自膨式支架，术后造影显示病变处基本扩张至正常（图7-4-1E），术后症状有所改善。

1个月后复查，右侧颈动脉支架没有明显改变（图7-4-1F），行左侧颈内动脉起始段支架术。方法和使用材料基本同第1次，8mm×30mm支架术后即刻造影显示病变处基本扩张至正常，颅内供血改善（图7-4-1G），术后症状消失，2年内未再发作。

病例2：

患者，男性，51岁。主诉：左侧肢体偏瘫2个月。高血压病病史10年。入院查体：左侧上肢肌力Ⅲ级，下肢Ⅳ+，MRI显示右侧半球大面积梗死灶（图7-4-2A、B），CTA显示双侧颈动脉起始段高度狭窄（图7-4-2C），血管造影显示双侧颈动脉C1段高度狭窄>90%（图7-4-2D、F），颅内段血管未见明显异常（图7-4-2E、G），椎-基底动脉系统基本正常，右侧后交通动脉开放（图7-4-2H、I）。治疗经过：首先行左侧颈动脉狭窄支架术，置8F导引导管，5mm远端保护装置，5mm×40mm球囊预扩张，置入8mm×40mm自膨式支架，即刻造影显示狭窄病变处基本恢复正常管径（图7-4-2J、K），颅内造影显示前交通动脉开放，对侧大脑前动脉显影（图7-4-2L）。

术后3个月行右侧狭窄支架术。术前造影显示狭窄程度较3个月前无明显变化，病变呈溃疡性斑块。在局麻下行右侧颈动脉狭窄支架术，置8F导引导管，5mm远端保护装置，5mm×40mm球囊预扩张，置入8mm×40mm自膨式支架，即刻造影显示残余狭窄>50%（图7-4-2M），选择2mm×40mm球囊行后扩张，造影见残余狭窄<10%，溃疡基本消失（图7-4-2N），颅内供血改善（图7-4-2O）。术后随访2年，卒中未再发作。

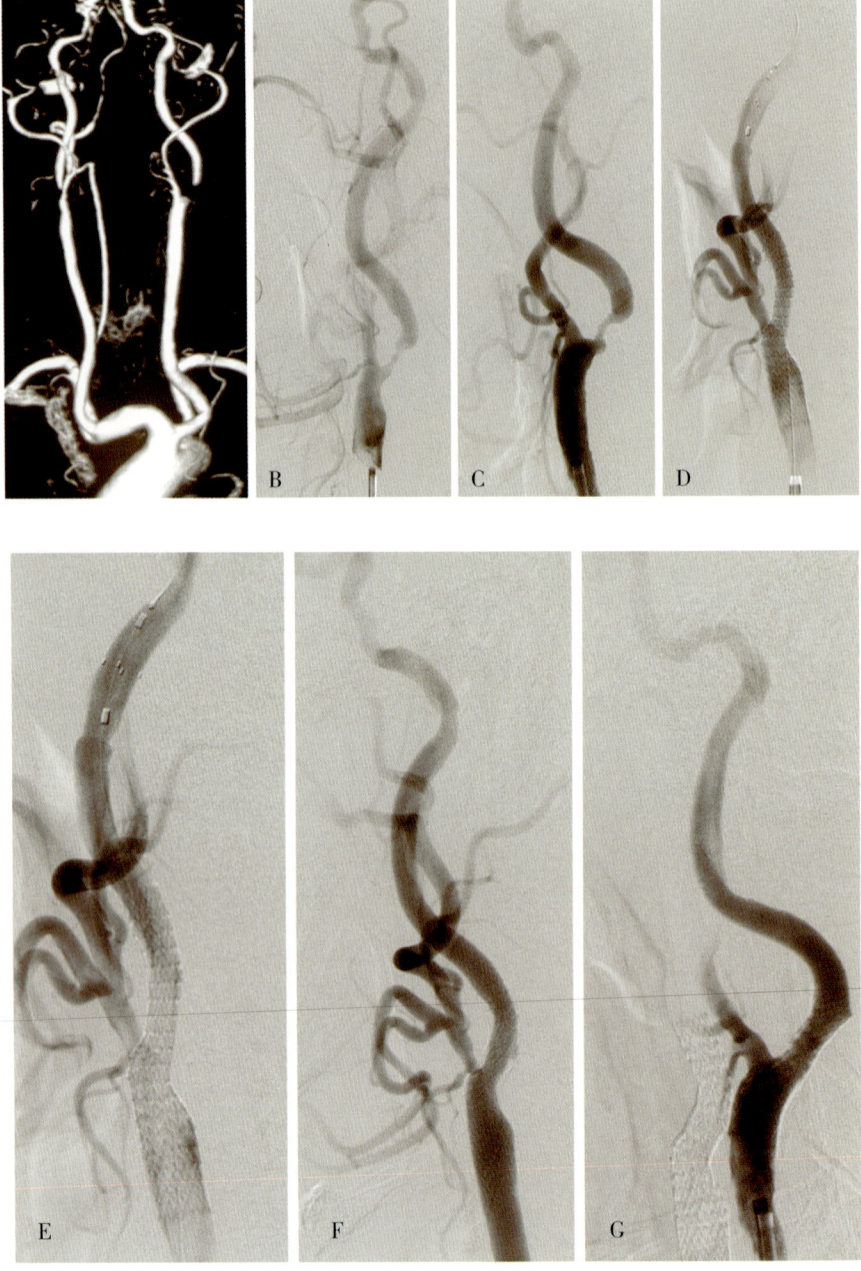

图 7-4-1 双侧颈动脉狭窄病例 1

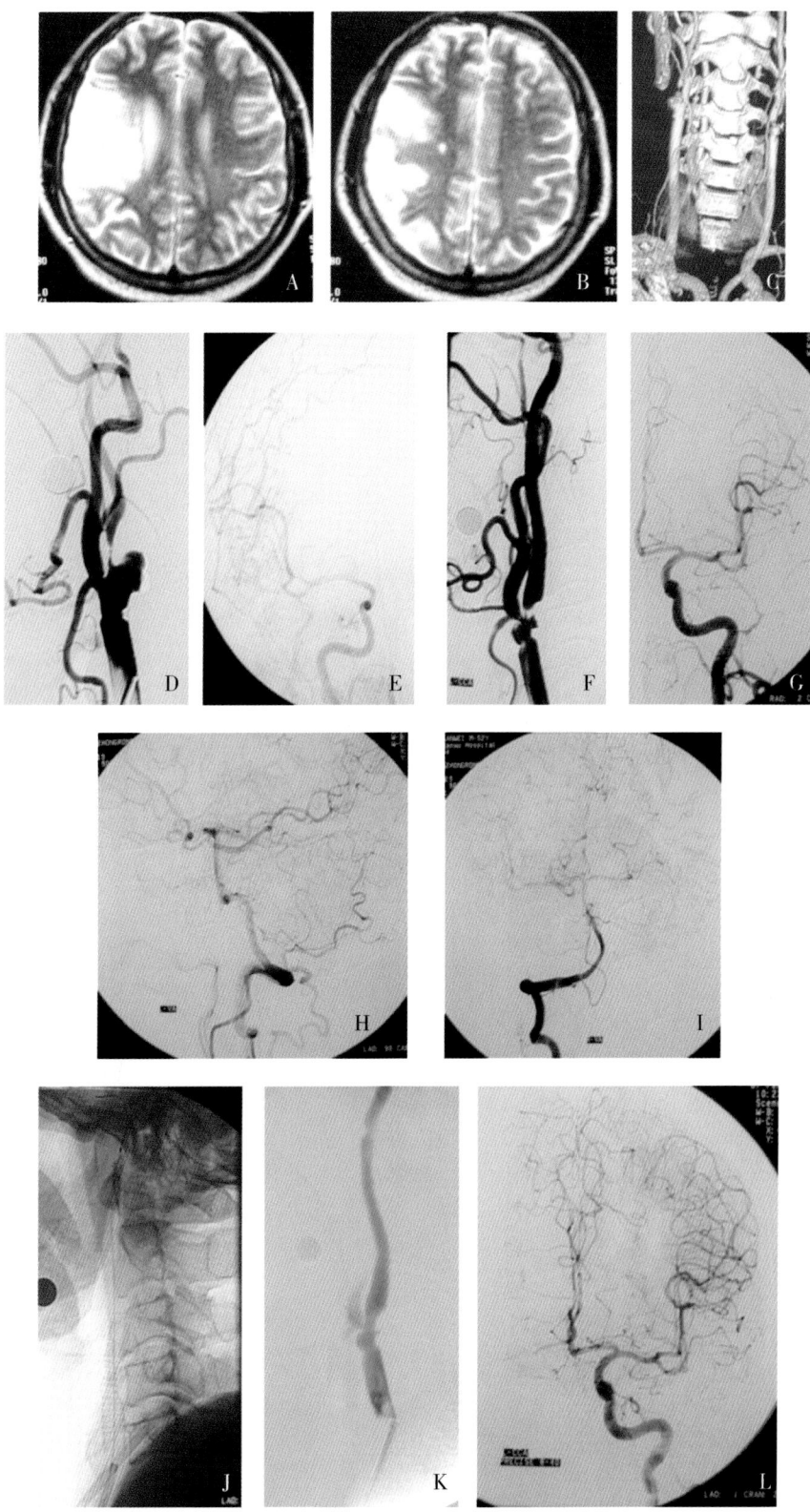

图 7-4-2 双侧颈动脉狭窄病例 2

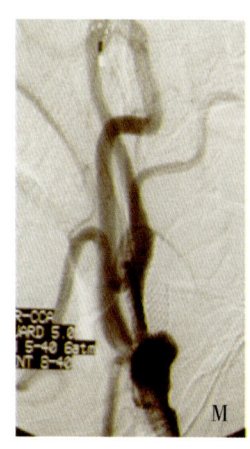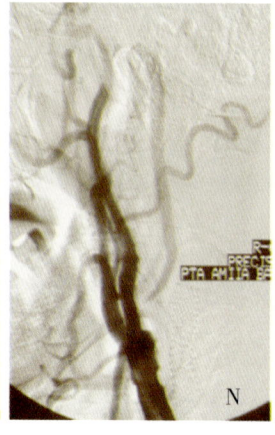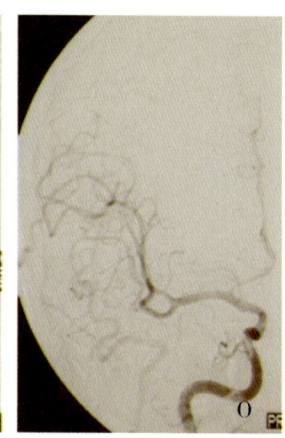

续图 7-4-2　双侧颈动脉狭窄病例 2

病例 3：

患者，男性，69 岁。主诉：言语不清伴右侧肢体无力 2 周。糖尿病病史、冠心病病史 10 年。入院查体：轻度命名性失语，右上肢肌力Ⅳ级，MRI 检查显示左侧半球分水岭多发梗死灶（图 7-4-3A、B）。血管造影显示双侧颈内动脉起始段高度狭窄，右侧狭窄程度＞90%（图 7-4-3C），前交通动脉开放，右侧颈动脉向左侧不完全代偿供血（图 7-4-3D）。左侧颈内动脉 C1 段极重度狭窄（图 7-4-3E），颅内供血很差（图 7-4-3F），左椎动脉造影显示左侧后交通动脉开放（图 7-4-3G、H）。

治疗经过：局麻下，置 8F 导引导管，5mm 远端保护装置，使用 5mm×40mm 球囊预扩张，然后置入 8mm×40mm 自膨式支架，即刻造影显示残余狭窄＞50%。然后选择 6mm×20mm 球囊行后扩张但残余狭窄仍＞20%（图 7-4-3I）。推断斑块较硬，放弃再次扩张，即刻造影显示颅内灌注明显增加，向左侧分流较术前略有增加。术后收缩压维持在 110mmHg 的水平，3d 后出院。准备 3 个月后行左侧支架术。

术后 2 个月，患者冠心病发作，血压降低，收缩压低于 90mmHg。患者突发右侧肢体完全瘫痪伴完全失语，24h CT 复查显示左侧半球大面积梗死（7-4-3J、K）。

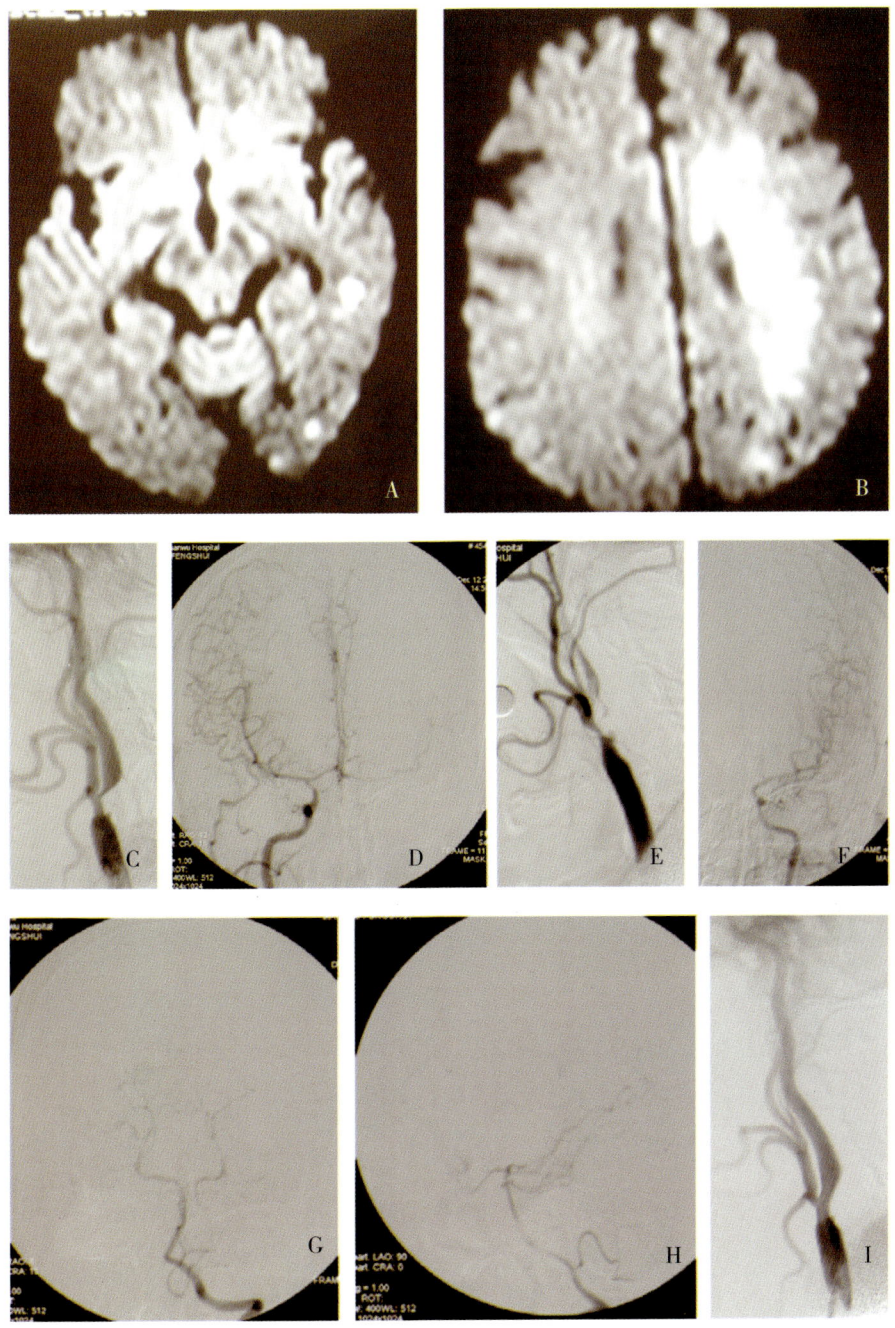

图 7-4-3 双侧颈动脉狭窄病例 3

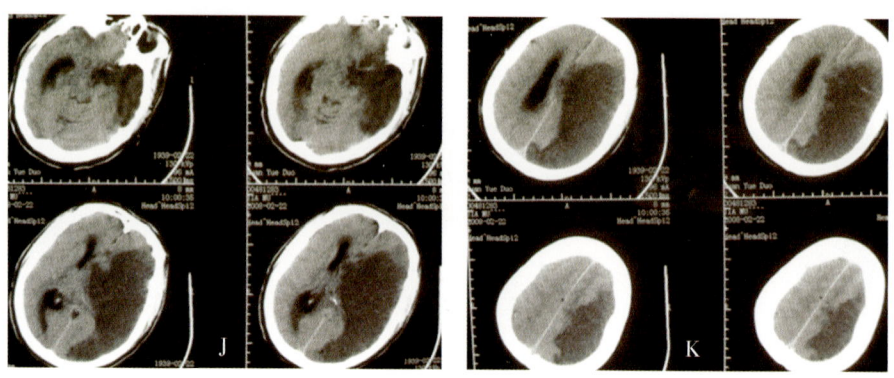

续图 7-4-3 双侧颈动脉狭窄病例 3

二、伴对侧颈动脉闭塞

对于合并对侧颈动脉闭塞病变的处理有其特殊性。由于对侧颈内动脉闭塞，对侧颅内血流依靠前交通开放代偿供应血流的患者，手术适应证的选择和手术治疗方案有所不同。对该类病变建议：①如果前交通开放，患侧颈动脉狭窄 > 50% 即有手术适应证。若将狭窄病变开放后，不但可以增加同侧颅内供血，还可以通过前交通供应对侧大脑半球血供。②对于患侧高度狭窄 > 90%，脑血流分析提示严重脑低灌注时，支架手术很容易出现脑过度灌注。支架手术后应注意严格控制血压，或采用分期手术以降低脑过度灌注的发生。③若闭塞侧为症状性，提示闭塞侧脑灌注不足，支架术后血压控制不宜过低，否则容易出现闭塞侧低灌注脑梗死。

病例 1：

患者，男性，57 岁。主诉：头晕伴轻度言语障碍 4 个月。高血压病病史 5 年。入院查体未见明显异常。头颅 CT 未见异常。血管造影显示右侧颈动脉高度狭窄 > 70%（图 7-4-4A），颅内血管显示前交通开放，代偿左侧大脑前动脉，但未代偿到左侧大脑中动脉供血区（图 7-4-4B），左侧颈内动脉分叉部闭塞（图 7-4-4C、D），左侧椎动脉造影显示后交通未开放。治疗经过：局麻下，置 8F 导引导管，5mm 远端保护装置置于右侧颈内动脉远端，5mm × 30mm 球囊预扩张后，见颈动脉血液滞留（图 7-4-4E），患者有躁动，遂即将保护装置撤出。即刻造影显示颈动脉狭窄基本扩张至正常（图 7-4-4F），颅内血流较术前好转（图 7-4-4G）。术后患者症状明显好转。

病例 2：

患者，男性，56 岁。主诉：发作性右侧上肢无力 3 个月。头颅 MRI 检查未见明显梗死病灶（图 7-4-5A），颈部 MRA 显示右颈动脉闭塞，左颈动脉重度狭窄，左锁骨下动脉闭塞（图7-4-5B）。脑 DSA 显示右侧颈内动脉 C1 段闭塞，右侧颈外动脉经眼动脉代偿右侧颈动脉颅内段（图7-4-5C、D）；左颈动脉造影显示左颈内动脉 C1 重度狭窄>90%（图7-4-5E），颅内前交通动脉未开放（图7-4-5F）。右椎动脉造影显示未见右向左盗血，右后交通动脉开放（图7-4-5G、H）。治疗经过：局麻下，保护装置保护下，于右侧颈内动脉狭窄段置入8mm×30mm自膨支架，术后造影显示狭窄段基本扩张至正常（图7-3-5I），颅内供血明显改善（图7-3-5J）。术后随访半年症状未再发作。

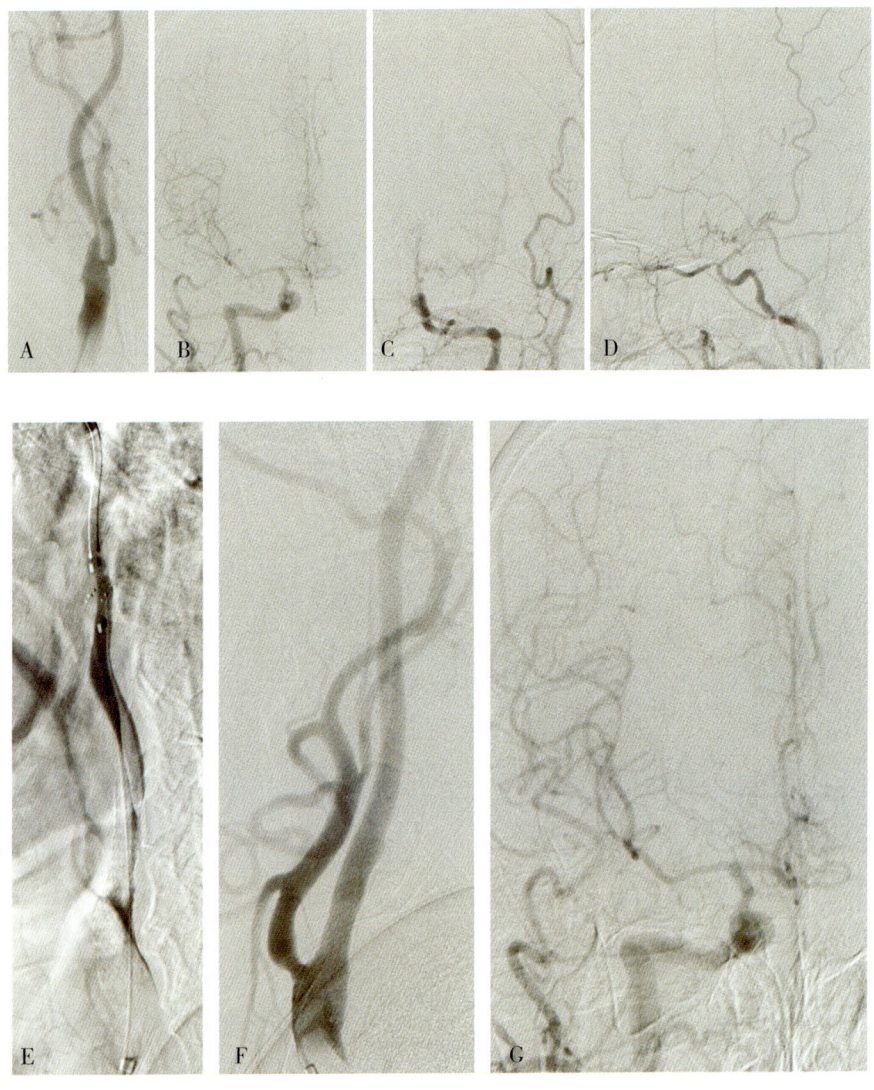

图 7-4-4　伴对侧颈动脉闭塞病例 1

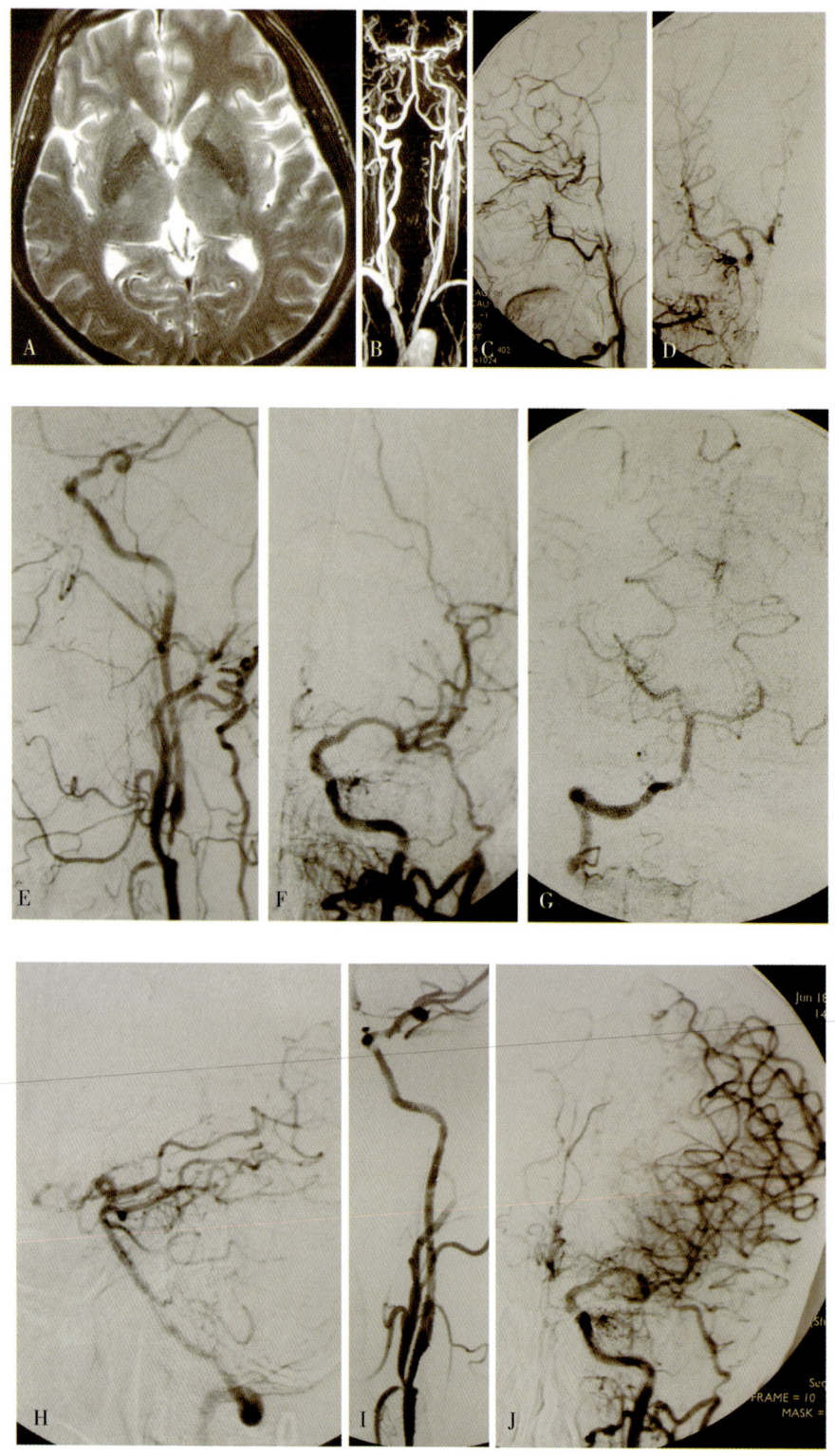

图 7-4-5　伴对侧颈动脉闭塞病例 2

三、合并后循环动脉狭窄

约60%的颈动脉狭窄患者合并后循环动脉狭窄或闭塞,术前评估要格外关注。如果只关注颈动脉的情况,术中术后可能会导致颈动脉以外的血管意外事件的发生。介入治疗的注意事项:①若合并后循环动脉狭窄,则治疗顺序是首先处理后循环动脉狭窄病变,再处理颈动脉狭窄病变,以免颈动脉狭窄支架诱发的低血压等事件影响后循环动脉狭窄支架的操作。②若合并严重的后循环颅内动脉狭窄,可在全麻下先处理颅内动脉狭窄,再行颈动脉狭窄支架术。③若合并后循环动脉闭塞或不能处理的严重狭窄病变,在行颈动脉支架术时应维持血压稳定,避免血压过度降低而导致后循环缺血事件的发生。

病例1:

患者,男性,63岁。主诉:发作性头晕伴发作性左侧肢体无力2个月。MRI显示右侧半球分水岭区梗死灶(图7-4-6A)。DSA显示右颈内动脉C1段次全闭塞(图7-4-6B),右侧颅内血流缓慢(图7-4-6C),右侧椎动脉V1段高度狭窄(图7-4-6D),左椎动脉V1段闭塞(图7-4-6E),左侧前交通动脉未开放(图7-4-6F),后交通动脉开放不明显(图7-4-6G)。治疗经过:选择6F导引导管在右侧椎动脉起始部置入4.0mm×15mm球囊扩张支架,即刻造影显示狭窄段完全扩张至正常管径(图7-4-6H),左侧后交通动脉明显向左侧半球代偿供血(图7-4-6I)。然后换8F导引导管,在右侧颈内动脉起始段置入自膨式支架,术后残余狭窄<10%(图7-4-6J),颅内血供明显改善(图7-4-6K)。

病例2:

患者,男性,66岁。主诉:发作性右上肢无力伴言语障碍。CT显示左侧颞顶交界区陈旧梗死灶。主动脉弓造影显示左侧颈总动脉末端闭塞,左侧锁骨下动脉完全闭塞(图7-4-7A~C),晚期可见左侧椎动脉逆行充盈左侧锁骨下动脉闭塞远端。

右侧椎动脉造影显示通过对侧椎动脉向对侧锁骨下明显盗血。左侧椎动脉颈部肌支向左侧颈外动脉代偿(图7-4-7D、E),同时向左侧锁骨下动脉盗血(图7-4-7F),左侧颈总动脉造影动脉早期显示甲状腺上动脉代偿左侧锁骨下动脉远端,晚期可见到通过颈升动脉和面动脉逆行充盈颈内动脉(图7-4-7G、H)。颈内动脉颅内段显影,没有明显狭窄(图7-4-7I~J)。

右侧颈总动脉造影显示颈内动脉起始段高度狭窄,颅内造影显示前交通动脉开放向左侧半球代偿,只有对侧大脑前动脉显影。动脉晚期可以看到左侧颈动脉颅内段显影,右侧咽升动脉和颞浅动脉向对侧颈外动脉代偿(图7-4-7K~M)。

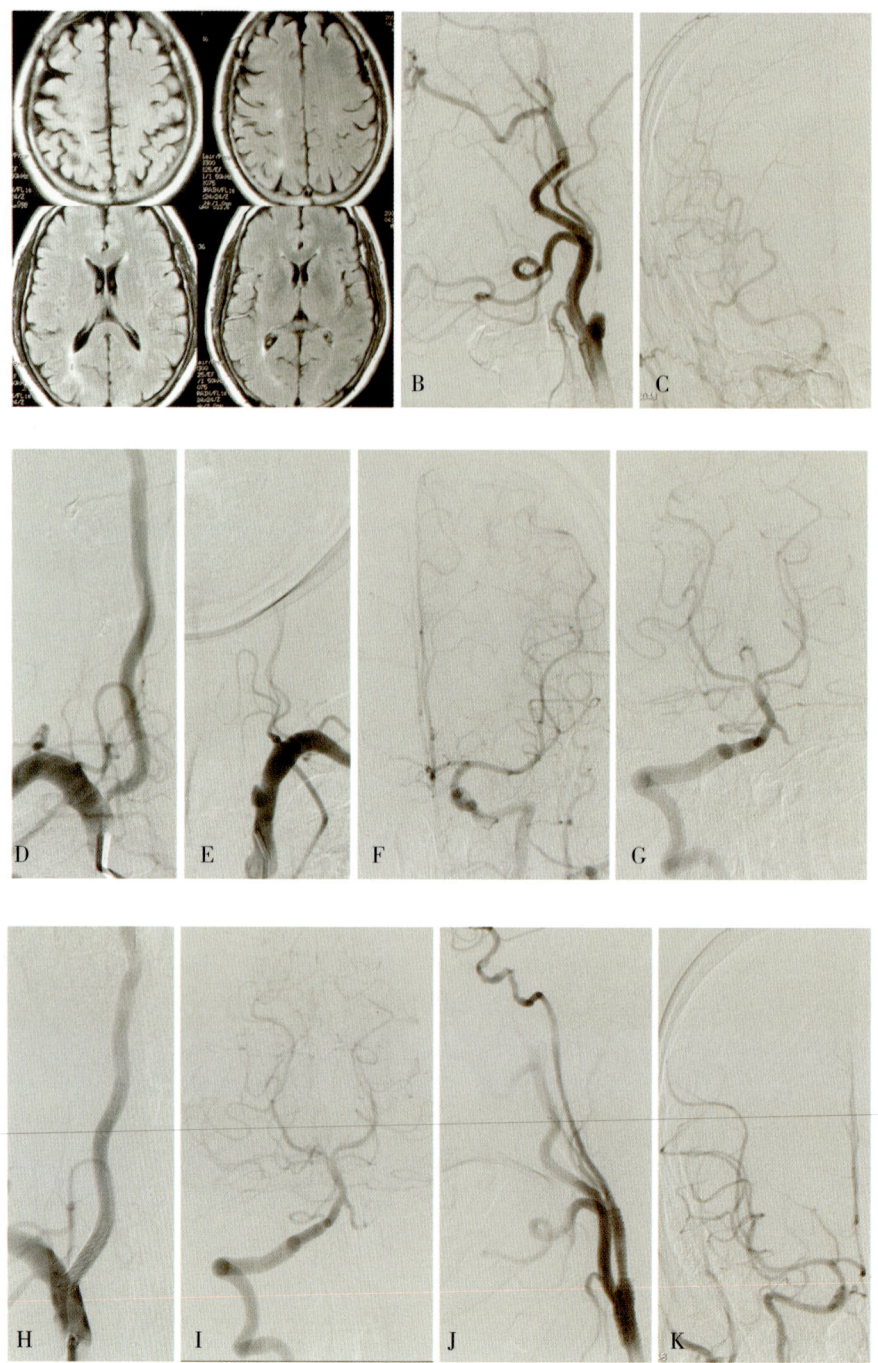

图 7-4-6 合并后循环动脉狭窄病例 1

治疗经过：局麻下，通过左侧桡动脉和右侧股动脉将闭塞的左侧锁骨下动脉再通（图 7-4-7N~Q）。术后即刻造影显示左侧椎动脉血流顺行，通过左侧椎动脉颈部肌支以及甲状颈干肌支代偿左侧颈外动脉，逆行充盈左侧颈内动脉系统，左侧大脑中动脉血流明显增加（图7-4-7R、S）。同时行右侧颈动脉狭窄支架术，术后即刻造影显示通过前交通动脉向对侧的血流较术前明显增加（图7-4-7T、U）。术后1年随访未再发作。

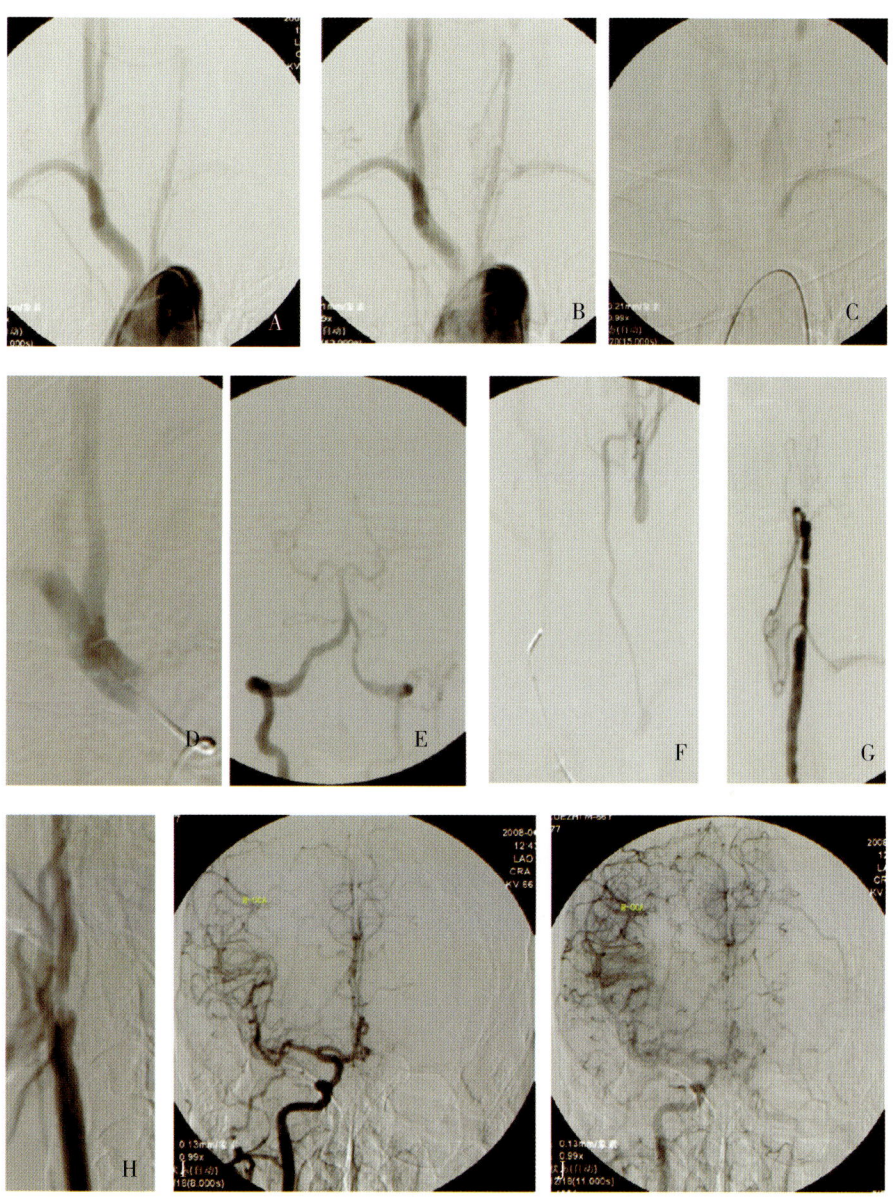

图7-4-7　合并后循环动脉狭窄病例2

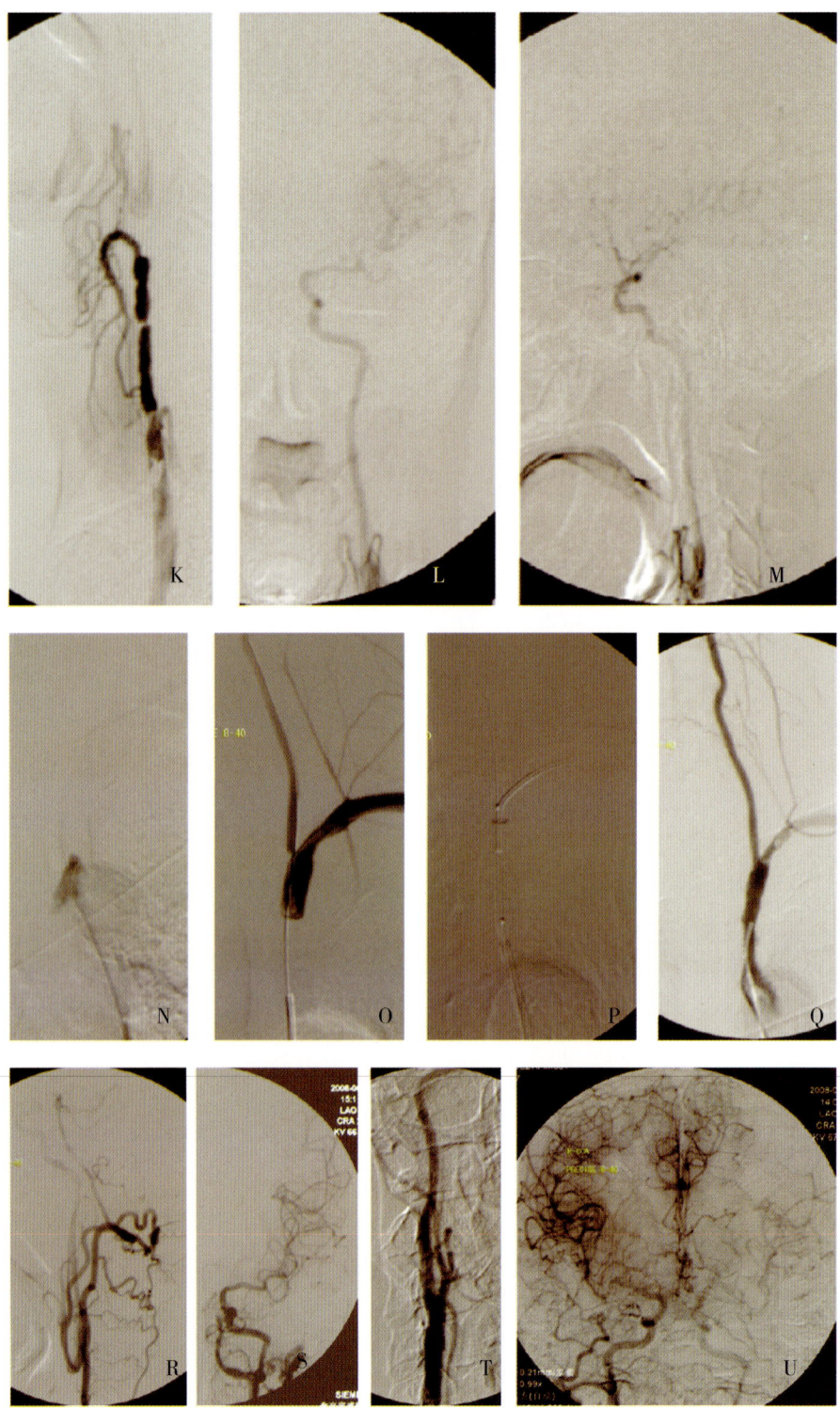

续图 7-4-7　合并后循环动脉狭窄病例 2

四、脑梗死急性期

患者脑梗死是由于颈动脉狭窄造成的，目前，在急性期对颈动脉狭窄处理的时机尚存在争议。有研究认为大血管闭塞造成的卒中患者，有反复发作的病史，2周内的复发风险约为27%。故建议症状性反复发作的颈动脉狭窄患者，特别是侧支循环很差，症状不断加重，在2周内可予以介入干预治疗，以避免再次发作。急性期可尝试分期治疗，以降低一期治疗时发生脑过度灌注导致的继发性颅内出血的风险。但由于急性期脑梗死程度不一，梗死灶内血-脑屏障破坏严重程度不一，急性期开通有可能导致梗死灶出血。因此，大多数学者主张脑梗死后3~4周实施血管再通术，这样可以避免再通术后新发脑梗死灶内出血。

病例1：

患者，男性，65岁。主诉：突发言语不清4d，加重伴肢体无力2d。既往4个月前有"脑梗死"病史，行药物和康复治疗（具体不详），遗留左上肢精细动作差，本次发病前1个月内间断出现左侧肢体无力。有糖尿病、高血压病和高脂血症病史。查体：血压170/80mmHg，不完全运动性失语，右侧肢体肌力Ⅳ级。2012年7月27日MRI扫描DWI显示左侧半球新鲜梗死灶（图7-4-8A）。

该患者住院后症状不断发作，在严格内科治疗下仍有发作。2012年11月1日MRI扫描DWI显示病变范围增加（图7-4-8B），DSA显示左侧颈内动脉起始段次全闭塞（图7-4-8C、D），前交通动脉开放并向左侧大脑中动脉供血区有部分代偿（图7-4-8E），后交通未开放。通过术前评估，拟分期开放左侧颈动脉。一期：在局麻下行左侧颈动脉起始段小球囊（直径2mm）扩张术（图7-4-8F、G）。术后症状明显稳定，逐步好转。二期：术后1个月DSA显示左侧颈动脉小球囊扩张后较前好转，仍属重度狭窄（图7-4-8H），遂行狭窄支架置入（图7-4-8I），左侧颅内血管显示正常（图7-4-8J）。二期术后患者症状逐步好转，卒中未再发作。

病例2：

患者，女性，58岁。主诉：突发言语不清5d，进展加重伴肢体无力1d。既往1年前有"脑梗死"病史，行尿激酶溶栓治疗（具体不详），遗留左上肢精细动作差，本次发病前5个月内间断出现左侧肢体无力、左下肢站立不稳。有糖尿病、高血压病和高脂血症病史。查体：血压160/80mmHg，高级智能减退，不完全运动性失语，右侧肢体肌力Ⅲ~Ⅳ级。2008年8月19日MRI扫描DWI显示左侧半球分水岭新鲜梗死灶（图7-4-9A、B）。血管造影见右颈内动脉基本正常（7-4-9C），左侧椎动脉起始段极高度狭窄，左侧颈升动脉侧支代偿远端椎动脉血供，左侧大脑后动脉闭塞（7-4-9D、E），左侧颈内动脉起始段极高度狭窄（7-4-9F、G）。前后交通未开放，右侧椎动脉闭塞。

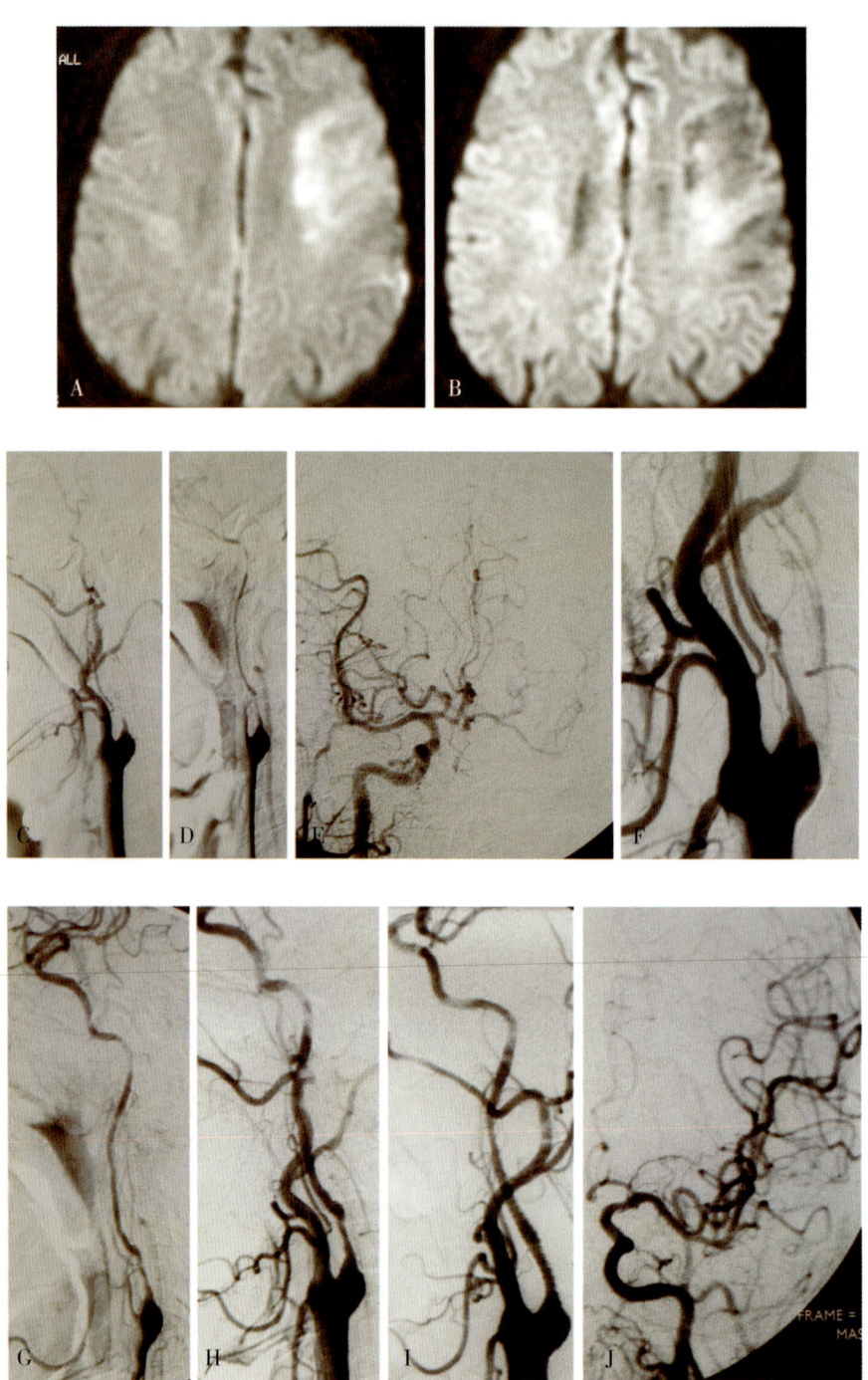

图 7-4-8　脑梗死急性期病例 1

该患者住院后症状不断加重，在严格内科治疗下仍然发作，发作次数越来越频繁。2008年8月31日MRI扫描DWI显示病变范围在不断增加（7-4-9H、I），通过术前评估，行左侧颈动脉起始段和椎动脉起始段支架术（7-4-9J~M）。该患者使用全麻，术后6h持续麻醉，维持收缩压在100mmHg的水平。术后症状明显改善，逐步恢复，术后3个月随访未再发作。

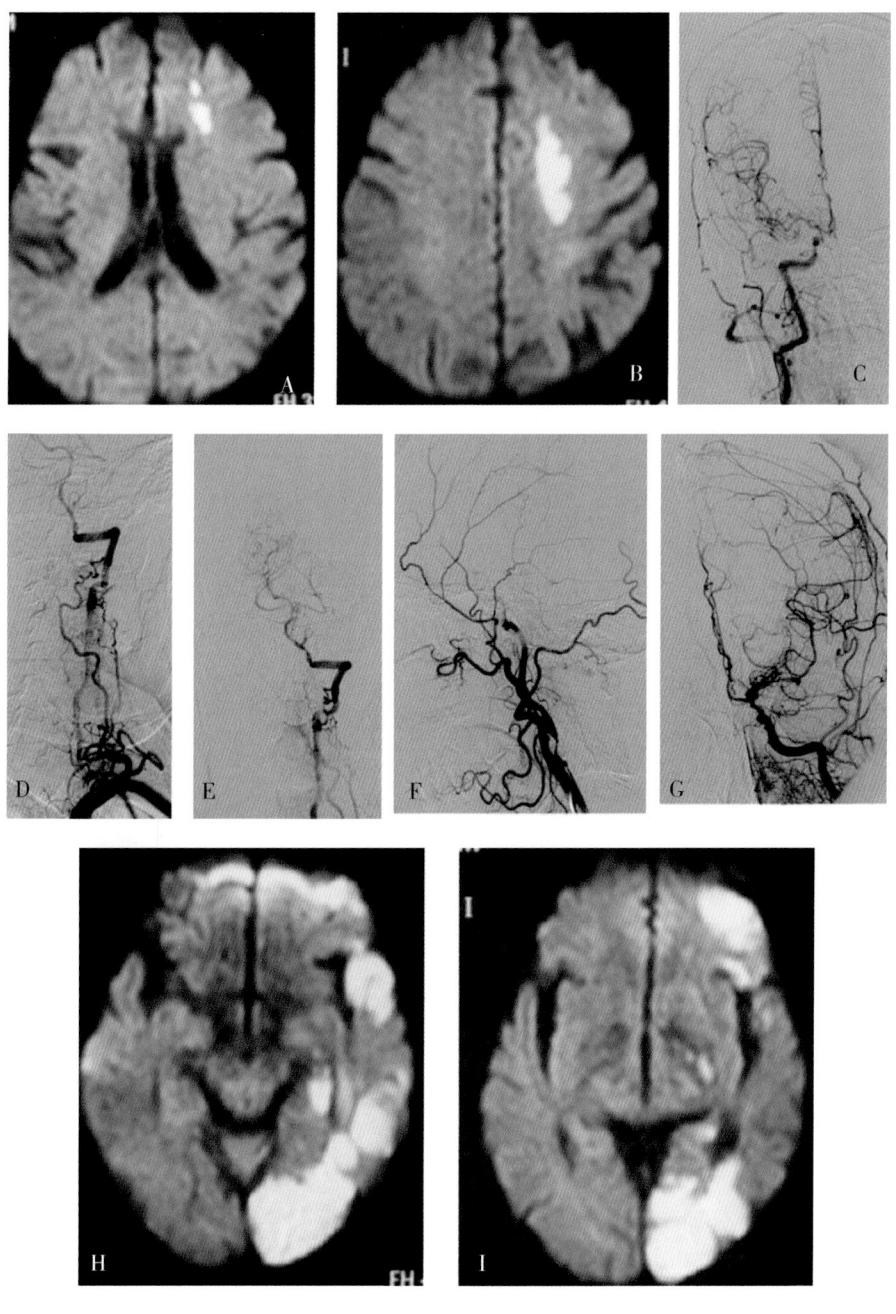

图7-4-9 脑梗死急性期病例2

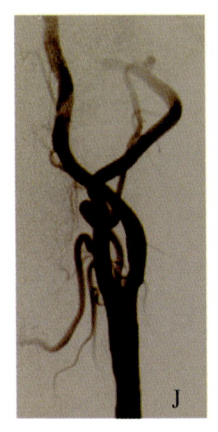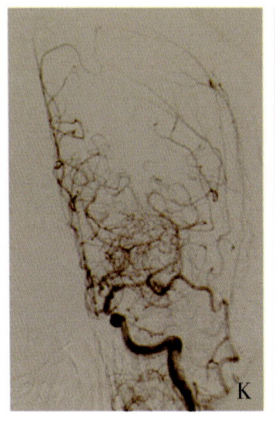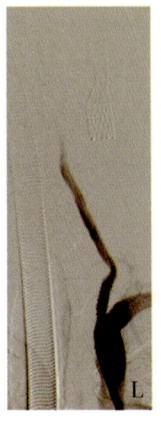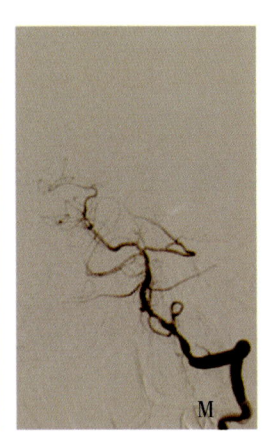

续图 7-4-9 脑梗死急性期病例 2

五、合并冠状动脉疾病

动脉硬化是一种全身性疾病，颈动脉狭窄往往伴随着冠状动脉的严重病变。有研究显示，与非冠心病患者相比，冠心病患者的颅外段颈动脉内膜中层厚度增加达 3 倍。颈动脉狭窄与冠心病往往有共同的病因及相同的诱发因素。

对于颈动脉粥样硬化的患者，有 40% 合并外周和冠状动脉狭窄或闭塞病变。冠状动脉病变患者首发症状是缺血症状。有研究显示严重的颈动脉病变常伴有严重的冠状动脉病变，狭窄程度 ≥ 50% 的颈动脉病变在单支冠状动脉病变的患者中占 5%，而在 3 支冠状动脉病变的患者中占 25%。狭窄程度 ≥ 50% 的无症状的颈动脉狭窄患者依然是冠脉搭桥术围术期重要的危险因素，由此强烈建议无症状颈动脉狭窄患者行 CEA 或 CAS 手术。

对于支架和冠状动脉同时处理的文献报道较少，而原则上和 CEA 处理相同：①如果是单侧无症状颈动脉狭窄 < 50%，患者主要表现为冠状动脉缺血的症状，则首先处理冠状动脉病变。②如果颈动脉狭窄程度 ≥ 80%，冠脉搭桥之前首先行颈动脉支架术。③如果症状性颈动脉狭窄，而冠状动脉病变可以行血管内治疗者，可以同时处理两处病变，如果需要行冠脉搭桥术，可以首先解决颈动脉病变。④在首先处理颈动脉病变时，应避免血压过低，以免诱发或加重冠状动脉缺血发作。

病例：

患者，男性，56 岁。主诉：一过性右侧肢体无力伴胸闷、胸痛间歇性发作 3 个月。高血压病病史 5 年，糖尿病病史 6 年。心电图显示 ST 段压低，提示心肌缺血。入院查体：神志清楚，双侧肢体肌力正常。颈部超声显示左侧颈动脉狭窄 > 80%。冠状动脉造影显示左侧冠状动脉单支严重狭窄（图 7-4-10A），并同时行单支冠状动脉狭窄支架成形术，术后血管基本正常（图 7-4-10B），右侧冠状动脉正常。右侧颈总动脉造影显示颈内动脉正常，颅内前交通开放，供应左侧大脑前动脉，向左 M1 代偿弱（图 7-4-10C）；左侧颈总动脉造影显示颈内动脉狭窄约 90%（图 7-4-10D），颅内动脉血管正常（图 7-4-10E）；椎 - 基底动脉正常，后交通开放代偿供应左侧颈内动脉（图 7-4-10F）。

同期治疗经过：局麻下，冠状动脉狭窄支架术后更换 8F 导引导管，5mm 远端保护装置下，5mm×30mm 球囊预扩张，置入 8mm×40mm 自膨式支架（图 7-4-10G）。术后颈动脉颅内动脉供血明显好转（图 7-4-10H），症状未再发作。

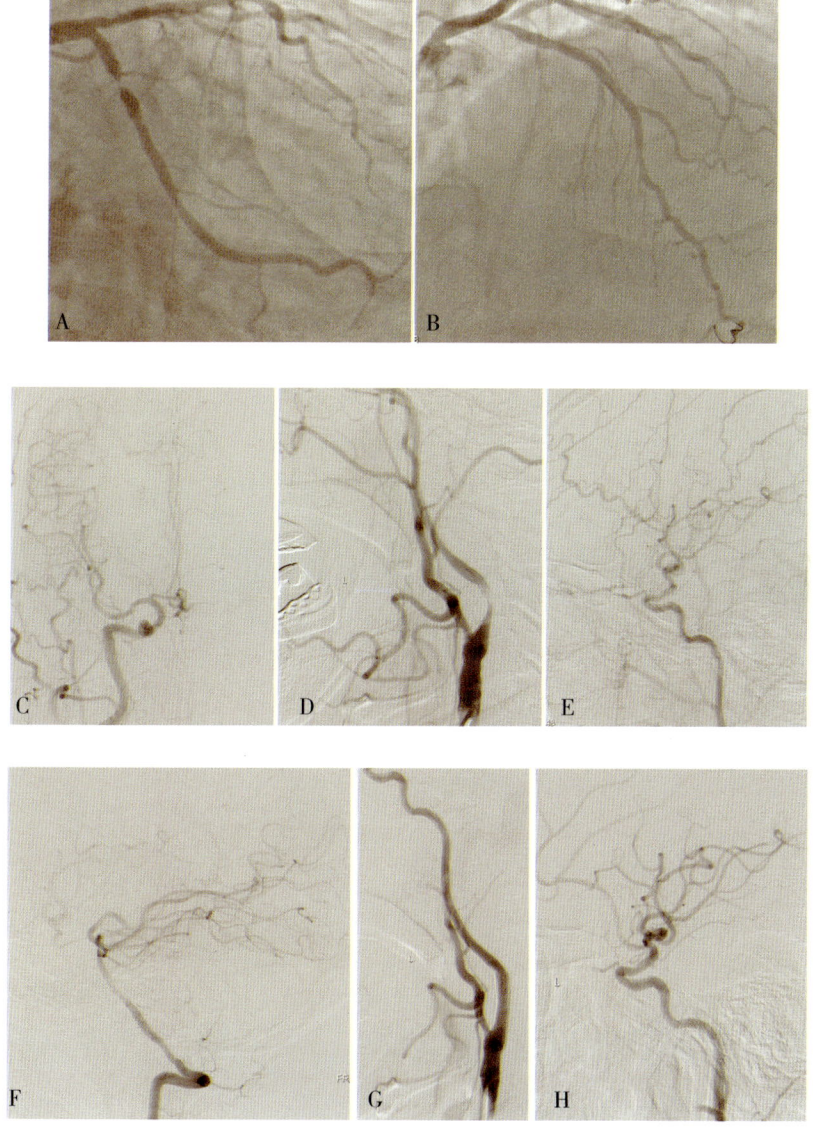

图 7-4-10　合并冠状动脉疾病病例

六、合并颅内动脉瘤

缺血性脑血管病患者在影像学的检查过程中，可发现颅内动脉瘤合并存在。Herzig 等报道了 4804 例脑梗死患者经 DSA 检查发现动脉瘤 20 例，占所有脑梗死患者的 2%。缺血性脑血管病需要长期抗血小板治疗，有可能导致颅内动脉瘤破裂出血。Yamada 等报道了 1 例缺血性脑血管病的患者在接受抗血小板治疗过程中突发蛛网膜下腔出血，入院后经 DSA 检查发现前交通动脉瘤。

对于未破裂动脉瘤的治疗目前尚无明确的处理指南。脑血管粥样硬化合并颅内动脉瘤的治疗也没有明确的治疗指南，抗血小板和抗凝治疗对未破裂动脉瘤影响的程度尚不清楚，有病例报道显示长期抗血小板和抗凝治疗可导致颅内动脉瘤破裂出血。故对于合并患侧或颅内其他部位的容易破裂的动脉瘤建议积极处理。对颈动脉狭窄患者合并同侧颅内动脉瘤，尽量同期处理动脉瘤，以免因颈动脉狭窄支架术后颅内血流增加，造成颅内动脉瘤破裂。

病例：

患者，男性，58 岁。主诉：头晕伴阵发性左侧肢体无力 3 个月。高血压病病史 5 年，糖尿病病史 4 年。查体：一般情况可。神经功能检查正常，肢体功能正常。血管造影显示右侧颈内动脉 C1 段高度狭窄 > 80%（图 7-4-11A），右颅内后交通动脉可见一 7mm × 5mm × 3mm 的囊状动脉瘤（图 7-4-11B）。

治疗经过：患者全麻，先行右侧颈内动脉支架置入术，在 5mm 远端保护装置下，5mm × 30mm 球囊预扩张后，置入直径（6~8）mm × 40mm 的自膨式支架，见狭窄基本扩张至正常（图 7-4-11C），颅内血管血供明显增加。更换 6F 导引导管，行右侧后交通段动脉动脉瘤支架辅助栓塞术（图 7-4-11D~F）。术后 6 个月复查见右颈动脉支架通畅，颅内动脉栓塞稳定未见复发（图 7-4-11G）。

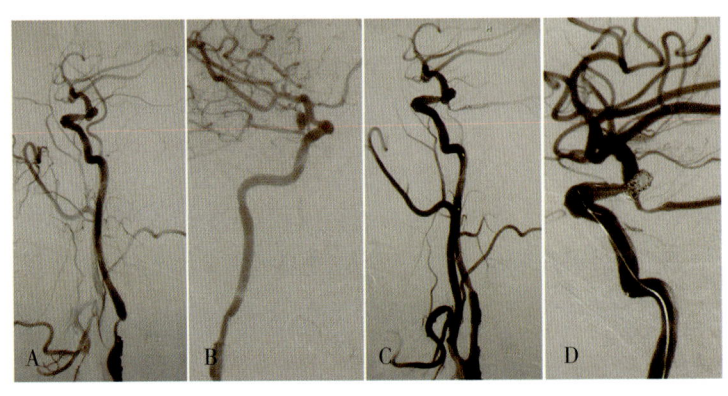

图 7-4-11　合并颅内动脉瘤病例

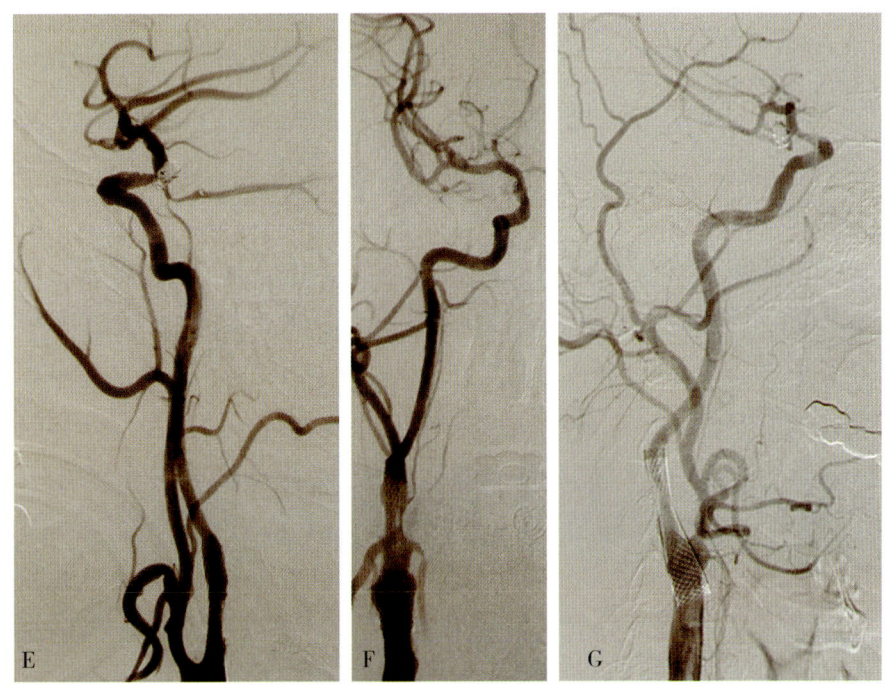

续图 7-4-11　合并颅内动脉瘤病例

（莫大鹏　缪中荣）

第五节　颈动脉慢性闭塞病变开通技术

一、颈动脉慢性闭塞病变介入开通治疗

颈内动脉是颅内的主要供血动脉，颈内动脉闭塞（Internal Carotid Artery Occlusion，ICAO）发生率相对较高，是缺血性卒中的主要病因之一。卒中起病形式急缓不一，临床特点和影像学多样化。症状性颈内动脉急性闭塞的患者，大部分预后差，病死率高达 14.6%。Paciaroni 等对 177 例颈内动脉闭塞的患者进行长期随访（平均 1.2 年），发现病死率竟高达 45%。

颈动脉完全闭塞患者的卒中年发生率为 6%~30%，对这部分患者的治疗也是预防卒中发作的重点之一。对于症状性脑低灌注患者的治疗，药物效果欠佳，CEA 对完全闭塞病变的再通率只有 34%。另一方法就是颅内外血管搭桥术，但迄今为止，尚未取得颅内外搭桥术治疗该类疾病优于内科药物治疗的循证医学证据。随着介入材料和介入技术的发展，血管内介入再通技术对慢性颈动脉闭塞的治疗成为关注的热点。

血管内介入再通技术必须严格掌握适应证，以目前的经验可以总结出以下几点供参考：①症状性。②经过术前评估（CT灌注、MRI灌注、X-CT等）确定患侧半球低灌注。③同侧颈外动脉、眼动脉向颅内供血同时有反流，且反流到海绵窦段以下最佳。④闭塞近端有残端。⑤无严重神经功能障碍或患侧大面积梗死。

颈动脉闭塞开通技术应注意以下几点：①尽量使用0.014″微导丝和微导管技术，穿过闭塞病变，再行微导管造影证实进入闭塞颈动脉远端的真腔内。②选择头端超滑的微导丝，穿透性较好，另外使用微球囊顶在残端，有助于导丝穿过。导丝头端一般不要塑形，直头更利于穿过。③在微导丝通过后，采用小球囊（直径2.0~2.5mm）扩张闭塞近端，观察是否通畅。一般闭塞段只是在近端2cm左右，远端没有血栓。小球囊扩张证实血管再通后，置入远端保护装置，然后再选择直径较大的扩张球囊进行预扩张。④有条件的情况下选择近端保护装置，但是有可能阻断颈外动脉向颅内的侧支循环代偿，较长时间的阻断会导致脑缺血发作。⑤避免使用粗暴的手法，使用较大力量或直径较粗的导丝穿刺时，应该轻柔缓慢旋转导丝，若阻力很大，难以穿过或导丝穿过后位于夹层内，应适时终止手术。⑥推荐使用闭环支架，覆盖闭塞段病变处以减少栓子脱落。

病例1：

患者，女性，43岁。主诉：发作性言语不清，右侧肢体无力3个月。MRI显示左侧皮质下分水岭梗死（图7-5-1A）；TCA显示左侧颈内动脉闭塞（图7-5-1B）；血管造影显示左侧颈内动脉闭塞，海绵窦段因经眼动脉代偿逆流显影（图7-5-1C）。左侧前交通未开放（图7-5-1D），后交通开放（图7-5-1E），但脑血流明显不足，于是尝试介入治疗。治疗经过：局麻下，置8F导引导管至左侧颈总动脉，用0.014″微导丝小心试探，通过后沿细导丝用2.5mm×20mm小球囊扩张（图7-5-1F）。扩张后造影显示左侧颈内动脉远端显影，沿细导丝将远端保护装置送至闭塞远端打开，行3mm×40mm球囊预扩张，遂将9mm×40mm的Wallstent自膨式支架送至闭塞处释放。路图先显示支架尚未充分膨胀（图7-5-1G），遂行4mm×30mm球囊支架内再扩张（图7-5-1H）。即刻造影显示颈动脉闭塞处管腔大部分恢复，颅内血流明显改善（图7-5-1I），术后症状明显好转。

第七章 颈动脉支架介入术

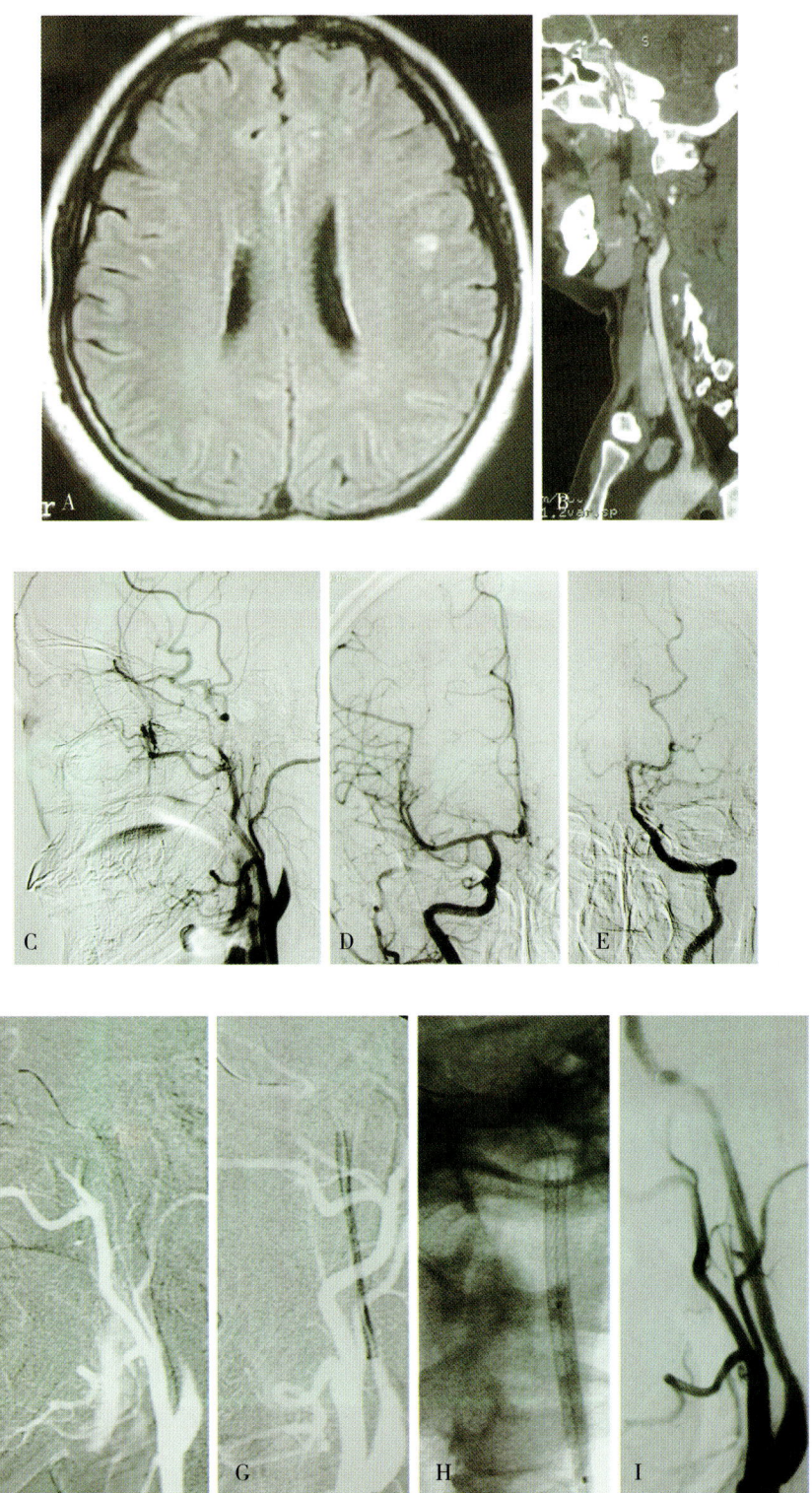

图 7-5-1　颈动脉慢性闭塞介入开通病例 1

病例2：

患者，男性，64岁。阵发性头晕2年余，突发右侧肢体力弱2个月，症状复发1个月。MRI显示左侧半球皮层下梗死（图7-5-2A），经内科治疗后症状恢复，仍有TIA间断发作。1个月前CTA显示左侧颈总动脉重度狭窄，左侧锁骨下动脉闭塞（图7-5-2B）。1个月前血管造影显示左侧颈动脉起始部狭窄，左锁骨下动脉闭塞（图7-5-2C），右锁骨下动脉造影显示明显右向左盗血（图7-5-2D）。患者只接受药物治疗，出院后1个月症状再次发作入院。本次入院血管造影显示左侧颈总动脉闭塞，左锁骨下动脉闭塞，动脉晚期可见左侧颈动脉分叉以上显影（图7-5-2E）。

治疗经过：局麻下，将8F导引导管置于左侧颈总动脉，选择0.014″微导丝，2.0mm×20mm冠脉球囊，通过微导丝将球囊头端顶在残端，然后尝试将微导丝穿过闭塞段。导丝顺利穿过闭塞段进入左侧颈外动脉（图7-5-2F），将远端保护装置置入颈内动脉远端（图7-5-2G）。再使用5mm×30mm球囊从上往下行预扩张，扩张后置入9mm×50mm自膨支架两枚，即刻造影显示颈动脉闭塞段完全畅通（图7-5-2H），左侧颈动脉颅内血管显影良好（图7-5-2I）。然后，经桡动脉和股动脉双向入路行左侧锁骨下动脉闭塞开通术（图7-5-2J），术中置入9mm×40mm自膨支架。术后造影显示左锁骨下动脉通畅（图7-5-2K）。术后症状未再发作。

病例3：

患者，男性，62岁。头晕伴右侧肢体无力半年。MRI显示左侧半球分水岭区梗死（图7-5-3A），CTA显示左侧颈内动脉颅外段闭塞（图7-5-3B）。血管造影显示左侧颈内动脉起始段闭塞，同侧眼动脉逆行充盈左侧大脑中动脉，向近端反流到岩段（图7-5-3C~E）。右侧颈动脉造影显示前交通动脉开放，由于左侧A1发育不好，向对侧大脑中动脉代偿不好（图7-5-3F、G）。左侧椎动脉闭塞，右侧椎动脉造影显示双侧后交通未开放（图7-5-3H）。

治疗经过：局麻下，将近端保护装置Moma交换到左侧颈内动脉，充盈保护球囊后使用0.014″微导丝带微导管小心穿过闭塞段，使用微导管超选择造影，显示微导管位于血管真腔内（图7-5-3I、J）。选择0.014″微导丝交换出微导管，使用4mm×30mm球囊从远端逐步扩张，扩张后依次由远到近置入3个自膨支架（图7-5-3K、L），然后从Moma导管回抽血液约40ml，内有很多脱落的碎栓子（图7-5-3M），依次释放颈外球囊以及颈总动脉球囊。术后即刻造影显示闭塞的颈内动脉完全通畅。颅内供血明显改善（图7-5-3N~P）。

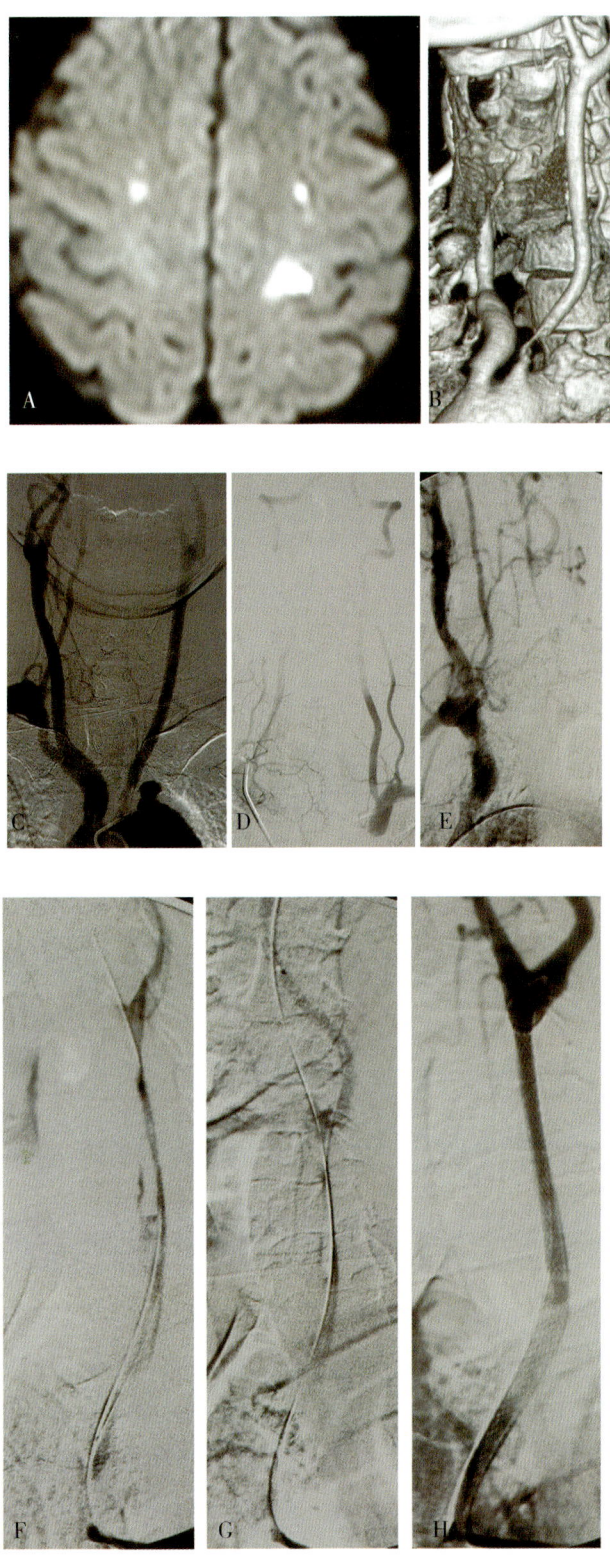

图 7-5-2 颈动脉慢性闭塞介入开通病例 2

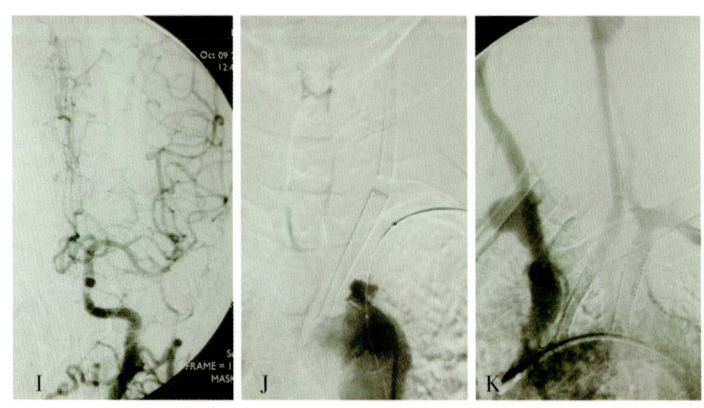

续图 7-5-2 颈动脉慢性闭塞介入开通病例 2

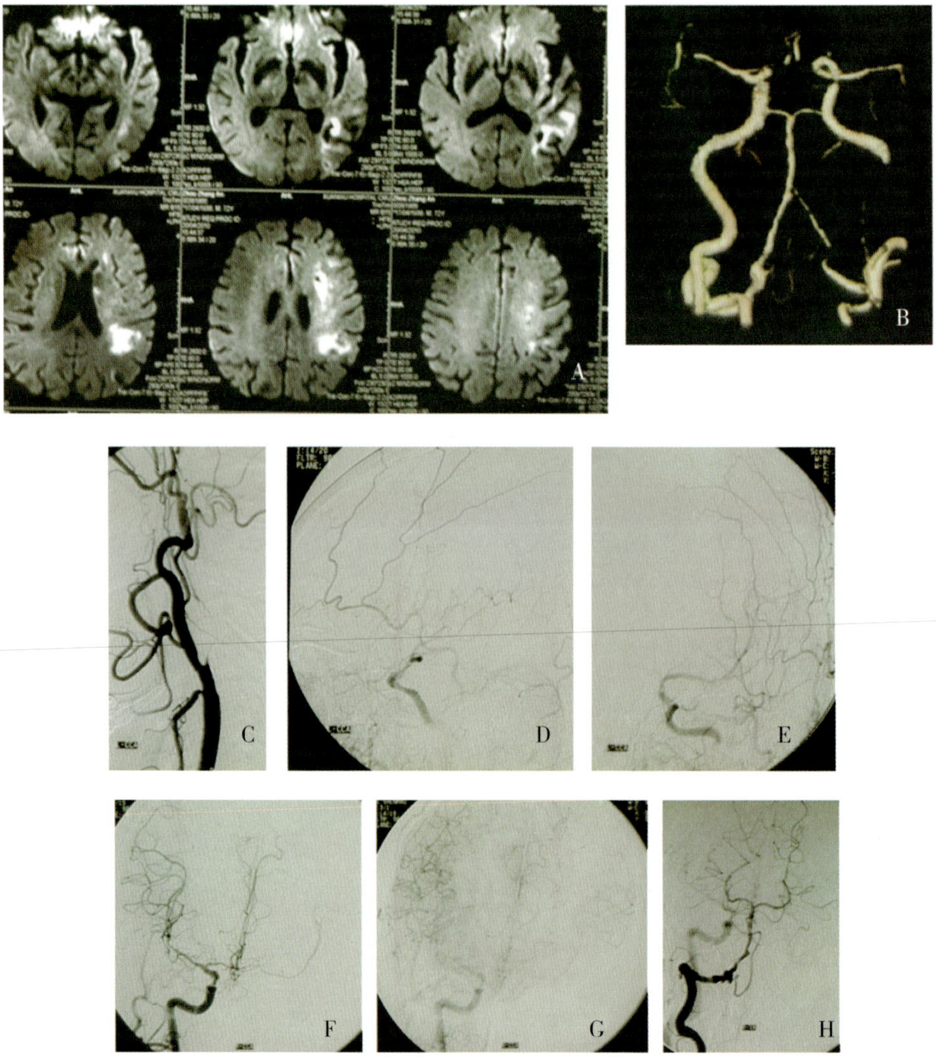

图 7-5-3 颈动脉慢性闭塞介入开通病例 3

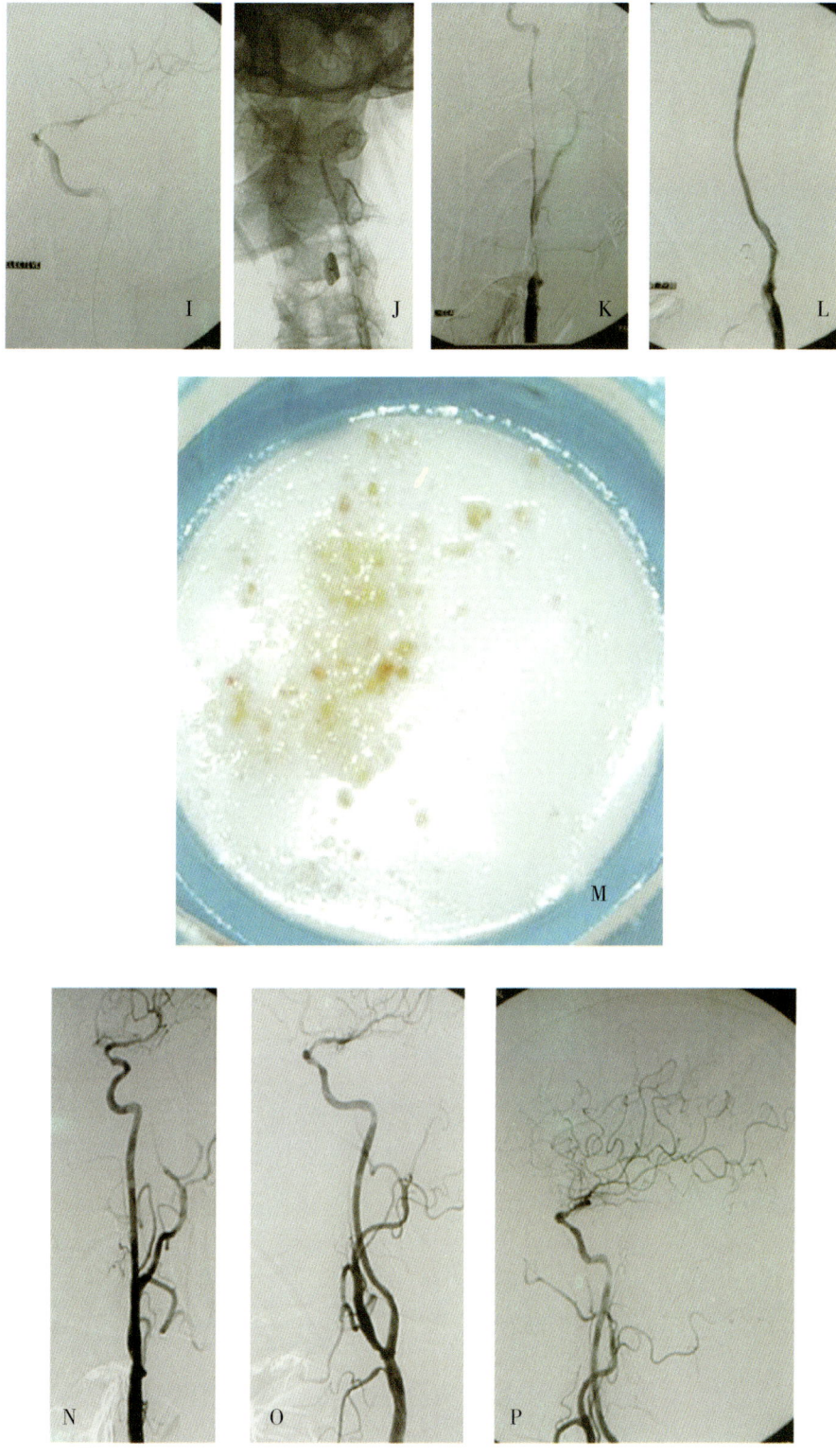

续图 7-5-3 颈动脉慢性闭塞介入开通病例 3

病例4：

患者，男性，50岁。主诉：突发左侧肢体力弱2月余。MRI显示右侧半球皮层下梗死（图7-5-4A），经内科治疗后症状恢复。脑血管造影显示右侧颈动脉C1远端不显影（图7-5-4B），动脉中晚期可见右侧眼动脉逆行供应颅内动脉，颈动脉于海绵窦床突段以下闭塞（图7-5-4C、D）。左侧颈动脉造影显示前交通动脉开放，左向右侧大脑中动脉代偿不足（图7-5-2E），左椎动脉造影显示右侧大脑后动脉闭塞（图7-5-4F），高分辨率MRI显示颈动脉海绵窦段闭塞（图7-5-4G、H）。

治疗经过：全麻下，6F导引导管置于左侧颈内动脉，选择0.014″微导丝引导微导管至颈动脉海绵窦段，通过微导丝将微导管头端顶在残端（图7-5-4I）。尝试将微导丝穿过闭塞段，导丝很顺利穿过闭塞段进入到左侧大脑中动脉M2段，并将微导管置入此处（图7-5-4J）。用0.014″/300cm微导丝交换出微导管，用1.5mm×20mm Gateway行闭塞段扩张，造影显示海绵窦闭塞段通畅（图7-5-4K）。再使用3mm×20mm球囊从上往下行预扩张3次（图7-5-4L），扩张后造影显示海绵窦闭塞段管径明显好转（图7-5-4M）。置入4.5mm×28mm Enterprise自膨支架一枚，即刻造影显示颈动闭塞段完全畅通（图7-5-4N），右侧颈动脉颅内血管显影良好（图7-5-4O）。术后症状未再发作，复查CTA显示右侧颈动脉海绵窦段通畅（图7-5-4P）。

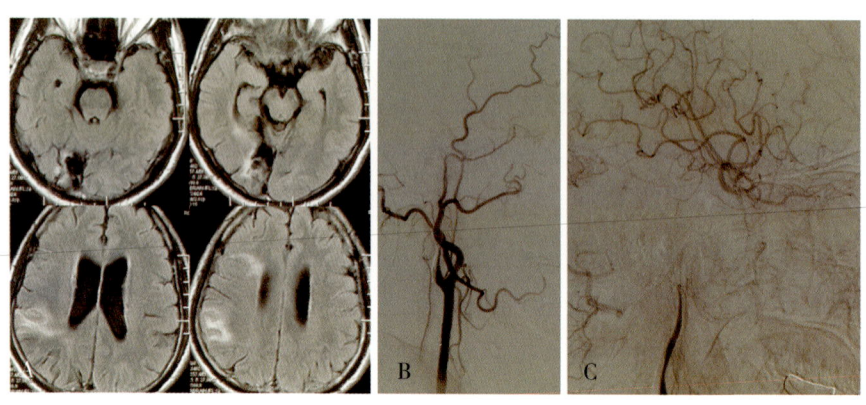

图7-5-4 颈动脉慢性闭塞介入开通病例4

第七章 颈动脉支架介入术

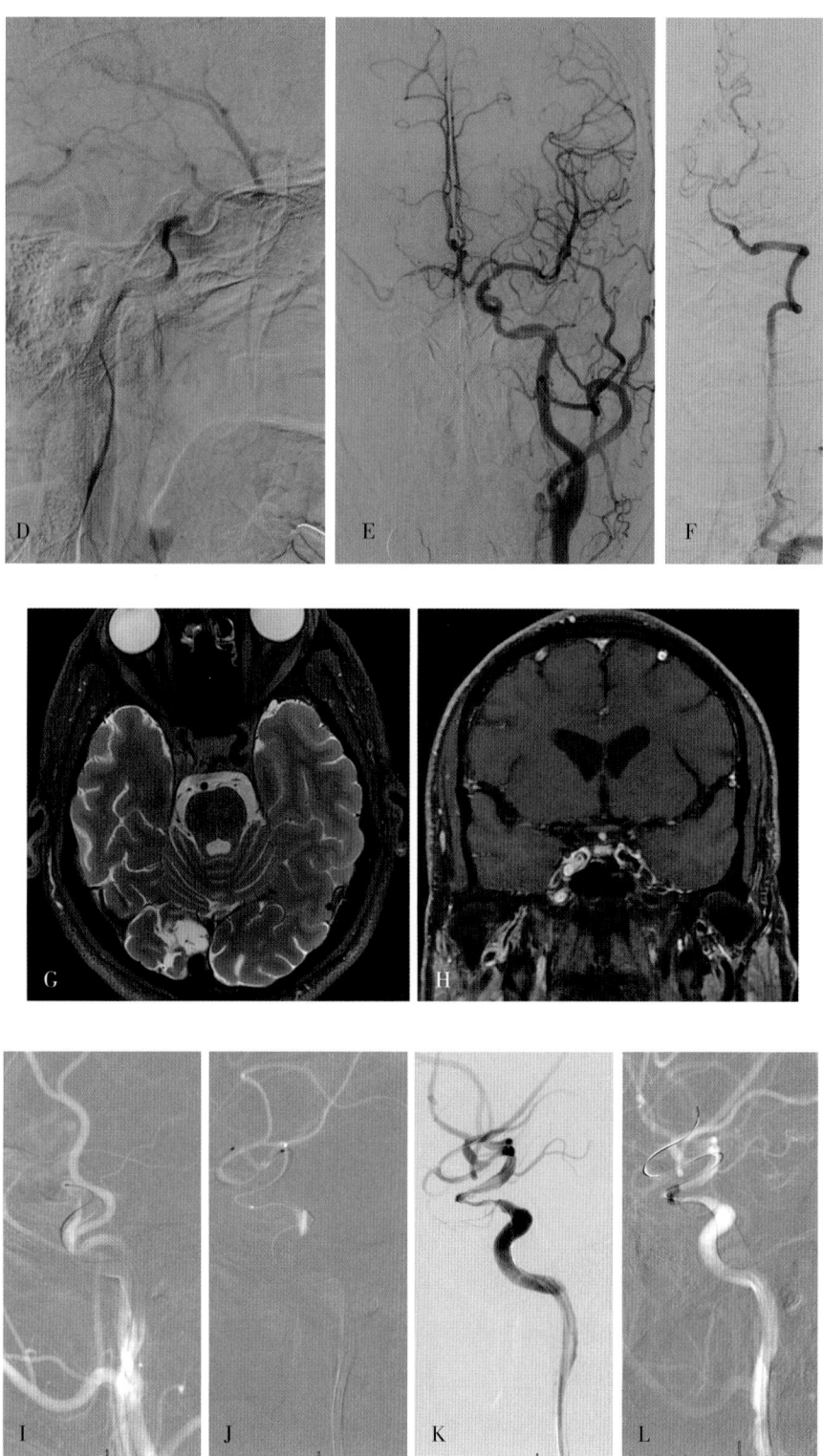

续图 7-5-4 颈动脉慢性闭塞介入开通病例 4

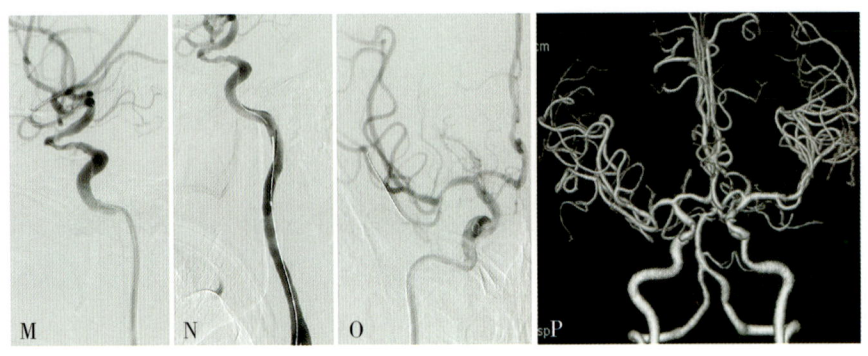

续图 7-5-4 颈动脉慢性闭塞介入开通病例 4

（莫大鹏　马　宁　缪中荣）

二、颈动脉慢性闭塞 CEA 和 CAS 复合开通术

对于一些特殊的颈动脉病变，单独介入治疗难以完成，如颈动脉近端严重迂曲、粥样硬化斑块严重钙化或特殊的慢性闭塞性病变等；而颈动脉内膜剥脱术单一技术又难以完成，例如颈动脉分叉部位置过高，术中发现粥样硬化斑块延续长度超出手术显露范围，或血管远端内膜处理困难，以及出现严重夹层需要处理或闭塞病变过长等。CEA 和 CAS 复合手术技术则是利用二者的优势，为复杂颈动脉狭窄或闭塞性病变等复杂血管病变找到了更合理的治疗方案。

配备 DSA 数字减影机的复合手术室才具备完成 CEA 和 CAS 复合手术所需要的条件。目前该类手术需要有丰富的 CEA 和 CAS 手术经验的医生才能完成。术中需要通过开放的颈动脉内操作以及常规的经股动脉操作相配和。术前应严格规范双抗用量，术中要控制肝素剂量，严格切口止血，血管严密缝合以防止术后伤口渗血。该类手术尚处于探索阶段。

病例：

患者，女性，66 岁。主诉：头晕伴左侧肢体阵发性无力 5 个月。颈部超声显示右侧颈动脉次全闭塞。3 个月前血管造影显示右侧颈动脉次全闭塞，同侧眼动脉逆行充盈右侧颈内动脉，向近端反流到部分海绵窦（图 7-5-5A）。患者药物治疗症状无缓解，遂再次入院。MRI 检查显示右侧海绵窦以下血管闭塞（图 7-5-5B），CTA 显示右侧颈内动脉闭塞（图 7-5-5C），颅内灌注显示右侧半球低灌注（图 7-5-5D、E）。

治疗经过：全麻下，血管造影显示右侧颈内动脉起始段完全闭塞，同侧眼动脉逆行充盈右侧颈内动脉，向近端反流到海绵窦上段，与 3 个月前的造影相同（图

7-5-5 F)。左侧颈动脉造影显示前交通动脉开放,向对侧大脑中动脉代偿不好(图 7-5-5G)。左侧椎动脉闭塞,右侧椎动脉造影显示后交通未开放(图 7-5-5H)。

先行右侧颈部切开,将右侧颈动脉分叉处行内膜剥脱术。术中将 6F 鞘置入已行斑块剥脱的颈内动脉起始部远端,缝合固定。临时夹闭颈内动脉起始部近端,阻断颈总动脉流向颈内动脉的血流,经 6F 鞘置入 6F 导引导管于颈内动脉起始部。使用 0.014″ 微导丝带微导管小心穿过闭塞段,置入 M2 段,然后使用微导管超选择造影,显示微导管位于血管真腔内(图 7-5-5I)。用 0.014″/300cm 微导丝交换出微导管,用 1.5mm×20mm Gateway 行闭塞段扩张(图 7-5-5J)。造影显示右侧颈动脉闭塞段通畅(图 7-5-5K)。再使用 3mm×20mm 球囊从上往下行预扩张 C2 段 3 次(图 7-5-5L),扩张后置入 4.5mm×28mm Enterprise 自膨支架两枚,经股动脉造影显示颈动脉全程完全畅通(图 7-5-5M)。术后患者症状缓解,复查 CT 未见新发梗死灶(图 7-5-5N)。

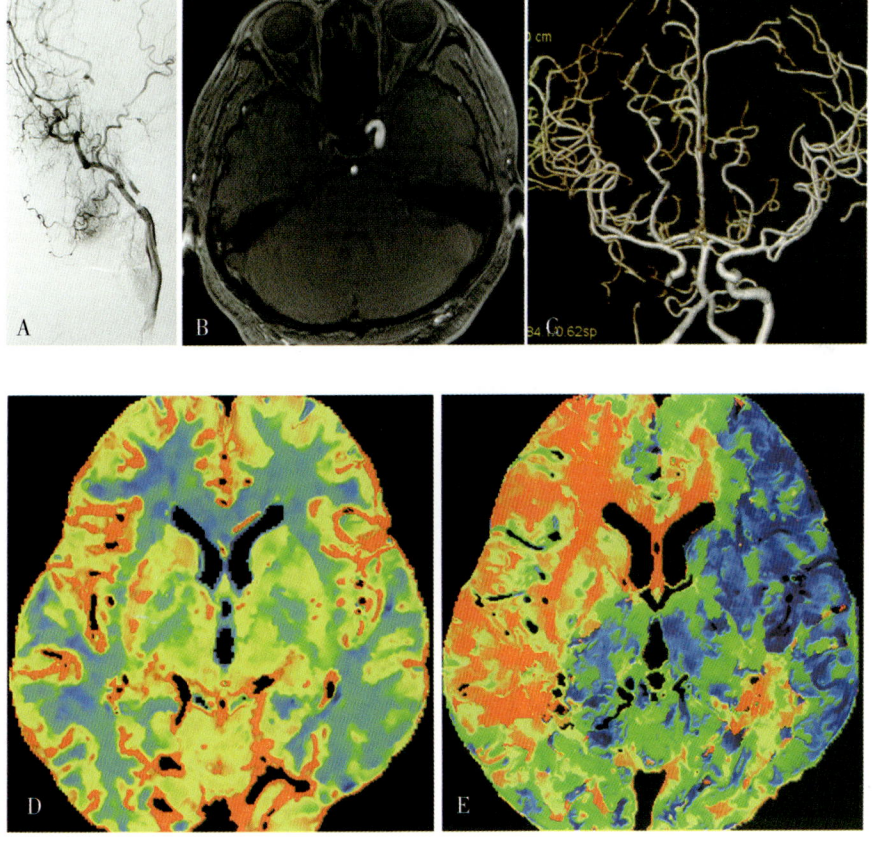

图 7-5-5 颈动脉慢性闭塞 CEA 和 CAS 复合开通术病例

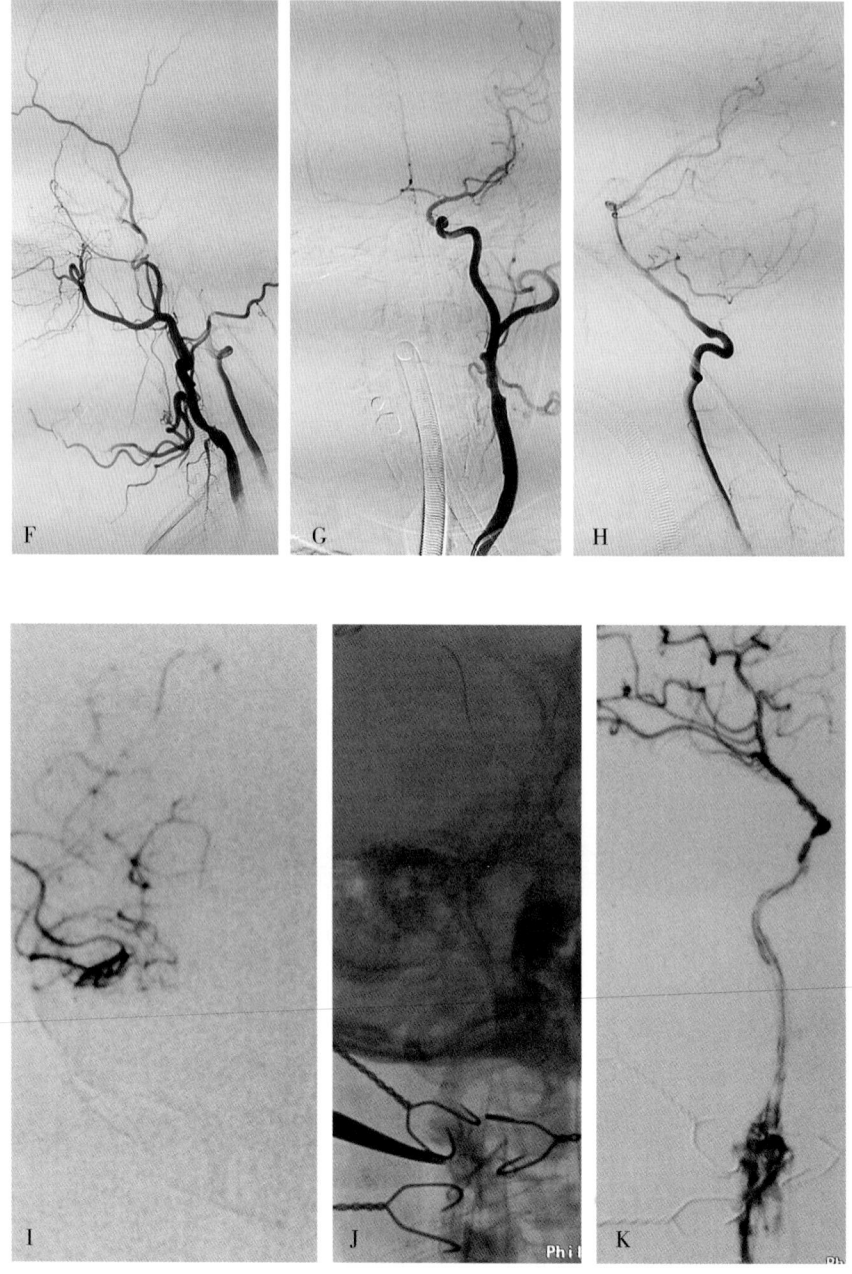

续图 7-5-5　颈动脉慢性闭塞 CEA 和 CAS 复合开通术病例

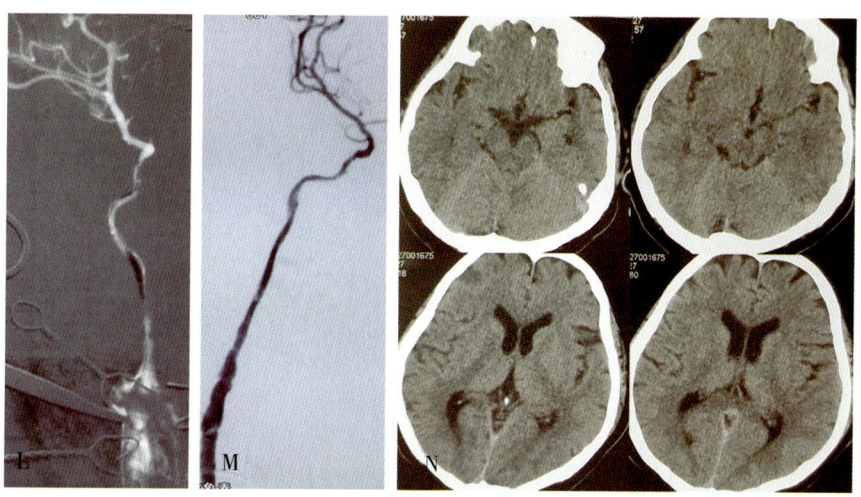

续图 7-5-5 颈动脉慢性闭塞 CEA 和 CAS 复合开通术病例

（莫大鹏　张　东　缪中荣）

第六节　颈动脉狭窄急性闭塞的介入治疗

颈动脉急性闭塞或近端闭塞合并颅内栓子会导致严重的急性缺血性卒中。这些合并性的栓塞提示患者对静脉溶栓的反应较差，并且使血管内治疗变得复杂。尽管如此，血管内支架辅助取栓可能会改善这类患者的预后，但其治疗也应有所顾虑。进行必要的抗血小板治疗来预防支架血栓有可能增加颅内出血的风险，尤其是在静脉溶栓之后。此外，进入颅内血管存在技术难度，即便是有经验的介入医生来操作，也可能引起不良事件。当前的患者资料表明，支架辅助颈动脉取栓安全有效[1]。

一、颈动脉支架辅助下取栓的利弊

颈动脉急性闭塞或高度狭窄合并颅内栓塞的血管内治疗风险较高且充满挑战。操作复杂、干预时间较长以及血小板抑制对于急性缺血性卒中都是不利因素。然而，如果血管没能再通，这些患者很可能会无法生活自理。一项研究报道了单中心颈动脉支架辅助取栓的经验，结果表明颈动脉支架辅助下的取栓对急性卒中的处置是安全有效的[2]。3 个月的结果与前期的临床试验结果相似甚至超过前期的结果，因此以后的临床研究中有必要在取栓时合并使用辅助性的颈动脉支架。本研究中有 43% 的患者出现出血转化，17% 的患者出现支架内血栓，因此需要通过随机试验进一步评估当前研究的获益情况。

二、颈内动脉近端狭窄或闭塞性卒中急性期行颈动脉支架术

目前，对于近端颈内动脉狭窄或闭塞导致的急性缺血性卒中患者，在急性期使用颈动脉支架的可行性、安全性及有效性仍然存在争议。一项研究分析了22例颈内动脉近端狭窄或闭塞使用颈动脉支架的患者[3]。平均发病到院时间为204min（50~630min），平均NHSS评分为12.55（5~23）。10例患者近端颈内动脉完全闭塞，其余12例患者次全闭塞或严重狭窄（平均为90.7%，80%~100%）；11例患者还合并有颅内动脉远端的串联性闭塞。全部患者都成功实施颈动脉支架，并进一步使用Solitaire支架或Penumbra抽吸进行取栓治疗使脑梗死溶栓（Thrombolysis in Cerebralinfaretion，TICI）分级达TICI 2a以上。仅有1例出现操作相关的并发症（脑过度灌注），但恢复良好。出院时的平均NIHSS评分为3.55（0~18）。3个月的平均MRS评分为1±1.67（0~6）。对于近端颈内动脉狭窄或闭塞导致的急性缺血性卒中患者，急性期使用颈动脉支架是一种可行且有效的治疗方法。

很多病例报道指出颈内动脉颅外段急性支架成形，在同期进行机械取栓治疗急性卒中的临床预后良好。然而介入治疗后的症状性颅内出血可高达20%。因此，有研究探讨了多中心队列中该技术的有效性和安全性[4]。研究筛选了德国4家卒中中心2007—2014年住院治疗颈内动脉颅外段实施急性支架植入后，联合实施前循环机械取栓治疗的患者。主要终点为评价症状性颅内出血的比例（ECASS Ⅲ标准），次要终点包括血管影像的再通情况及临床预后。研究纳入170例患者，年龄中位数为64岁（25~88岁），发病到院时间中位数为98min（52~160min），中位NIHSS评分为15（12~19）。症状性颅内出血比例为9%（15/170）。不同组间在年龄、性别、静脉rtPA、操作时间以及成功再通上没有统计学差异。有77%的患者（130/170）达到了TICI分级2b及以上。院内死亡率为19%，36%的患者随访时达到了良好的预后。因此，颈内动脉颅外段急诊支架成形后联合实施前循环取栓治疗安全有效，与单纯的机械取栓相比，并未显著增加症状性颅内出血的风险。

病例1：

患者，男性，51岁。主诉：右侧面瘫，轻度偏瘫及偏身感觉障碍。NIHSS评分为4分。MRI DWI显示左侧顶部DWI小片高信号影像，左侧颈内动脉显示不清。发病3.5h给予静脉tPA后期初症状有改善。然而3h后意识水平下降，出现语言障碍，右侧偏瘫（NIHSS评分14分）。即刻头颅CT平扫无颅内出血或大面积梗死。患者被带入导管室行血管造影，造影提示严重的左侧C1段狭窄及左侧M1段闭塞。术前给予患者负荷剂量的阿司匹林300mg及氯吡格雷300mg。实施全麻，系统肝素化，8F导引导管置于左侧颈总动脉。将FilterWire保护装置（Boston Scientific，MA，USA）置于C2段，首先使用3mm×20mm的Aviator球囊扩张C1段狭窄，然后在狭

窄区域植入 9mm×30mm 的 Wallstent 颈动脉支架（Boston Scientific，MA，USA）。在不撤回支架输送系统的情况下，或者在使用保护装置回收设备的时候，将导引导管沿着支架输送系统同轴前进通过颈动脉支架，到达 C1 段远端，然后将导引导管作为支架输送系统和保护装置共同的回收设备。使用 4mm×20mm 的 Solitaire AB device（eV3，MN，USA）进行中动脉闭塞的取栓，达到 TICI 分级 3 级。通过跨越支架的导引导管回收 Solitaire 设备。24h 后，患者的 NIHSS 评分为 10 分，复查 CT 及 CTA 显示左侧半卵圆中心梗死。在经过短期康复后，出院时 NIHSS 评分为 3 分，MRS 为 1 分。3 个月随访时 MRS 评分为 1 分（图 7-6-1）。

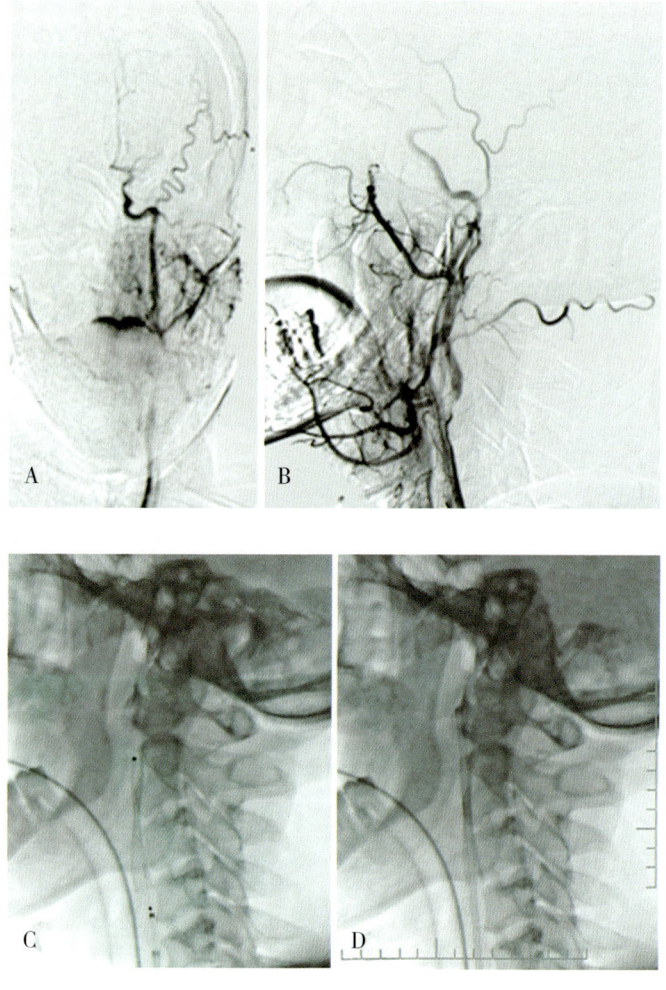

图 7-6-1 颈动脉狭窄急性闭塞病例 1

A、B. 术前血管造影正位（A）和侧位（B）显示左侧颈内动脉狭窄合并急性血栓形成，左侧大脑中动脉闭塞。C. 左侧颈内动脉放置 9mm×30mm 的 Wallstent 颈动脉支架。D. 导引导管同轴通过支架输送系统到达 C1 段远端，通过导引导管跨越支架撤回支架输送系统和 FilterWire 栓子保护装置

颈动脉狭窄介入治疗：理论与实践

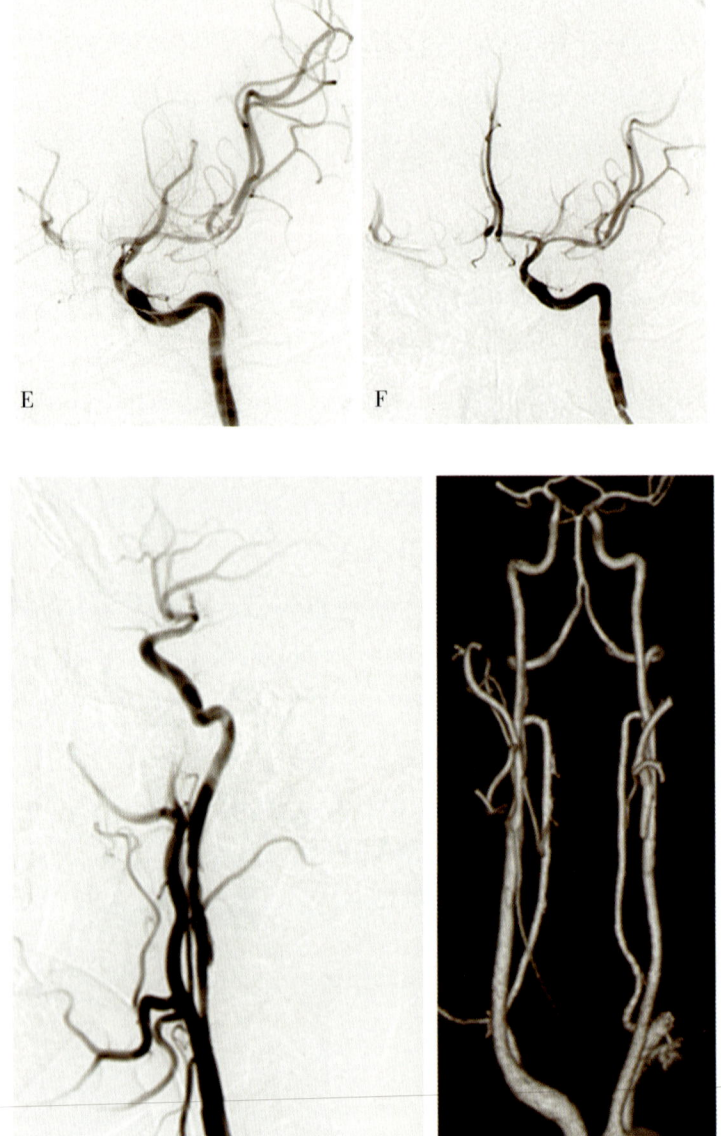

续图 7-6-1 颈动脉狭窄急性闭塞病例 1

E. 通过导引导管显示左侧大脑中动脉的栓子。F. Solitaire 支架（4mm×20mm）机械取栓后左侧大脑中动脉充盈良好。G. 术后左侧 C1 起始处颈动脉支架。H.24h 后复查 CTA 显示左侧颈内动脉及大脑中动脉明显通畅

病例 2：

患者，男性，70 岁。主诉：语言障碍，右侧肢体无力 6h。入院时，患者眼球向左侧凝视，运动性和感觉性失语，右面瘫，右侧重度偏瘫（NIHSS 16 分）。MRI DWI 提示左侧基底节和辐射冠高信号，左侧颈内动脉显影不良，左侧 M1 起始处闭塞。患

者给予负荷剂量的阿司匹林 300mg 和氯吡格雷 300mg。全麻操作，全身肝素化，即刻造影显示左侧 C1 段严重狭窄，左侧 M1 起始处闭塞。8F 导引导管放置于左侧颈总动脉狭窄近端。微导丝微导管同轴通过左侧颈内动脉起始狭窄到达左侧 M1 远端。微导管选择性血管造影显示 M1 闭塞远端分支充盈良好。使用 4mm×20mm 的 Solitaire AB 支架取栓。造影显示大脑中动脉再通失败，颈内动脉起始处闭塞。可能由于取栓设备通过颈动脉狭窄时引起了夹层。微导丝微导管同轴系统通过颈内动脉闭塞部位。选择性造影确定微导管在真腔内，送入微导丝以引导放置 Spider EPD 保护伞（ev3，MN，USA）。使用 3mm×30mm 的 Aviator 球囊预扩张后，予以 9mm×30mm 的 Wallstent 颈动脉支架覆盖颈动脉闭塞段。支架释放后造影显示无显著的左侧颈内动脉残余狭窄，但仍存在左侧 M1 段闭塞（TICI 0）。鉴于操作已经持续了 2.5h，发病超过 8h，开通后有可能出现无效再通或出血的风险，未给予进一步取栓。24h 后复查 CTA 显示左侧大脑中动脉再通，3 个月后随访 MRS 评分为 1 分（图 7-6-2）。

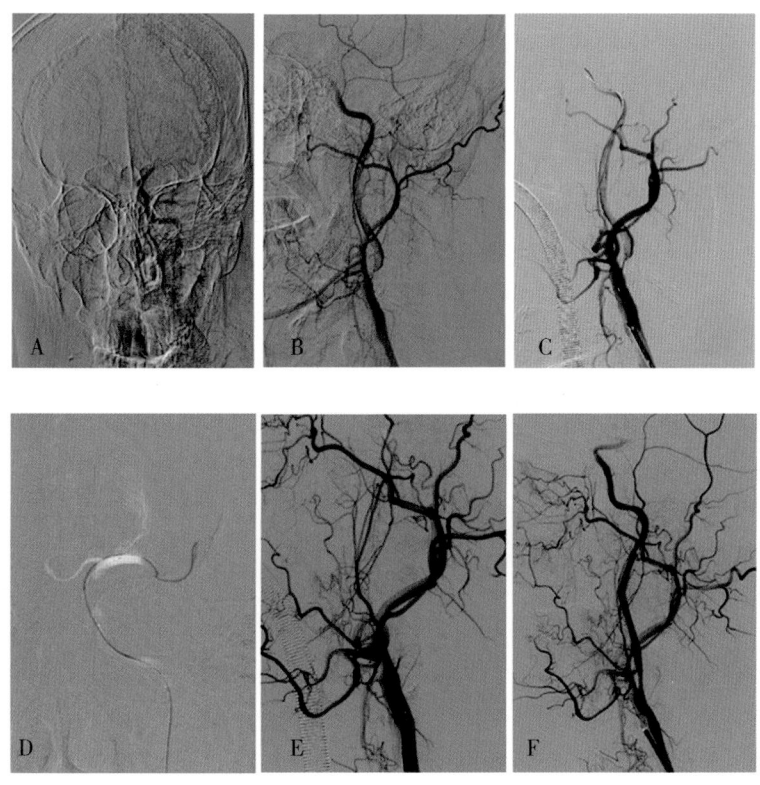

图 7-6-2 颈动脉狭窄急性闭塞病例 2

A、B.造影显示左侧颈内动脉起始处严重狭窄，左侧 M1 起始处闭塞。C、D.导引导管置于颈总动脉，尝试对左侧 M1 闭塞实施取栓。E.机械取栓后造影显示左侧颈内动脉的 C1 段闭塞。F.左侧颈内动脉闭塞支架成形后造影可见颈动脉 C1 段支架，左侧 M1 起始处仍然闭塞

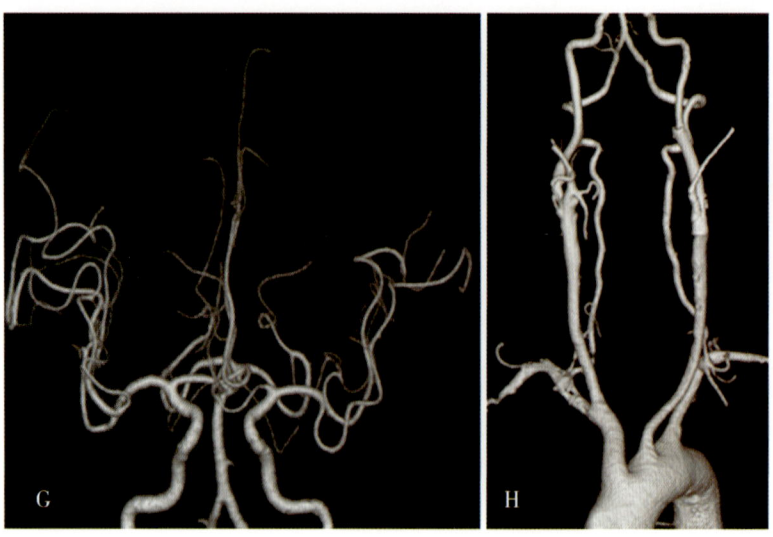

续图 7-6-2　颈动脉狭窄急性闭塞病例 2

G、H.24h 后随访 CTA 提示左侧大脑中动脉再通，左侧颈内动脉可见支架

（霍晓川　高　峰）

参考文献

[1] Steglich-Arnholm H, Krieger DW.Carotid stent-assisted thrombectomy in acute ischemic stroke. Future Cardiol, 2015. 11（5）: 615-632.

[2] Steglich-Arnholm H. Thrombectomy assisted by carotid stenting in acute ischemic stroke management: benefits and harms. J Neurol, 2015, 262（12）: 2668-2675.

[3] Son S.Emergency carotid artery stenting in patients with acute ischemic stroke due to occlusion or stenosis of the proximal internal carotid artery: a single-center experience. J Neurointerv Surg, 2015, 7（4）: 238-244.

[4] Behme D.Emergency Stenting of the Extracranial Internal Carotid Artery in Combination with Anterior Circulation Thrombectomy in Acute Ischemic Stroke: A Retrospective Multicenter Study. AJNR Am J Neuroradiol, 2015，36（12）: 2340-2345.

[5] Haussen DC.Endovascular Management vs Intravenous Thrombolysis for Acute Stroke Secondary to Carotid Artery Dissection: Local Experience and Systematic Review. Neurosurgery, 2016，78（5）: 709-716.

第八章 颈动脉支架术的并发症及其治疗

根据严重程度，可将颈动脉支架术的并发症分为两类：严重并发症（任何类型的缺血性卒中及颅内出血、死亡）和一般并发症（TIA 以及其他手术相关事件）。

根据发作时间，颈动脉支架术的并发症可分为以下 3 组。

1. 介入手术过程中的并发症

- 可能引起 TIA 或急性脑血管意外（Cerebrovascular Accident，CVA）的栓塞。
- 迷走反射亢进——心动过缓、血压降低。
- 血管损伤。
- 支架内血栓。

2. 早期并发症（术后 30d 内）

- 心动过缓、血压降低。
- TIA 和卒中。
- 过度灌注综合征。
- 颅内出血。
- 支架内血栓。
- 死亡。

3. 晚期并发症（超过 30d）

- 再狭窄。
- 闭塞。

第一节 血流动力学抑制

对一单中心连续 500 例 CAS 病例的回顾性分析发现，颈动脉支架操作过程中血流动力学受抑（收缩压 < 90mmHg 或心率 < 60 /min）的发生率为 42%，并且有 17% 的病例术后出现持续性血流动力学受抑[1]。颈动脉病变位于颈动脉球部可能预示此类事件的发生。以前颈动脉内膜剥脱术由于对颈动脉窦进行去神

经化，所以其血流动力学受抑制的发生率较低。血流动力学受抑制的治疗通常很简单。预防性的措施主要包括在术晨禁用降血压药物（使收缩压的基础水平<160mmHg），并且在术前及术中通过静脉输液保证足够的水化。对于术后出现持续血流动力学受抑制的患者，禁用常规降压药物非常重要，并且当血压恢复到基线时这些降压药物应缓慢增加。在患者出院后建议患者每天监测血压以完善血压的调控。

颈动脉支架术中发生血压和心率降低的原因考虑为迷走反射亢进，多发生在球囊扩张时（预扩和后扩均有可能），症状一般持续时间短暂。可能的机制为：球囊扩张时血管壁被动扩张，颈动脉壶腹的压力感受器受刺激，冲动经舌咽神经上传至脑干，并经延髓血管运动神经元介导的迷走神经下传，反射性引发血压下降、心率减慢。支架展开、血管成形术、颈动脉壶腹的牵拉刺激压力感受器产生血流动力学抑制，是颈动脉支架术中最常见的并发症[2]。

通过容量扩张和使用阿托品（0.5mg，可于球囊扩张前应用，静脉推注或入壶）很容易纠正迷走反射导致的血流动力学变化（除了左心室功能受损的情况）。需要注意的是，有冠状动脉疾病的老年人应用阿托品时，可能会导致潜在的并发症，包括意识模糊、尿潴留和心律失常。若收缩压持续低于80mmHg，且患者出现胸闷、心慌、恶心等症状，应予以升压药物，一般给予多巴胺0.5mg静脉缓慢推入，可重复给药，一般总量不超过5mg。必要时用微量泵泵入，剂量为5~10mg/h。可根据血压调整剂量，将血压维持在合适的水平。应避免一次性大剂量给予升压药物，以免诱发血压骤升，增加过度灌注的风险。

对房室传导阻滞的患者，心率<50/min或阿托品试验呈阴性反应者（静脉使用阿托品1~2mg后，观察心率未升高至90/min），建议术中使用一次性起搏器，术后24~48h根据心率情况撤除。预防性经静脉起搏的应用未被确认，可能因为一般情况下，颈动脉窦对在正常范围波动的平均动脉压敏感。通常，颈动脉支架术中的血流动力抑制非常短暂，部分患者可持续到24~48h，很少有能持续到48~72h的，因为在置入支架后压力感受器能很快根据支架的压力来调节血压[1,3,4]。

患者如合并高血压、心衰或其他疾病，压力感受器的"感应点"会发生偏移。可能的易感因素有：老年、冠状动脉病史、大的球囊直径、病变部位（颈动脉壶腹严重钙化），对侧颈动脉狭窄超过60%，或介入前收缩压>180mmHg，这些患者可能发生较为严重和持续的血流动力学异常。CAS术后低血压持续状态为术后低血压持续超过2h以上。易发因素有：高龄、球囊扩后低血压、严重钙化病变和释放支架。治疗应预先给患者肌内注射阿托品0.5~1mg，足量补液。早期下床活动会增加并发症如室性心律失常或穿孔。如果没有及时处理低血压，有可能会诱发低灌注性疾病，甚至发生低灌注性脑梗死。

第二节 低灌注性脑梗死

颈动脉支架过程中由于迷走反射导致的低血压，会导致全身脏器灌注下降。如果同时合并对侧颈动脉严重狭窄或颅内其他部位大血管严重狭窄，则其供血区域将有可能出现由低血压导致的低灌注性脑梗死。有文献报道介入治疗过程中低灌注性脑梗死的发生率是3%~15%。这种脑梗死的发生存在于以下几种情况：①对侧颈动脉完全闭塞，闭塞侧大脑半球供血主要依赖前交通动脉，行患侧颈动脉扩张时出现该侧大脑半球完全缺血。②双侧颈动脉高度狭窄，扩张一侧后诱发低血压从而导致脑灌注不足。③合并有其他部位的狭窄或闭塞病变，术后控制性降压导致闭塞或狭窄病变供血区缺血。④全麻术中血压控制过低，操作时间过长。⑤侧支循环较差的患者预扩张或后扩张时间过长，阻断血流时间过长易诱发患侧半球缺血发生。

预防该类事件发生的方法有：①如果对侧颈动脉闭塞而且血流代偿差，患侧病变狭窄程度不是很严重（>70%），可以先置入支架，如果是软斑块可以避免后扩张带来的血流阻断。如果支架置入后仍需要后扩张，则选择较短的球囊（如5mm×20mm）行支架内后扩张，建议快速充盈球囊，在几秒钟内完成操作。如果病变狭窄程度>90%，可以选择外径较小的球囊（4mm）预扩张，方法同前，然后置入支架。②双侧狭窄，扩张一侧诱发低血压导致对侧出现症状时，不要急于使用升压药物。先给予胶体扩容增加血容量，同时和患者交谈等，5~10min仍不升反而下降，可以适当使用升压药物提高血压。一般使用多巴胺1~5mg稀释后静脉给予，可以重复使用，顽固性低血压可以持续微量泵入，也可以选择同时完成另外一侧颈动脉狭窄支架成形术。③前后循环同时存在欲干预的血管之外的大血管的狭窄或闭塞，术后血压的控制要兼顾前后循环狭窄或闭塞的耐受降压的程度。④全麻操作时血压不能控制太低，收缩压维持在约120mmHg，可以预防其他区域低灌注或操作时间过长导致的患侧低灌注。⑤预扩张或后扩张临时阻断血流而导致的术后患侧半球缺血，应尽快抽空球囊，恢复血流，一般症状会很快好转。由低灌注诱发的脑缺血发作，首选的治疗是恢复血流，提高灌注，病情一般可迅速缓解，在判断病情前不要急于做溶栓处理。

病例：

患者，男性，47岁。主诉：突发头晕伴右侧肢体无力45d。患者45d前无明显诱因突发头晕右侧肢体无力,伴言语笨拙,无恶心呕吐,无耳鸣,听力正常,无视物模糊,急就诊于当地医院。行头颅 MRI 提示左侧额叶半卵圆中心急性脑梗死,双侧基底节多发腔隙性脑梗死。颈部血管彩超及 CTA 提示双侧颈内动脉起始段狭窄,右侧颈内动脉狭窄较重,左侧大脑中动脉分支起始段重度狭窄(图8-2-1A)。头颅 CT 提示左侧额叶、半卵圆中心梗死(图8-2-1B)。经内科治疗症状缓解,目前右侧上肢活动自如,但近记忆力减退、反应迟钝。患者发病后服阿司匹林肠溶片及立普妥。查体:血压为右侧 132/84mmHg,左侧 126/73mmHg。心肺腹未见明显异常。双侧颈动脉听诊区及双侧椎动脉听诊区未闻及杂音,双侧桡动脉搏动正常。神志清楚,言语流利,双侧瞳孔等大等圆,直径 0.3cm,对光反射灵敏。伸舌居中,咽反射正常。四肢肌力、肌张力正常,双侧病理反射阴性,双侧股动脉搏动正常。否认高血压病、糖尿病及高脂血症病史。吸烟20余年,每日1包,戒烟1个月。

诊断:1.右侧颈内动脉C1段重度狭窄。2.左侧大脑中动脉M1段狭窄。3.脑梗死。

治疗经过: 入院后给予口服拜阿司匹林 100mg/d,波立维 75mg/d 以及立普妥 20mg/d。入院后第2天,在局麻及心电、血压监护下行右侧颈内动脉C1段支架置入术。采取股动脉入路,以 Seldinger 技术穿刺成功后,置入8F的血管鞘。给予全身肝素化后,将8F导引导管在导丝导引下送至右侧颈总动脉造影,提示右侧颈动脉起始段重度狭窄(图8-2-1C)。选择 Angioguard(直径6mm,长度190cm)保护伞小心通过病变处,通过保护伞导丝送入 Viatrac 球囊(5.0mm×30mm)至病变处,以6个大气压进行扩张,扩张后患者心率下降至 40/min,血压为 90/50mmHg。当时查体患者除了稍烦躁,无神经定位体征,给予万汶扩容,嘱咐咳嗽,并给予阿托品 0.5mg 入壶后患者心率恢复至 60/min,但血压仍为 90/60mmHg。未进一步处理,继续手术。释放 Precise(9mm×30mm)支架(图8-2-1D)。残余狭窄约20%,再以 Sterling 球囊(6.0mm×30mm)后扩,患者血压进一步下降至 80/40mmHg,出现言语不利,右侧肢体麻木、无力,给予扩容观察 2min 后血压无回升,给予多巴胺 1mg 入壶后 1min 患者血压升至 90/60mmHg,5min 后回升至 100/60mmHg,患者肢体无力感缓解,但仍有言语不利,并进一步加重。术后复查头颅 CT 提示左侧颞顶叶急性梗死(图8-2-1E、F),言语功能评定为完全混合性失语。经过半个月语言康复后患者恢复部分语言功能。

第八章 颈动脉支架术的并发症及其治疗

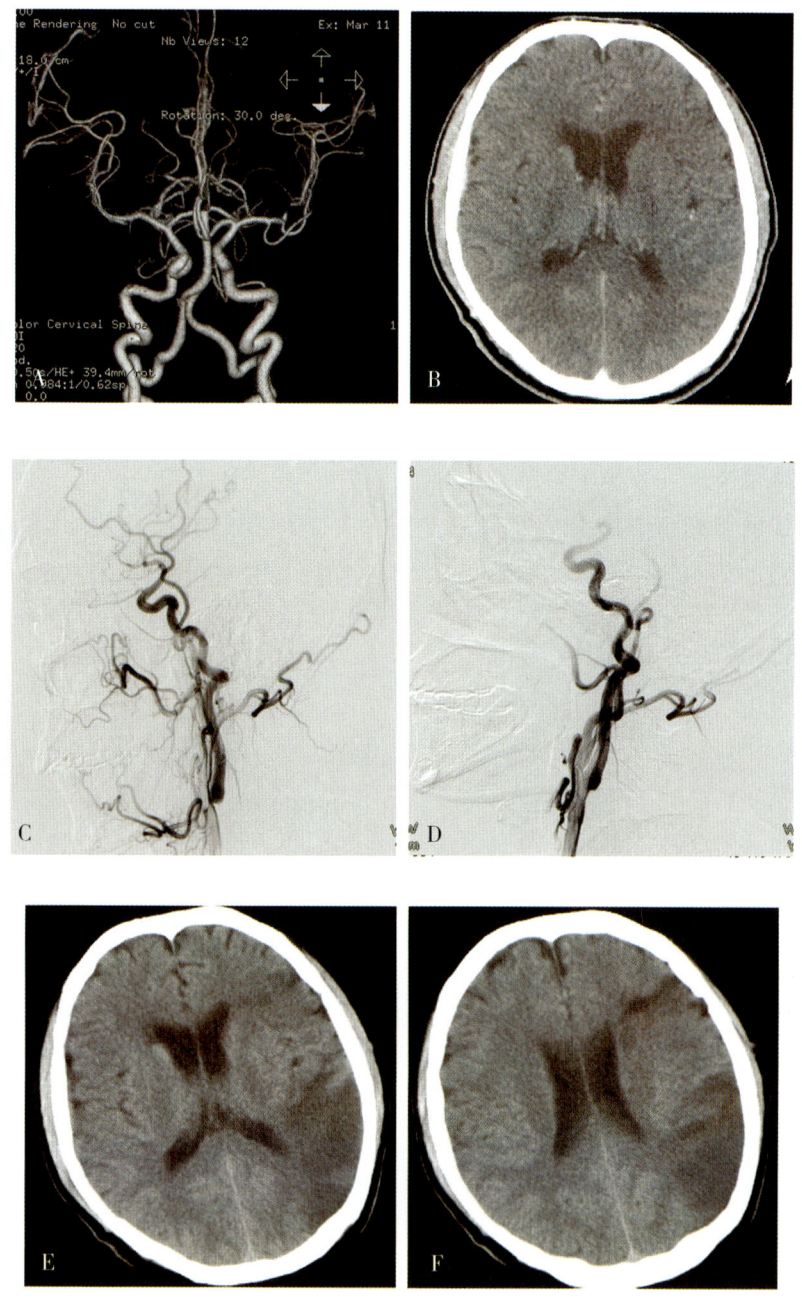

图 8-2-1 低灌注性脑梗死病例

经验：在颈动脉支架术中，出现迷走反射亢进是常见的情况，一般无需特殊处理。老年患者和钙化型斑块、术前即心率偏慢（心率 < 70 /min）的患者，可于球囊扩张前提前给予阿托品预防。对于出现明显迷走反射、血压下降、有血流动力学影响的患者，要及时给予药物纠正。尤其同时合并颅内大血管狭窄的患者，术中

长时间的低血压会诱发颅内狭窄血管区域的梗死。一般经验是给予小剂量的升压药物，如多巴胺1mg入壶，可观察血压1min后重复给予。对血流动力学不稳定的患者，可给予微量泵持续泵入多巴胺以维持血压，避免出现低灌注诱发的脑梗死。本例患者术前明确做出大脑中动脉起始段狭窄的诊断，术中球囊扩张后出现低血压，应该避免大球囊再次扩张，导致更严重和持续的迷走反射情况出现。

第三节 栓 塞

栓塞是颈动脉介入治疗中最常见的并发症，其发生机制主要为血管远端斑块栓塞，来源于导管和导丝在操作过程中使主动脉弓和颈总动脉的斑块脱落，以及在治疗部位行支架放置或血管成形过程中突出的斑块成分被挤压脱落。栓塞可分为以下几种：保护伞内栓塞、动脉－动脉栓塞和远端血管栓塞（包括眼动脉栓塞）。在目前规律使用保护伞的情况下，症状性栓塞事件的发生率已经明显下降，但仍然是最常见的并发症之一，尤其是在血管钙化明显、血管迂曲、颈动脉斑块性质不稳定和斑块负荷量大的情况下，发生概率增加。

栓塞发生的主要原因包括导管操作、斑块破裂、斑块切割和血栓形成。同时，由于颈动脉介入治疗使用快速交换器械，有空气栓塞的风险。建议缓慢将器械塞入止血阀，输送过程中允许适量回血，减少空气栓塞的概率。临床上常见的栓塞包括保护伞栓塞、动脉－动脉的栓塞以及眼动脉的栓塞。

一、保护伞栓塞

保护伞栓塞只要判断清楚，撤出保护伞即可缓解由于保护伞堵塞导致的前向血流阻滞。

病例：

患者，男性，54岁。主诉：右侧肢体活动不便2月余。患者于2个月前无诱因出现右侧肢体活动不便，走路不稳。在某医院诊断为脑梗死，治疗2周好转。为求进一步诊治来我院。门诊行弓上CTA提示双侧颈动脉狭窄，并于1个月前行左侧颈动脉支架置入术，为行右侧颈动脉支架手术再次入院。查体：血压右侧125/96mmHg，左侧血压114/85mmHg，神志清楚，言语流利，四肢肌力Ⅴ级。既往有高血压病病史10年，血压最高为140/110mmHg；不规律服用中药降压（具体药物不详），平时血压为140/100mmHg左右。糖尿病病史6年，现口服阿卡波糖（100mg，每日3次），平时血糖在9mmol/L左右。高脂血症病史6年，未定期检查，现口服阿托伐他汀（每日20mg）。6年前曾患脑梗死（表现为右侧肢体活动不灵），未留后遗症。吸烟30年，每日约40支，未戒。饮酒30年，每日≥5个标准饮酒量。

诊断：1.右侧颈内动脉C1段重度狭窄。2.脑梗死后遗症。3.高血压病。4.糖尿病。

治疗经过：入院后予以口服拜阿司匹林100mg每晚1次，波立维75mg每日1次，辛伐他汀20mg每晚1次。入院后第3天，在局麻及心电、血压监护下行右侧颈内动脉C1段支架置入术。采取股动脉入路，8F的血管鞘，采取Seldinger技术穿刺成功后给予全身肝素化，将8F导引导管在导丝导引下送至右侧颈总动脉造影，提示右侧颈动脉起始段重度狭窄（图8-3-1A）。选择RX Accunet（5.5mm×190cm）保护伞小心通过病变，至右侧颈动脉C1段远端，释放保护伞。通过保护伞导丝送入Viatrac球囊（4.0mm×30mm）至病变处（图8-3-1B），以6个大气压进行扩张（图8-3-1C），然后选择Acculink［（6~8mm）×40mm］支架到位（图8-3-1D），支架释放后前向血流消失（图8-3-1E），在回收保护伞后血流恢复（图8-3-1F）。

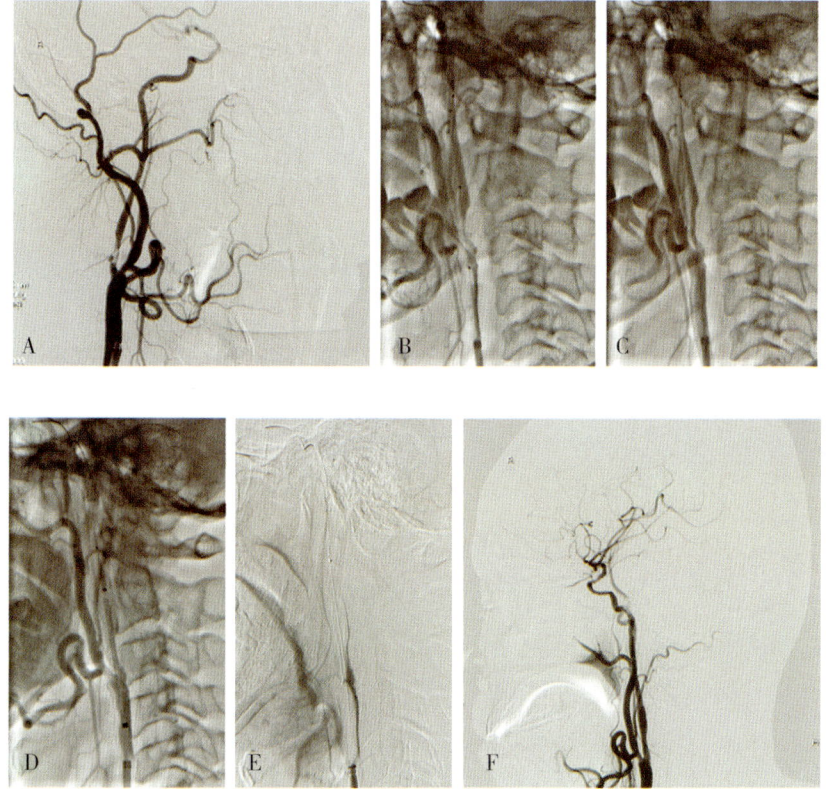

图8-3-1　保护伞栓塞病例

经验：保护伞栓塞是颈动脉支架置入术中常见的情况，常见于病变长、斑块负荷量较大、斑块较松软的情况。在球囊扩张和支架置入过程中，斑块脱落至保护伞内，导致伞网堵塞，前向血流消失，这种情况需要和支架内及远端血管血栓形成鉴别。由于保护装置的网眼被球囊扩张引起的小栓子堵塞从而引起血流滞留或血流中断，通常将保护装置撤回后血流即恢复畅通。在回收保护装置时，可先通过导引导管回抽血液，减少保护装置内的血栓，不要将保护装置完全收回到回收鞘中以免将血栓挤出保护装置，避免血栓再次逃逸。

二、动脉-动脉栓塞

在非保护性颈总动脉导管术、预扩张、保护伞释放前、释放后及回收后有发生远端栓塞的可能，支架展开及后扩张过程中也有可能发生。尽管镍钛合金支架对动脉壁可通过挤压斑块产生持续压力，支架似乎不是置入后栓子进一步迁移的原因。SAPPHIRE试验（保护装置下对内膜剥脱高风险患者行支架及血管成形术）中，167例患者仅有2例卒中（均为轻微卒中）发生于术后30d至1年33天，这充分说明CAS在栓子保护装置应用后的长期安全性[5]。多数远端栓塞与主动脉弓水平出现斑块相关，也与不良的主动脉弓解剖（Ⅲ型）或者颈动脉起始部位复杂相关。预扩张使用大球囊扩张（≥6mm）也是独立的危险因素。

发生栓塞的可预防的危险因素包括术前未充分抗血小板治疗、暴力推送导管、释放EPD前器械越过病变。

病例：

患者，男性，51岁。主诉：突发右侧肢体无力19d，加重伴言语不清3d。糖尿病病史4年。患者无诱因19d前早起后突发右侧肢体无力，行走持物可。当地诊断为"脑梗死"，经治疗后好转出院。3d前肢体无力加重伴言语不清。无肢体麻木、肢体抽搐。无意识丧失。查体：血压150/90mmHg，双肺呼吸音清，未闻及干湿啰音，心律齐，未闻及明显杂音。腹软，无压痛及反跳痛，肝脾肋下未触及。神经系统查体：神清，不完全型运动性失语。双侧瞳孔等大等圆，直径2.5mm，双侧瞳孔直接及间接对光反射灵敏，眼球各项运动充分，未见眼震。双侧额纹、右鼻唇沟稍浅。闭目及示齿有力。双侧转颈耸肩有力，伸舌居中，未见舌肌颤动。右上肢肌力Ⅴ-级，右下肢肌力Ⅱ级。四肢肌张力正常。双侧指鼻稳准。四肢腱反射对称正常。右侧巴氏征阳性，左侧巴氏征阴性。头颅MRI示左基底节区、左额叶脑梗死。

诊断：1.左侧颈内动脉C1段重度狭窄。2.脑梗死。3.糖尿病。

治疗经过：入院后予以口服拜阿司匹林100mg每晚1次，波立维75mg每日1次，阿托伐他汀20mg每晚1次。入院后第4天,在局麻及心电、血压监护下行左侧颈内动脉C1段支架置入术。采取股动脉入路,8F的血管鞘,以Seldinger技术穿刺成功后给予全身肝素化。将8F导引导管在导丝导引下送至左侧颈总动脉造影,提示左侧颈动脉起始段重度狭窄(图8-3-2A),选择0.014mm微导丝及2.0mm×20mm小球囊,小心通过病变,以8个大气压扩张(图8-3-2B)。撤出球囊,通过微导丝送入Spider5.0保护伞至左侧颈动脉C1段远端,释放保护伞,通过保护伞导丝送入Viatrac球囊(4.0mm×30mm)至病变处,以6个大气压进行扩张(图8-3-2C),然后释放Acculink[(6mm~8mm)×40mm]支架(图8-3-2D)。回收保护伞后复查造影提示远端大脑中动脉起始段显影不清,考虑急性栓塞(图8-3-2E)。迅速选择4mm×20mm的Solitaire取栓支架送至左侧大脑中动脉,造影提示斑块在左侧大脑中动脉起始段(图8-3-2F),拉栓一次后左侧大脑中动脉血流再通(图8-3-2G、H)。

经验:如果在术前利用超声检查或高分辨MRI判断出斑块为"软斑块",可以采用的措施有:①使用近端保护装置,在球囊扩张和支架置入后完全抽出碎裂的栓子。②在预扩张时使用相对较小的球囊(≤4mm)扩张减少斑块碎裂。③在撤出保护伞之前充分抽吸导引管以减少栓子"逃逸"。④当发现颈动脉血液滞留,收伞时不要将保护装置全部回收入鞘内。

三、眼动脉栓塞

眼动脉栓塞是容易被忽视的颈动脉介入治疗的并发症,往往在颈动脉始段斑块负荷量大、溃疡性斑块或扩张球囊过大时易发生。如果缺如颈外动脉对眼动脉供血,则可导致严重视力减退,甚至失明。

病例1:

患者,男性,74岁。主诉:发作性左肢麻木无力40余日。患者40余日前无明显诱因出现左侧肢体麻木、无力,多在立位时发作,不能行走,左手抬举费力,伴有反应迟钝、左侧口角流涎,症状持续2~3min缓解,但仍遗留左侧肢体轻度无力、麻木。每日发作数次,无头晕、头痛,无耳鸣、复视,无饮水呛咳、言语不清,无二便失禁、意识不清。到某医院就诊,做MRI提示右侧额叶皮层区亚急性脑梗死,CTA提示右侧颈内动脉颈段重度狭窄,给予口服阿司匹林和立普妥,仍有左肢无力发作。10d前在我院做全脑血管造影,右侧颈内动脉C1段球囊扩张术后,拟行分期支架置入治疗。患者出院后出现血压偏低,仍有左肢无力发作,站立位时出现,每次持续数秒钟,共发作3~4次,来我院门诊,以"颈动脉狭窄"收入我科。高血压病病史10年，血压最高180/100mmHg，平时血压130/80mmHg，服用缬沙坦、康忻、络活喜治疗，近10d血压偏低，未服用降压药物。糖尿病病史40d，口服拜糖苹，血糖控制尚可。冠心病冠状动脉支架术后7年，长期服用阿司匹林和辛伐他汀。无烟酒史。查体：神志清楚，言语流利。面纹对称，伸舌居中。双侧瞳孔等大等圆，光反射灵敏，眼球活动自如。四肢肌力、肌张力正常，双侧病理征阴性。NIHSS评分：0分。

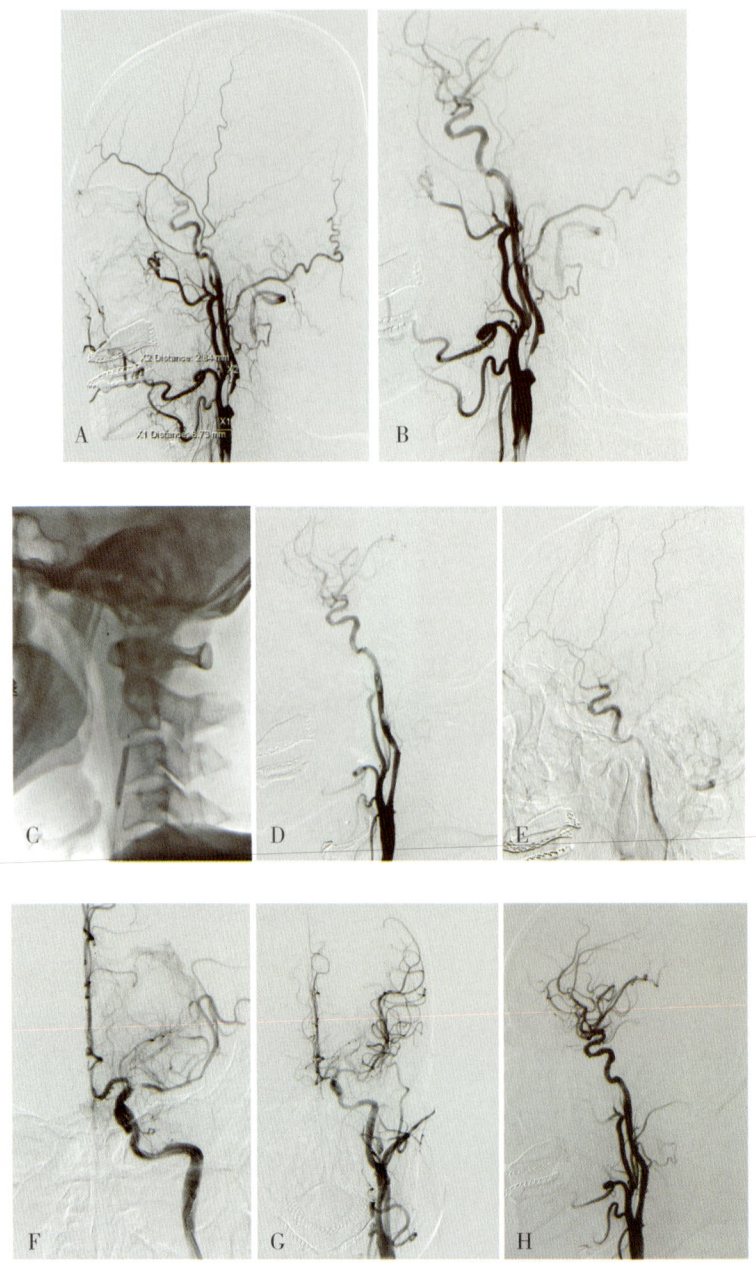

图8-3-2 动脉-动脉栓塞病例1

诊断：1.右侧颈内动脉C1段重度狭窄。2.脑梗死。3.高血压病。4.糖尿病。5.冠心病冠状动脉支架术后。

治疗经过：入院后给予口服拜阿司匹林100mg每晚1次，波立维75mg每日1次，阿托伐他汀20mg每晚1次，控制血压、血糖。入院后第2天，在局麻及心电、血压监护下行右侧颈内动脉C1段支架置入术。采取股动脉入路，8F的血管鞘，以Seldinger技术穿刺成功后给予全身肝素化。将8F导引导管在导丝导引下送至右侧颈总动脉造影，提示右侧颈动脉起始段重度狭窄（图8-3-3A、B）。选择Accunet5.5保护伞小心通过病变处，通过保护伞导丝送入Viatrac球囊（4.0mm×30mm）至病变处（图8-3-3B），以6个大气压进行扩张（图8-3-3C）。然后释放Acculink[（6~8mm）×40mm]支架（图8-3-3D），释放支架后复查造影提示右侧眼动脉消失（图8-3-3E、F）。患者术后出现右眼失明，在压迫颈外动脉及扩容补液、抗凝治疗后视力于第3天恢复。

病例2：

患者，男性，56岁。主诉：右侧肢体无力3个月。患者于3个月前出现右侧肢体不灵活，右手持物不稳，左下肢走路不灵活，无肢体无力，伴有言语不利，无意识改变。就诊于某医院，诊断为脑梗死，给予拜阿司匹林、波立维、立普妥及输液药物治疗，患者症状缓解，未留后遗症。此后患者上述症状反复发作过2次，住院治疗后均缓解。MRI提示左侧额叶急性梗死灶（图8-3-4A），头颈部CTA提示左侧颈内动脉重度狭窄（图8-3-4B）。2015年4月30日于我院行左侧颈内动脉C1段球囊扩张术，给予MONORAIL球囊（2.5mm×20mm）扩张，患者血流明显改善，术后患者未发作右侧肢体症状。为行二期手术再次于我院住院治疗。高血压病史20年，血压最高180/110mmHg，目前未服降压药，血压控制在140/90mmHg左右。2型糖尿病病史3个月，规律口服拜糖苹50mg，每日3次，血糖控制在空腹6~7mmol/L，餐后10~11mmol/L。肝肾功能异常病史3年。吸烟史30年，每日20支，偶尔饮酒，目前已戒烟酒3个月。查体：神志清楚，言语流利。面纹对称，伸舌居中。双侧瞳孔等大等圆，光反射灵敏，眼球活动自如。四肢肌力、肌张力正常，双侧病理征阴性。NIHSS评分：0分。

诊断：1.左侧颈动脉重度狭窄。2.高血压病。3.脑梗死。

治疗过程：入院后予以口服拜阿司匹林100mg每晚1次，波立维75mg每日1次，阿托伐他汀20mg每晚1次，控制血压。入院后第5天，在局麻及心电、血压监护下行左侧颈内动脉C1段支架置入术。采取股动脉入路，8F的血管鞘，以Seldinger技术穿刺成功后给予全身肝素化。将8F导引导管在导丝导引下送至左侧颈总动脉造影，提示左侧颈动脉起始段重度狭窄（图8-3-4C）。选择Accunet5.5保护伞小心通过病变处，通过保护伞导丝送入Viatrac球囊（4.0mm×30mm）至病变处，以7个大气压进行扩张（图8-3-4D）。然后释放Acculink［（6~8mm）×40mm］支架（图8-3-4E）。患者术后出现左眼失明，眼底动脉造影提示术前眼底动脉正常（图8-3-4F），术后左侧眼底视网膜中央动脉栓塞（图8-3-4G）。眼科会诊给予相关的扩张血管、球后注射等治疗后，患者左侧眼视力仍不能恢复。于术后半个月随访，患者视力稍有好转，有光感及手动感。

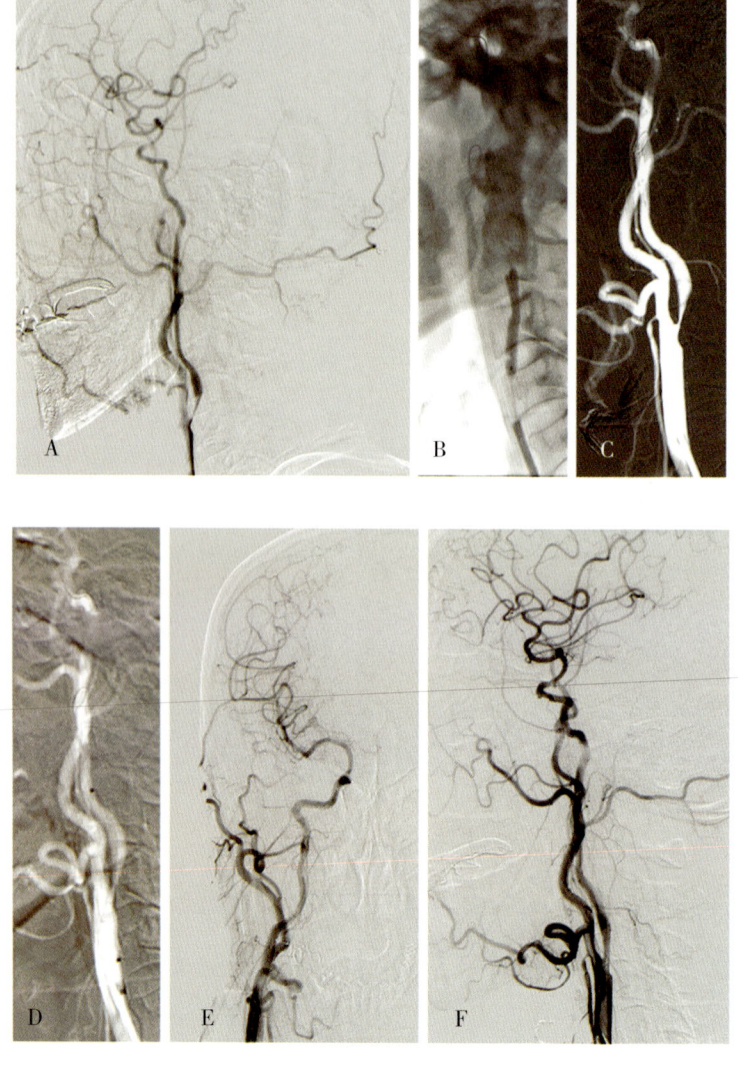

图8-3-3 眼动脉栓塞病例1

第八章 颈动脉支架术的并发症及其治疗

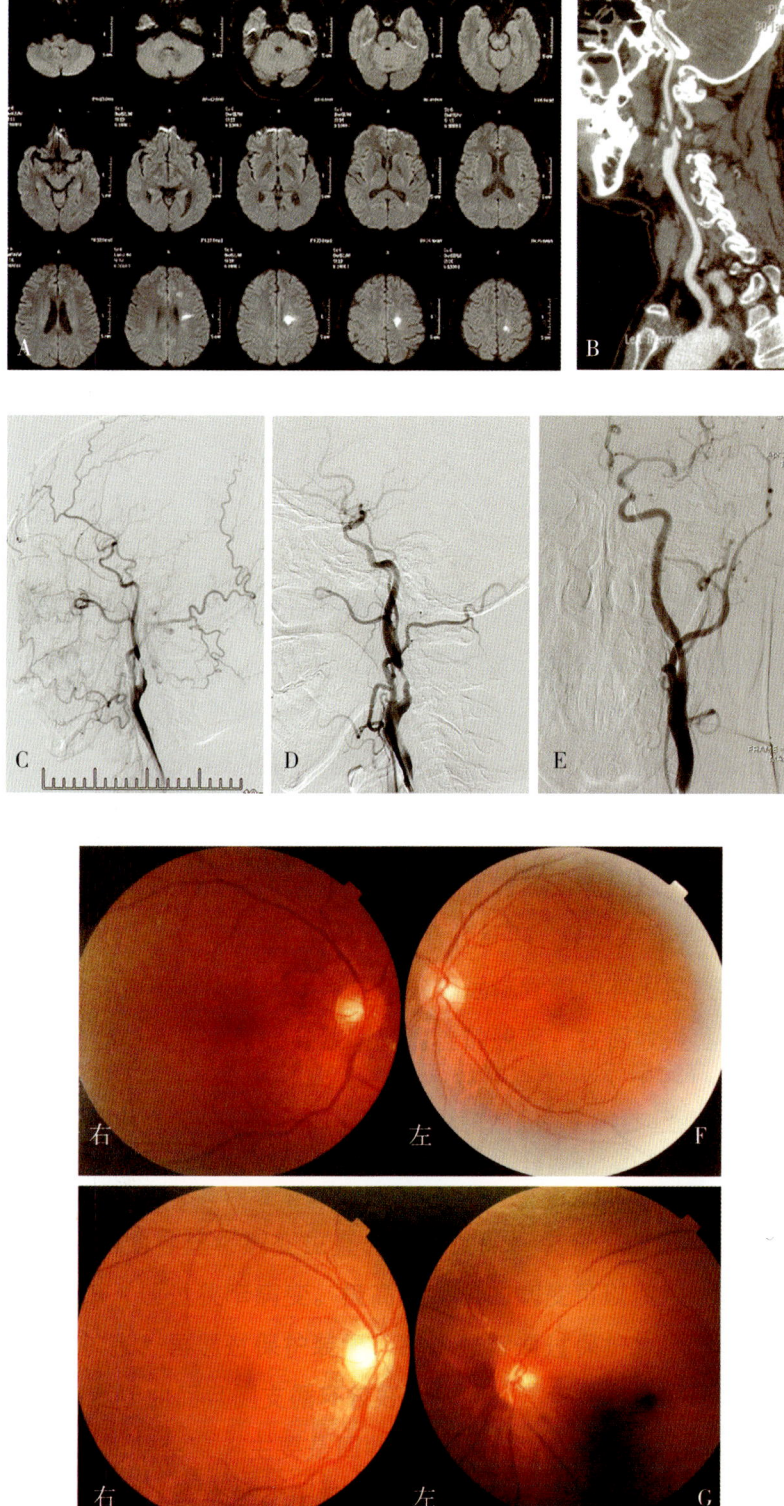

图 8-3-4 眼动脉栓塞病例 2

经验：眼动脉栓塞常见于颈外动脉对同侧眼动脉代偿差或缺如的时候，术前需要仔细判别。如果眼动脉代偿差，在扩张颈动脉病变处时尽量选择较小的球囊，选择合适及栓子拦截率较高的保护装置，甚至稍大一些的保护装置。术后注意观察病情，及时给予相应的抗凝、扩容治疗，必要时及时联系眼科给予相应治疗。

四、远端血管栓塞

颈动脉介入治疗过程中，当栓塞物过多，超过 EPD 容量，或球囊扩张后斑块破裂，栓子逃逸到远端末梢血管时，复查造影血管提示没有大血管缺失，患者却出现新发神经系统功能缺损。这种情况下，排除出血后，应考虑脑血管远端的栓塞。可立即加强抗栓力度，或肝素治疗，扩容补液，适量升高血压，病情一般可得到一定程度的恢复。

病例 1：

患者，男性，78 岁。主诉：发作性左眼黑蒙半个月。半年前患者无明显诱因开始出现右侧下肢无力，表现为右下肢行走时较乏力，行走较左侧欠稳当，但不伴有头晕、恶心、呕吐，无语言功能障碍及大小便失禁等不适，未引起重视，未经系统诊治。半个月前无明显诱因突然出现左眼黑蒙，发作时自觉完全失明，左眼视物不见，右眼视物正常，症状持续约 4min 后逐渐好转，好转后未遗留有视力下降、无视物模糊或复视等，就诊于某医院。行 CTA 检查提示左侧颈内动脉起始段极重度狭窄，为求进一步诊治来我院就诊，以"颈内动脉狭窄"收住我科。既往体健，有吸烟史 30 年，每日 20 支。饮酒 40 年，每日 150g。

查体：左侧血压 128/72mmHg，右侧 135/79mmHg。神志清楚，言语流利。双侧瞳孔等大等圆，直径约 3.0mm，对光反射灵敏，双眼球各项运动充分，无眼震及复视。示齿双侧对称，伸舌居中，肌张力正常，四肢肌力V级。痛温觉对称存在，双侧指鼻及跟膝胫试验稳准，双侧腱反射对侧存在，双侧巴氏征阴性。双侧足背动脉脉搏强。

诊断：1.左侧颈内动脉 C1 段重度狭窄。2.TIA。

入院后予以口服拜阿司匹林 100mg 每晚 1 次，波立维 75mg 每日 1 次，辛伐他汀 20mg 每晚 1 次。入院第 3 天，在局麻及心电、血压监护下行左侧颈内动脉 C1 段支架置入术。采取股动脉入路，以 Seldinger 技术穿刺成功后置入 8F 的血管鞘，给予全身肝素化后，将 8F 导引导管在导丝导引下送至左侧颈总动脉造影，提示左侧颈动脉起始段重度狭窄（图 8-3-5A）。选择 0.014″ 微导丝及 2.0mm×20mm 小球囊小心通过病变处，进行扩张（图 8-3-5B）。再送入 Spider5.0 保护伞，通

第八章 颈动脉支架术的并发症及其治疗

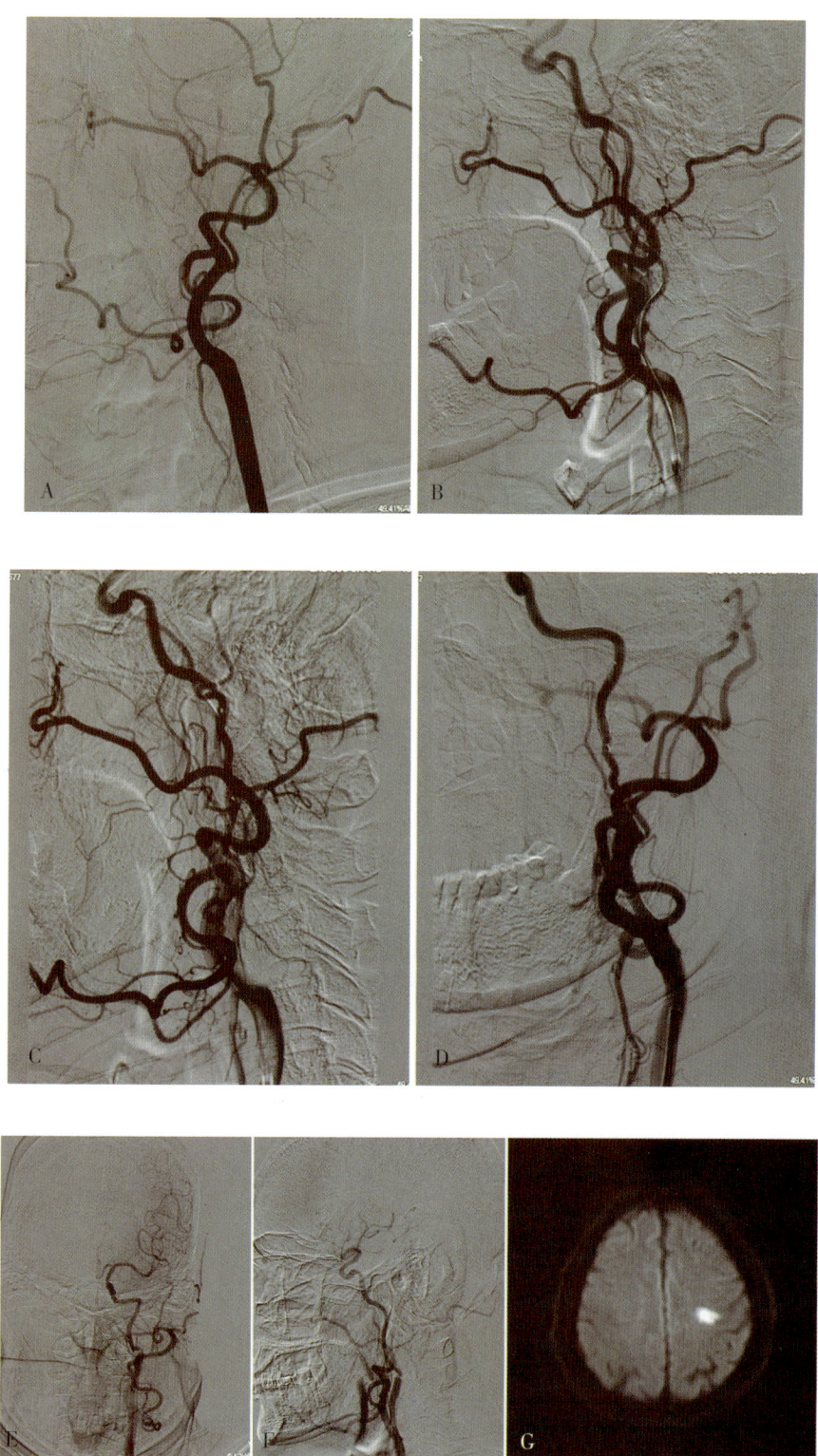

图 8-3-5　远端血管栓塞病例 1

167

过保护伞导丝送入 Sterling 球囊（4.0mm×30mm）至病变处，以 6 个大气压进行扩张（图 8-3-5C）。然后释放 Precise（7mm×30mm）支架（图 8-3-5D），术后造影提示左侧颈内动脉颅内外血管通畅，未见有血管阻塞（图 8-3-5E、F）。患者于术后 5h 诉右眼睑下垂，右上肢无力。查体：神志清楚，言语流利。双侧瞳孔等大等圆，直径约 3.0mm，对光反射灵敏，双眼球各项运动充分，无眼震及复视。右侧鼻唇沟浅，伸舌居中，四肢肌力Ⅴ级，四肢肌张力正常，双侧巴氏征阴性。给予口服氢氯吡咯雷 300mg、阿托伐他汀钙片 40mg、法莫替丁 40mg，乳酸钠林格液及万汶扩容补液治疗。患者病情有所恢复，诉右上肢精细动作差，活动稍显笨重，其余未诉特殊不适。患者病情稳定，无新发症状，复查头颅 MRI 提示左侧额叶急性梗死（图 8-3-5G）。出院时遗留左手精细运动差症状，其余症状恢复。

经验：对极重度狭窄的患者，在无保护下需先采用小球囊扩张，对于斑块较软，扩张后容易发生栓子雨的病例，可能在支架术后发生远端末梢血管的栓塞，往往症状较轻，在经过抗凝、扩容治疗后可以缓解。但极个别的患者，如远端栓塞弥散，范围较广，也可能发生较重的症状。

第四节　脑过度灌注综合征

在大型的高风险支架治疗注册中心，出血性卒中占所有卒中的 15%~20%。与缺血性卒中相比，出血性卒中发生的时间稍延迟，其主要发生机制可能是 CAS 术后脑的高灌注[6,7]。

过度灌注综合征（Cerebral Hyperperfusion Syndrome，CHS）是缺血性脑血管病介入治疗后的一种严重的并发症，如何避免这种风险，已成为目前 CAS 术中和术后最需关注的问题之一[8]。

很多学者都试图给 CHS 一个更准确的定义。2003 年，Coutts 等在回顾了 173 例接受 CEA 或 CAS 的患者的资料后，提出了 CHS 的新定义[9]，即 CAS 后出现的一侧半球神经功能障碍（或癫痫发作），定位于被治疗血管的同侧，并排除血栓栓塞及磁共振弥散加权成像（Magnetic Resonance Diffusion Weighted Imaging，MRDWI）上有新鲜梗死的表现，其优点在于给出了影像学鉴别的依据，弥补了仅凭临床表现诊断 CHS 的不足。但使用 MRI 等大型检查在一些地区和医院无法普及，也无法动态监测脑血流的情况。随着临床诊断水平和影像学检查手段的不断完善，目前被临床医生和研究者广泛接受的 CHS 定义是：脑内狭窄或闭塞的血管再通后，患者出现同侧颞部、额部及眶后疼痛，伴或不伴恶心、呕吐，同侧局灶性癫痫发作或神经功能障碍；影像学检查发现再通血管分布区呈高灌注状态伴大脑中动脉（middle cerebral artery，MCA）平均血流量升高；头部 CT 或 MRI 没有缺血性梗死的表现。这个标准结合了临床症状、影像学诊断及鉴别诊断三方面的特点，尤其是经颅多普勒（Transcranial Doppler，TCD）对血流和微栓子的监测不仅普及率高，还可以提供梗死性神经功能障碍症状的鉴别依据，提高了 CHS 临床诊断的准确性[10-12]。

CHS 的危险因素包括长期高血压、高度狭窄、侧支循环血流差（双侧严重狭窄），常伴有脑血流动力学贮备和自身调节功能受损。Fujimoto 等报道，存在 CHS 的患者，其大脑中动脉平均血流速度上升超过 50%。颈动脉支架术后颅内出血的机制被认为是一种过度灌注综合征（支架术后抗血小板或抗凝治疗引起的出血素质）和高血压性脑出血（通常局限于基底神经节）。颅内出血患者的预后差，但发生率低，报道仅为 0.3%~1.8%。CHS 表现为一侧头痛、呕吐、面及眼痛、癫痫发作、高血压危象，局部症状与脑水肿或颅内出血有关。结果从完全缓解至死亡，变化很大。

CHS 的诊断主要基于临床表现，并可结合 TCD 血流速度的评价。一旦患者出现局灶神经功能缺失或明显颅内高压的表现，甚至癫痫发作，应立即行影像学检查辅助诊断，与其他可能的脑血管意外情况加以鉴别，尤其是脑栓塞或支架内血栓形成。为避免或减少 CHS 的发生风险，介入前后需严格控制血压，对颈动脉高危患者的血压应控制在 120/80mmHg，或降低基线血压的 20%，甚至更低。对于出现癫痫症状的患者，要尽早开始使用抗癫痫药物[13]。

病例：

患者，男性，56 岁。主诉：发作性右侧肢体无力 2 月余。患者于 2 个月前出现由坐位改为立位时突发右侧肢体无力，向右侧歪斜，未摔倒在地。伴视物模糊（右），无头晕头痛，无恶心呕吐，无视物模糊（左）。症状持续 2~3s，能独立行走，未予重视。1 个月前患者由坐位改为立位时再次发生右侧肢体无力，症状性质同前，持续 1min，自觉程度加重，恢复后仍觉右肢力弱，遂就诊于当地医院。行头部 CT 检查后诊断为"脑梗死"，予以"醒脑静"静点治疗。自觉力弱症状无好转，再次就诊于某中医院，行 CT、MRI 检查后收入院治疗，1 个月前症状好转出院。既往有高血压病病史 1 年，血压最高 160/90mmHg，规律服用硝苯地平控释片，血压控制水平欠佳。高脂血症病史 1 年，规律服用阿托伐他汀，血脂水平不详。癫痫病病史 5 年，规律服用卡马西平，控制佳。双下肢动脉粥样硬化，右下肢血管闭塞 1 年（报告不详）。吸烟喝酒 40 年，无药物过敏史，无家族史。查体：左侧血压 155/73 mmHg，右侧血压 175/75mmHg，心率 72/min。神志清楚，言语流利，双眼球各项运动充分,无眼震及复视。示齿双侧对称,四肢肌力正常,痛温觉对称存在。双侧指鼻及跟膝胫试验稳准,双巴氏征阴性。NIHSS评分:0分。

入院诊断:1.左侧颈内动脉起始段重度狭窄。2.右侧颈内动脉起始段重度狭窄。3.脑梗死。4.高血压病。5.癫痫。6.下肢动脉粥样硬化。

治疗经过:入院后给予口服拜阿司匹林每日100mg,波立维每日75mg以及立普妥每日20mg,并给予降压、继续抗癫痫药物等对症治疗。入院第4天,在局麻及心电、血压监护下行左侧颈内动脉C1段支架置入术。采取股动脉入路,采取Seldinger技术穿刺成功后,置入8F的血管鞘,给予全身肝素化后,将8F导引导管在导丝导引下送至左侧颈总动脉造影,提示左侧颈动脉起始段重度狭窄(图8-4-1A、B),左侧颈动脉起始段极重度狭窄(图8-4-1C、D)。选择0.014″的微导丝及Monorail 2.0mm×20mm小心通过病变处进行扩张(图8-4-1E),送入Spider5.0保护伞,再通过保护伞导丝送入Viatrac球囊(4.0mm×30mm)至病变处,以7个大气压进行扩张,释放Acculink[(7mm~10mm)×40mm]支架(图8-4-1F)。术后造影提示左侧颈动脉血流通畅(图8-4-1G),术后患者无特殊不适。

患者术后2h出现失语,右侧肢体肌力减退,右上肢肌力Ⅲ级,下肢肌力Ⅳ级,当时做头颅CT未见出血,但可见左侧半球脑沟回变浅(图8-4-1H),考虑CHS,给予镇静、降压治疗。术后4h患者出现意识水平下降,嗜睡,反应淡漠,右侧肢体肌力进一步下降至Ⅱ级左右,复查头颅CT提示出血(图8-4-1I)。术后5h病情进一步加重,复查头颅CT血肿进一步扩大(图8-4-1J),给予气管插管、人工呼吸机辅助呼吸,对症支持治疗,但病情无好转,患者于8d后死亡。

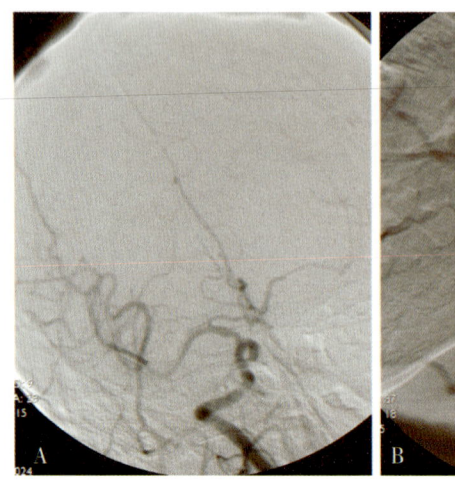
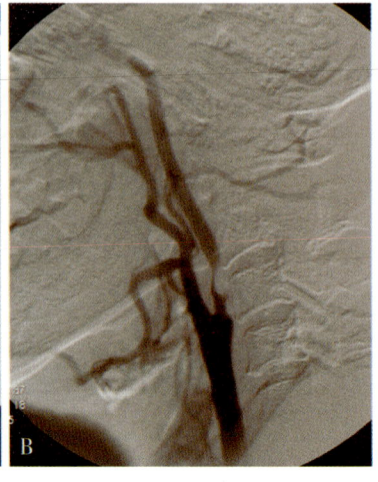

图 8-4-1　CHS 病例

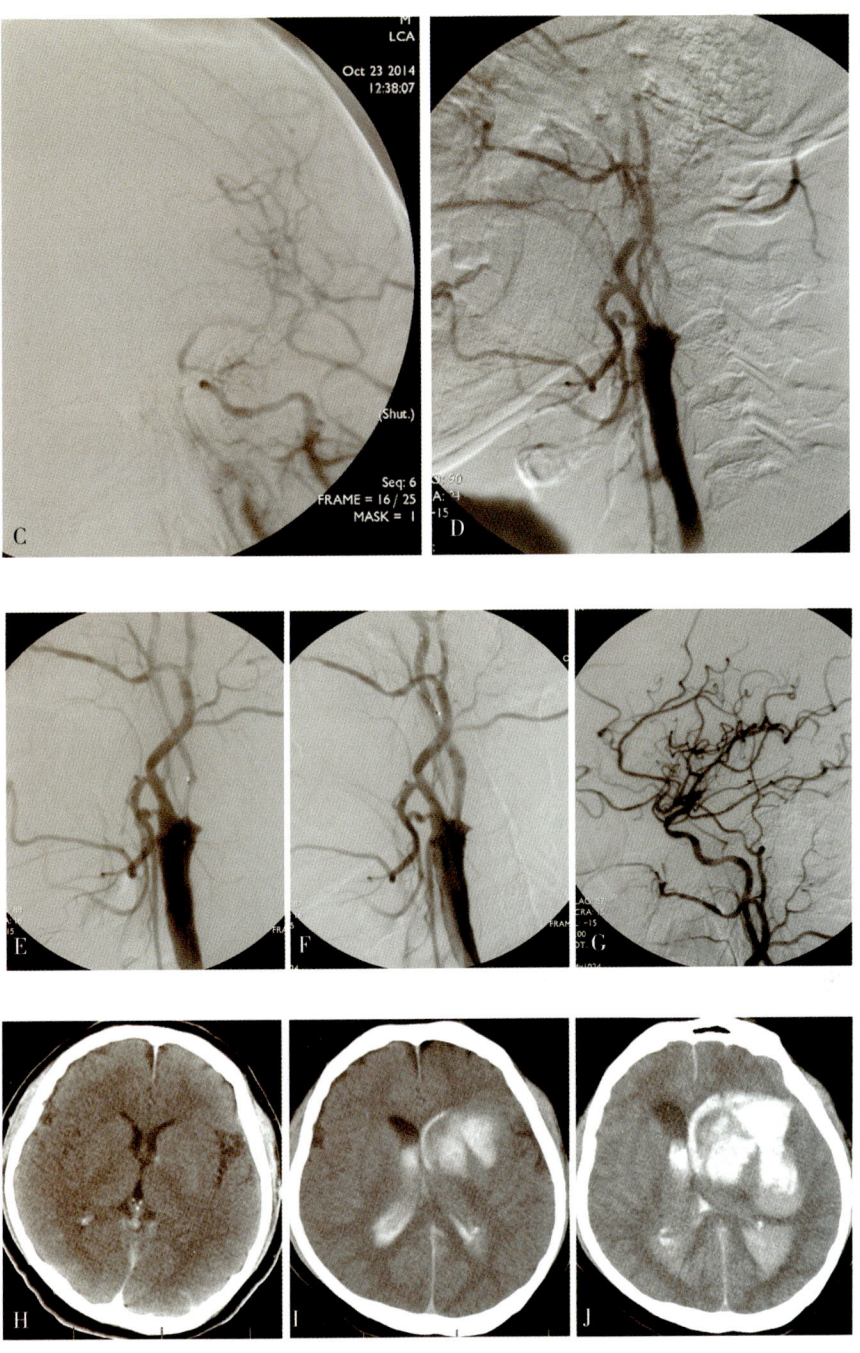

续图 8-4-1 CHS 病例

经验：CHS 是颈动脉支架手术最严重的并发症之一。目前没有确切能预防过度灌注发生的措施，对于极重度狭窄的患者，同时合并侧支代偿差的情况，采取单纯球囊扩张，分期再行支架置入的方式或可给脑血管自身调节一个适应的过程，从而减少过度灌注的发生,但目前尚处于研究阶段。CHS 一旦发生,病情进展迅速,并可很快发展到死亡。临床表现为早期的局灶性神经功能缺损、头痛、意识水平下降,有部分患者起病表现为癫痫发作。一旦确诊为 CHS,需要立即镇静降压,控制脑水肿的进展。一旦发生脑出血,往往预后很差。

第五节 梗死灶出血转化

缺血性事件发生后 3~4 周内进行支架干预治疗可增加颅内出血的风险。然而,近期有试验数据分析认为,缺血性事件发生后 2 周之内进行支架干预患者获益最大,特别是脑梗死面积小和轻 - 中度神经系统功能缺失(NIHSS 评分 ≤ 8)的患者。

与过度灌注导致的脑出血比较,新鲜梗死灶内出血与血压波动关系不大,出血量少,出血预后也较过度灌注预后好。

病例:

患者,男性,66 岁。主诉:反应迟钝,双下肢无力 12d。既往有癫痫病病史 20 年,2 型糖尿病及脑梗死病史 3 年,遗留有双侧下肢肌力减退。查体:心率 75/min,血压 168/75mmHg,反应迟钝,言语含糊,高级智能减退,双下肢肌力Ⅳ级,双侧吸吮反射阳性,NIHSS 评分:2 分,MRS 评分:1 分。术前 MRI 提示右侧丘脑梗死灶(图 8-5-1A)。诊断:1. 双侧颈动脉起始段重度狭窄。2. 脑梗死。3. 糖尿病。4. 癫痫。

治疗经过:入院后给予拜口服阿司匹林每日 100mg、波立维每日 75mg 以及立普妥每日 20mg,并给予降压、降糖、继续抗癫痫药物治疗。患者全脑 DSA 显示双侧颈内动脉 C1 高度狭窄(图 8-5-1B~E),拟采取分期治疗,先处理右侧颈内动脉起始段的重度狭窄。在局麻及心电、血压监护下行右侧颈内动脉 C1 段支架置入术。采取股动脉入路,以 Seldinger 技术穿刺成功后,置入 8F 的血管鞘,给予全身肝素化后,将 8F 导引导管在导丝导引下送至右侧颈总动脉造影,提示右侧颈动脉起始段重度狭窄(图 8-5-1E),选择 0.014″的微导丝及 Spider(5.0mm)小心通过病变处,再通过保护伞导丝送入 Sterling 球囊(4.0mm×30mm)至病变处,以 7 个大气压进行扩张,释放 Acculink[(6~8mm)×40mm]支架(图 8-5-1F、G)。术后造影提示右侧颈动脉血流通畅,术后患者无特殊不适。术后第 2 天突发言语不清及左侧肢体无力加重。查体:血压 135/75mmHg,嗜睡状,左上肢肌力 0 级,左下肢肌力Ⅲ级,复查头颅 CT 提示右侧丘脑小出血灶(图 8-5-1H),考虑是梗死灶出血,给予控制血压、对症、支持治疗。术后第 5 天,神志清晰,左上肢肌力Ⅱ级,左下肢肌力Ⅳ级。复查头颅 CT 血肿较前吸收(图 8-5-1I)。

第八章　颈动脉支架术的并发症及其治疗

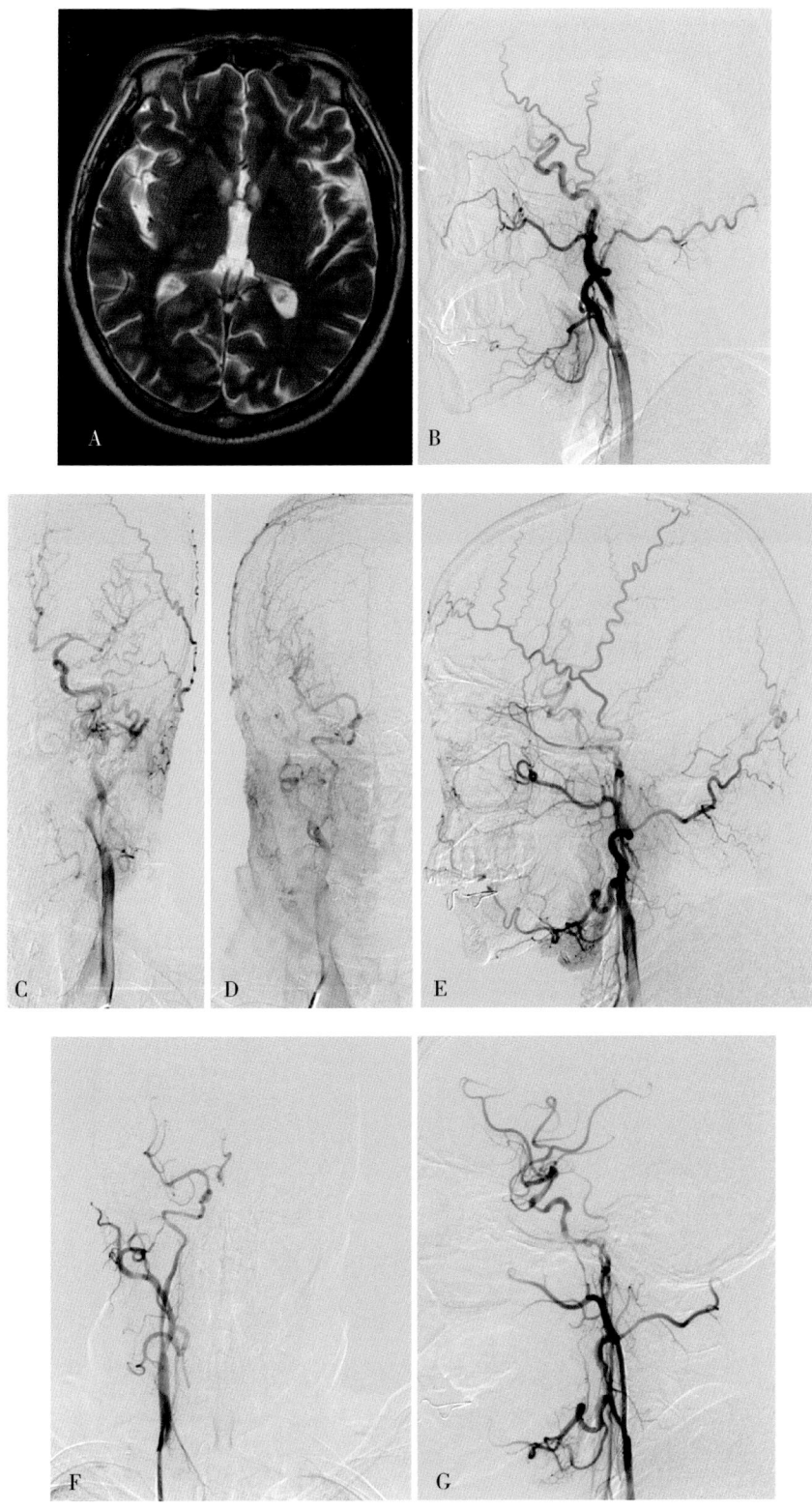

图 8-5-1　梗死性出血病例

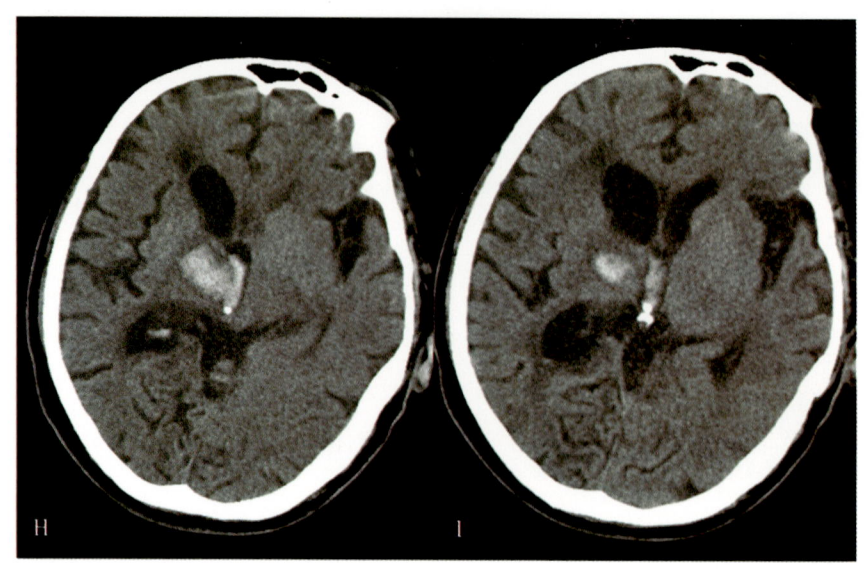

续图 8-5-1　梗死性出血病例

经验：梗死灶出血多发生在梗死时间较短、颅内血管情况较差的患者中。建议一般情况较差的患者，最好完善颅内 MRI 的 SWI 检查。如有出血倾向的，建议病情稳定 4 周后再行颈动脉支架置入术。梗死灶出血如情况不严重，可无需停用双联抗血小板药物。动态 CT 随访颅内情况，严格控制血压，一般预后良好。

第六节　支架内急性血栓形成

颈动脉支架术后支架内急性血栓形成是血管内治疗一种较为少见的并发症，国外统计其发生率为 0.04%~2%[14]。支架术后急性血栓形成的原因较多，如患者处于高凝状态、支架位置不当、支架直径过大或过小以及术中局部血管内膜严重损伤等。动脉硬化斑块所致的颈动脉狭窄或闭塞范围多较广，在治疗过程中，采用高压球囊反复扩张，机械性损伤可引起不稳定性斑块破溃，动脉内膜广泛性剥脱，大量胶原纤维暴露，血小板沉积，导致急性或亚急性血栓形成。诊断依靠超声和 CTA 等无创诊断即可。处理建议患者卧床，加强抗血小板或加用抗凝治疗，必要时可在血栓上覆盖一个闭环支架如 Wallstent，以减少血栓脱落。

多数颈动脉支架血栓形成与抗血小板药物失用或失效相关。抗栓药物不足或失效时，抗血小板药物的静脉应用很重要。支架作为异物植入血管后必然引起血小板的黏附并激活凝血"瀑布"。同时，支架植入时的高压扩张必然伴随着斑块的破裂、血管内膜及中膜的损伤，导致血栓物质及凝血因子的暴露及释放入血。换言之，支架植入本身除了带来管腔的扩大，不但没有使病变稳定，反而使病变局部变得更不稳定，只不过是在强化抗血小板治疗下才使得支架植入成为可能。

病例：

患者，男性，62岁。主诉：阵发性左眼视物模糊伴右下肢麻木3小时40分。患者9h前出现左眼视物模糊，伴有右下肢麻木，阵发性发作，持续时间不等，无言语不利及意识障碍。既往有冠心病心肌梗死病史。有高血压病，平时血压维持在正常范围，长期口服拜阿司匹林。查体：左侧血压140/70mmHg，右侧138/75mmHg，心率72/min。神志清楚，言语流利，双眼球各项运动充分，无眼震及复视。示齿双侧对称，四肢肌力Ⅴ级，痛温觉对称存在，双侧指鼻及跟膝胫试验稳准，双侧巴氏征阴性。头颅MRI提示左侧半卵圆区急性梗死灶（图8-6-1A）NIHSS评分：0分，MRS评分：0分。

入院诊断：1.左侧颈内动脉起始段重度狭窄。2.脑梗死。3.高血压病。4.癫痫。5.下肢动脉粥样硬化。

治疗经过：入院后给予口服拜阿司匹林每日100mg、波立维每日300mg以及立普妥每日20mg。入院后在局麻及心电、血压监护下行左侧颈动脉起始段支架置入术，采取股动脉入路，以Selinger穿刺法穿刺右侧股动脉成功后，置入8F血管鞘，行左侧颈动脉造影提示左侧颈内动脉起始段重度狭窄（图8-6-1B、C）给予肝素3000U入壶，选择Pilot微导丝（0.014″/190cm）通过病变，跟进Spider保护伞（直径5.0mm，导丝长度190cm）。释放保护伞后，选择Viatrac球囊（4mm×30mm）以7个大气压扩张，扩张后释放Precise支架（8mm×40mm）（图8-6-1D、E），释放后血压170/90mmHg，心率85/min。患者出现烦躁，右侧肢体瘫痪加失语，急行Dyna CT检查排除出血，复查造影提示颈动脉支架内血栓形成（图8-6-1F、G）。用Pilot 0.014″导丝通过支架，送入球囊，以Sterling球囊（5mm×30mm）行支架内再次扩张。支架内可见低密度充盈缺损，考虑血栓形成。追加1000U肝素，从动脉导管中缓慢静推盐酸替罗非班氯化钠注射液12ml，观察10min后复查造影提示支架内血栓减少，但患者症状持续，不能完全缓解。给予再次置入Wallstent支架（9mm×30mm），复查造影提示支架内光滑，未见血栓，左侧颈内动脉前向血流通畅（图8-6-1H、I），继续给予欣维宁微量泵泵入治疗。

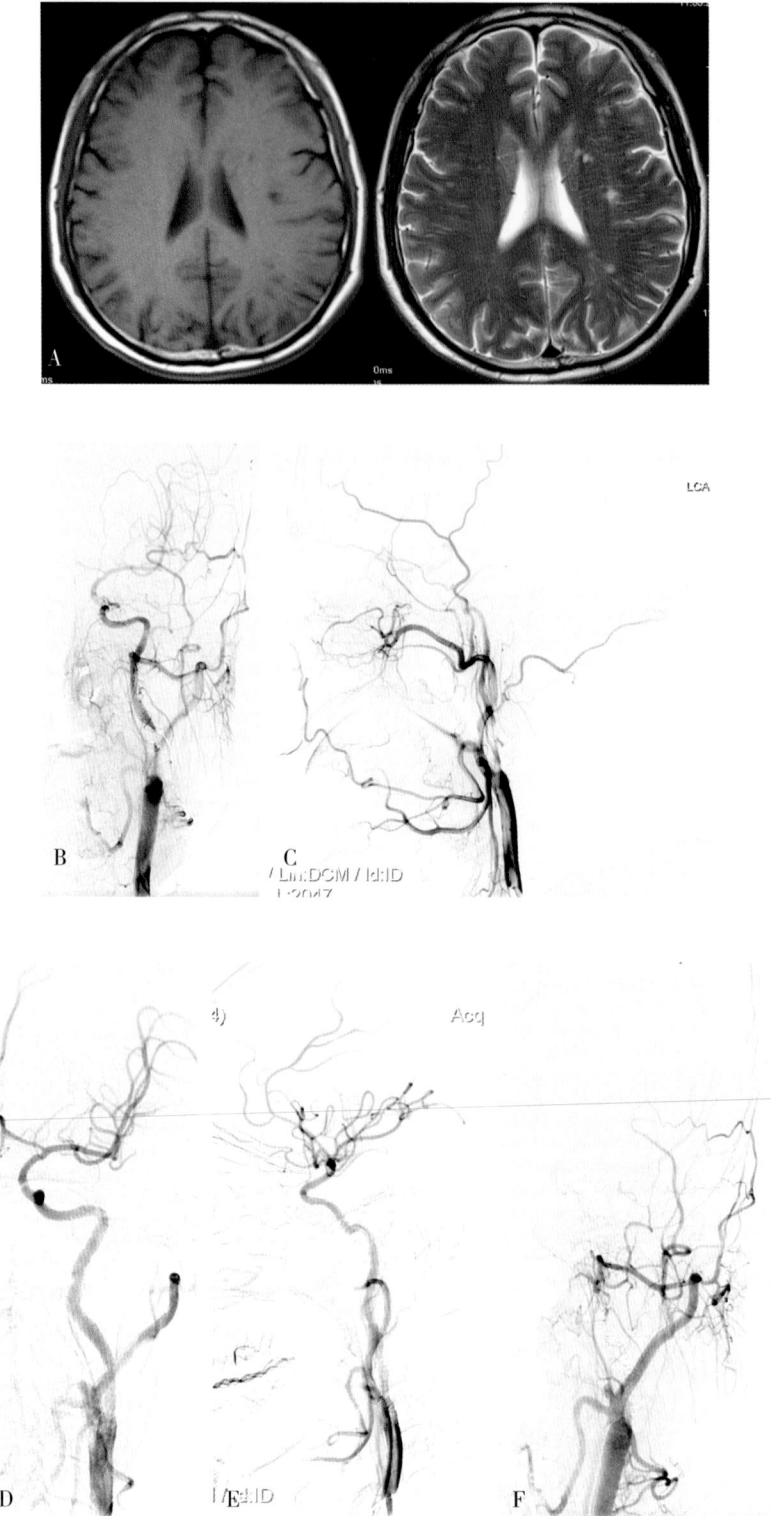

图 8-6-1 支架内急性血栓形成病例

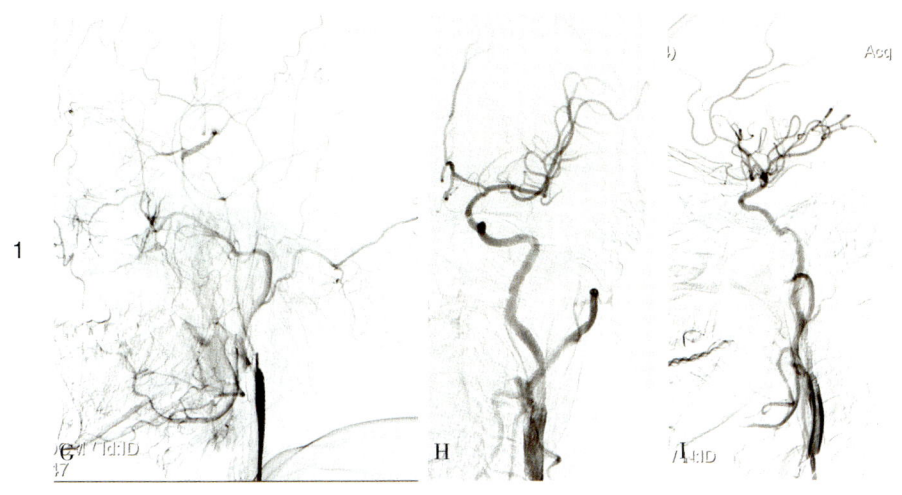

续图 8-6-1　支架内急性血栓形成病例

经验：颈动脉支架术中急性血栓和颈动脉支架术后支架内局部急性血栓形成是血管内治疗一种较为少见的并发症，根据国外的病例报道及我们的经验，动脉支架血栓形成与抗血小板药物失用或失效密切相关。尤其是急诊置入支架的过程中，患者未充分应用抗栓药物治疗，则发生急性血栓的概率增加。发生支架内急性血栓的时候，动脉管内阿昔单抗及微量泵泵入抗栓药物是首选的治疗方案，也可辅以取栓、导管抽吸，或重新覆盖闭环支架。

第七节　支架内再狭窄

支架内再狭窄（In Stent Restenosis，ISR）是 CAS 中最重要的晚期并发症之一。由于多普勒超声在颈动脉 ISR 筛查中的敏感性、安全性及可操作性，ISR 发生频率的评估大多采用这种方法。应用多普勒超声随访近18个月，严重 ISR（80% 再狭窄）的发生率为 3%~4%[15]。怀疑有 ISR 的患者应在 DSA 之前接受 CTA 检查，以确认多普勒超声的发现并进行血流速度分析。再狭窄病变分为两类：支架内狭窄，可能是由于内膜增生；支架末端狭窄，产生于靠近支架末端（朝向头部的末端）的颈内动脉扭结水平上。大量研究已证实再狭窄常是无症状的，不一定需要干预。在两项大型试验中，有12例患者出现严重 ISR（>80%），仅有1例有症状[15,16]，这说明与支架内新生内膜增生相关的临床症状的风险较低。因此，识别哪些患者再狭窄风险增加，哪些患者需要再次介入以确保维持长期疗效将非常有帮助。

目前，没有标准化的诊断标准对曾经置入支架的颈动脉进行再狭窄的检测。关于再次介入，所有有症状或支架内再狭窄＞80%的患者需要进行治疗。可采用球囊血管成形术、切割球囊和再次支架术处理 ISR。球囊血管成形术一般更适用于再狭窄程度较低的患者。为避免由于新生内膜斑块片段引起神经系统并发症，强烈建议进行介入时采用脑保护装置。应采用与支架直径相匹配的小外径单轨球囊扩张。血管成形术可重复进行以便使支架完全通畅。在扩张前，应给予阿托品（0.5mg）以减少压力感受器的刺激及心动过缓的发生。为了更好的长期随访结果，也可使用切割球囊进行支架内腔的扩张。切割球囊直接切入新内膜增生区，破坏了肌内膜增生的纤维弹力的连续性，减少了回缩力。那些行球囊血管成形术后没有达到技术成功（残余狭窄＞30%）的患者，可再次行支架术。

为减少对不同金属材料的内膜反应，一般倾向于采用同一类型的支架进行再次支架术。

不同技术间差异的比较尚无资料，支架选择应基于个人经验及患者的情况。

病例：

患者，男性，47 岁。主诉：行走不稳半个月。半个月前患者出现左侧肢体无力，左上肢不能持物，左下肢不能行走，当时无明显言语不利及口角歪斜，10~15min 后症状缓解，就诊于我院门诊。查 TCD 提示右侧颈内动脉闭塞，左侧颈内动脉狭窄。血管 CTA 提示左侧颈内动脉支架植入术后，支架内再狭窄（图 8-7-1D），现为求介入治疗收入我科。高血压病病史 2 年，平时血压 150/80mmHg，最高血压 180/100mmHg，未规律服药。2011 年 4 月因左侧肢体无力就诊于我院，头颅 MRI 提示右侧放射冠、基底节区急性脑梗死（图 8-7-1A），于我院行脑血管造影，提示右侧颈动脉闭塞，左侧颈总动脉重度狭窄（图 8-7-1B）。在局麻下行左侧颈内动脉支架植入术，置入 Wallstent 9mm×50mm 支架 1 枚（图 8-7-1C）。15 年前于某医院行淋巴癌放化疗。否认糖尿病、冠心病病史及吸烟史。查体：右侧血压 182/90mmHg，心率 78/min。神志清楚，言语流利，双侧肌力 V 级，肌张力正常。双侧病理征阴性。未闻及血管杂音。NIHSS 评分：0 分。

入院诊断：1.左侧颈内动脉 C1 段重度狭窄（支架术后）。2.右侧颈内动脉起始段闭塞。3.右侧椎动脉 V1 段闭塞。4.恶性淋巴瘤放射治疗后血管炎。5.高血压病。6.脑梗死。

治疗经过：入院后给予口服拜阿司匹林每日 100mg、波立维每日 300mg 以及立普妥每日 20mg。入院后在局麻及心电、血压监护下行左侧颈总动脉起始段支架置入术，采取股动脉入路，以 Seldinger 穿刺法穿刺右侧股动脉成功后，置入 8F 血管鞘，行左侧颈动脉造影提示左侧颈总动脉支架术后重度狭窄（图 8-7-1E）。给予肝素 3000U 入壶，选择 Filterwire 保护伞（直径 3.5~5.5mm，导丝长度 190cm）。释放保护伞后，选择 Aviator Plus（5mm×40mm）球囊以 7 个大气压扩张（图 8-7-1F），扩张后释放 Wallstent（9mm×40mm）。复查造影提示支架内光滑，未见血栓，左侧颈内动脉前向血流通畅（图 8-7-1G）。

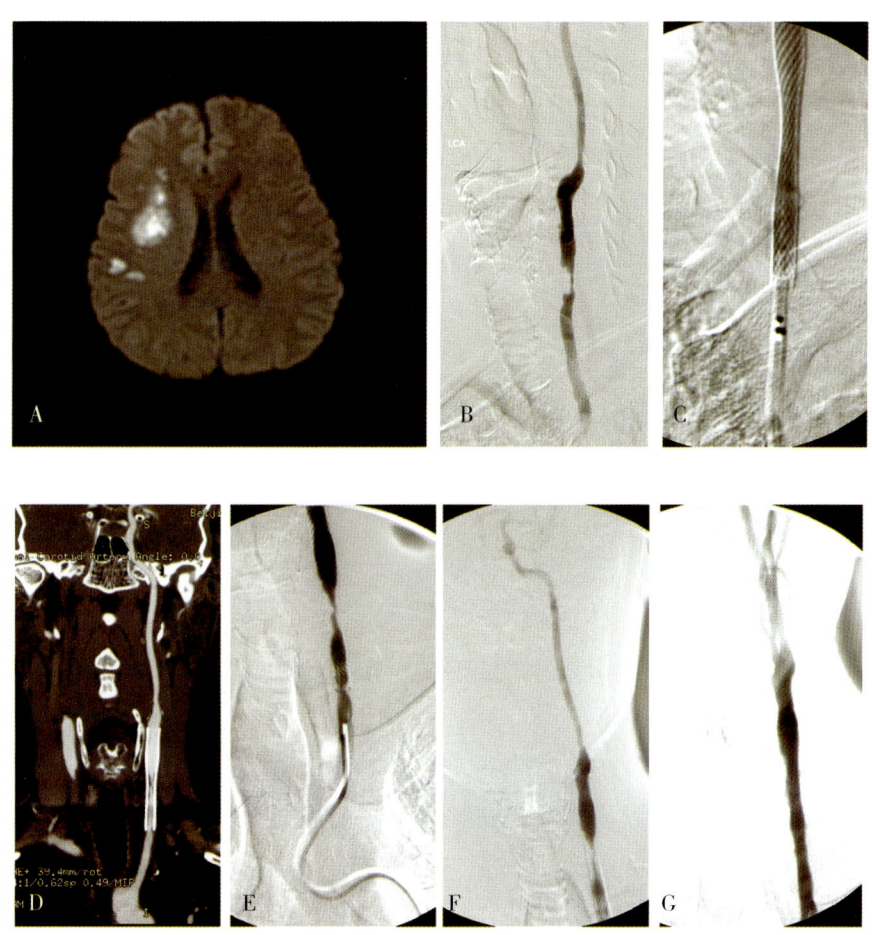

图 8-7-1　支架内再狭窄病例

第八节　器械相关的并发症

颈动脉支架置入过程中，保护装置对颈动脉远端刺激可造成痉挛和前向血流淤滞，一般撤出保护装置后颈动脉管径即可恢复正常。个别严重的可少量给予罂粟碱缓慢推注。

在置入保护装置的过程中或以后，包括导引导管的到位、保护伞的放置和导丝的操作，都可能发生颈动脉痉挛、血流中断或血流滞留，尤其是在置入保护装置的过程中或以后，由于保护装置选择过大或颈动脉迂曲，保护装置导丝过度移动等原因可刺激颈内动脉痉挛。该类痉挛绝大多数情况下无需处理，可自行缓解。但如果遇到操作不当，或血管过度迂曲，则可在操作过程中发生导管、导丝、保护伞导致的血管夹层甚至血管破裂。

病例1：

患者，女性，62岁。主诉：发作性言语不清半年。患者于入院半年前无明显诱因出现言语不清，无头晕、头痛，无肢体活动困难及吞咽困难。于外院按脑梗死住院治疗20d后病情好转出院，遗留言语稍欠流利，继续口服阿司匹林。2015年3月25日于我院查弓上CTA提示左颈内动脉C1段重度狭窄，右颈内动脉C1段中度狭窄（图8-8-1A），以"颈动脉狭窄"收入院。既往有高血压病病史20年，最高血压达160/110mmHg，平时口服硝苯地平缓释片10~20mg，每日1次，血压维持在140/90mmHg。2009年、2012年分别患脑梗死1次，均表现为右上肢无力，经治疗肢体力量恢复至正常。查体：右侧血压143/93mmHg，左侧血压145/93mmHg。言语欠流利，四肢肌力正常，NIHSS评分：1分。

入院诊断：1.左颈内动脉C1段重度狭窄。2.右颈内动脉C1段中度狭窄。3.高血压病2级极高危。4.脑梗死。

治疗经过：入院后给予口服拜阿司匹林每日100mg，波立维每日75mg以及立普妥每日20mg。入院第3天在局麻及心电、血压监护下行左侧颈内动脉起始段扩张术，采取股动脉入路，以Seldinger穿刺法穿刺右侧股动脉成功后，置入8F血管鞘，行左侧颈动脉造影提示左侧颈内动脉支架术后重度狭窄（图8-8-1B、C）。给予肝素3000U入壶，选择Angioguard保护伞（直径5.0mm，导丝长度190cm），小心通过病变。释放保护伞后，选择Sterling（5mm×30mm）球囊以7个大气压扩张，再置入Precise支架（8mm×30mm）。支架置入后复查造影提示支架内光滑，未见血栓，左侧颈内动脉前向血流通畅（图8-8-1D）。造影中期、晚期可见左侧颈外动脉由咽升动脉供血的小动静脉瘘（图8-8-1E、F），考虑在支架置入过程中导丝导致。观察后患者无不适症状，瘘口未见扩大，复查头颅CT未见异常（图8-8-1G）。

病例2：

患者，男性，82岁。主诉：非眩晕性头晕发作3个月。入院前3个月于晨起遛早时无明显诱因出现非眩晕性头晕发作倒地，数秒后头晕完全缓解，期间神志清楚，不伴神经科症状。当天就诊于当地医院，输液10余天，后行头颈CTA检查示

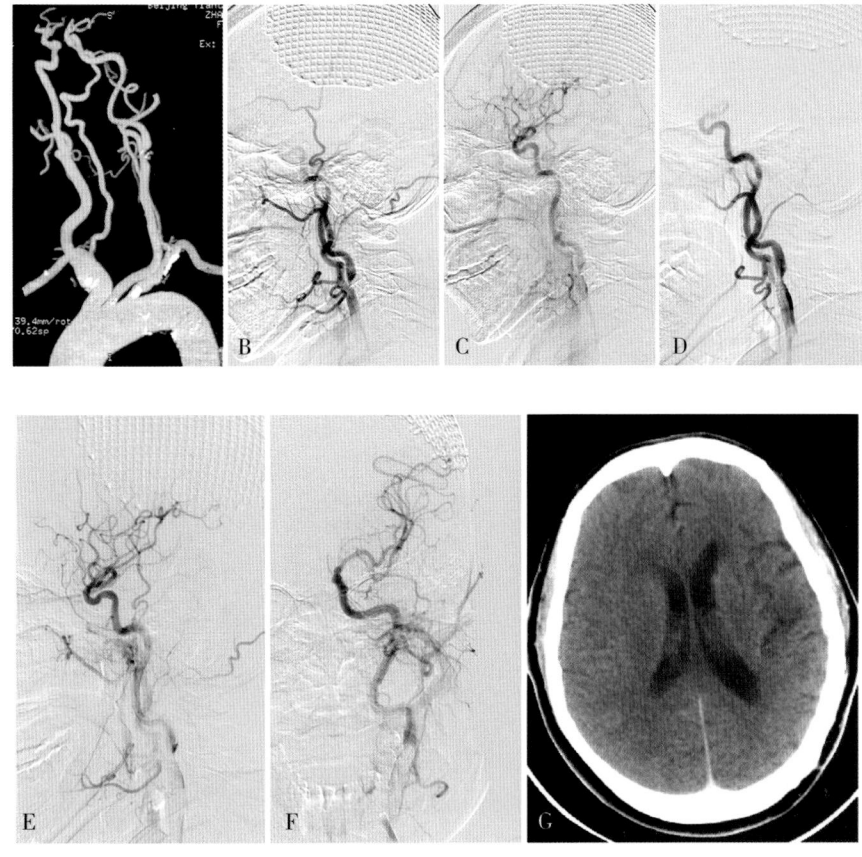

图 8-8-1 小动静脉瘘病例 1

颅脑血管多发狭窄，右侧颈内动脉起始段重度狭窄（图 8-8-2A）。出院后仍诉间断头晕，发作频率从每日 1 次至数天 1 次，持续数秒可缓解，为求进一步诊疗而来我院。既往有脑梗死、高血压、脂蛋白代谢紊乱病史。吸烟 70 年，每日 1 盒，未戒；饮酒史 20 年，每日 50~100g，未戒。查体：神志清楚，言语流利。四肢肌张力正常，四肢肌力 V 级。NIHSS 评分：0 分。

入院诊断：1.颈内动脉狭窄（双侧）。2.椎动脉狭窄（双侧）。3.高血压 2 级。4.脂蛋白代谢紊乱。5.陈旧性脑梗死。

治疗经过：入院后给予口服拜阿司匹林每日 100mg、波立维每日 75mg 以及立普妥每日 20mg 口服。入院第 4 天在局麻及心电、血压监护下行右侧颈内动脉起始段扩张术，采取股动脉入路，以 Seldinger 穿刺法穿刺右侧股动脉成功后，置入 8F 血管鞘，行右侧颈动脉造影提示右侧颈内动脉起始段重度狭窄（图 8-8-2B）。给予肝素 3000U 入壶，选择 Accunet 保护伞（直径 5.5mm，导丝长度 190cm），小心通过病变，释放保护伞后，选择 Sterling（5mm×30mm）球囊以 7 个大气压扩张（图 8-8-2C），再置入 Acculink 支架［（6~8mm）×40mm］。支架置入后复查造影提示支架内光滑，未见血栓，右侧颈内动脉支架前端血流缓慢，远端管腔充盈缺损（图 8-8-2D）。给予罂粟碱 40mg 缓慢导管内静推，复查造影后同前（图 8-8-2E）。诊断颈动脉 C1 段远端夹层，考虑为保护伞操作过程中导致的机械损伤（图 8-8-2F），置入 Wingspan 后血管通畅，前向血流 3 级，夹层消失（图 8-8-2G）。

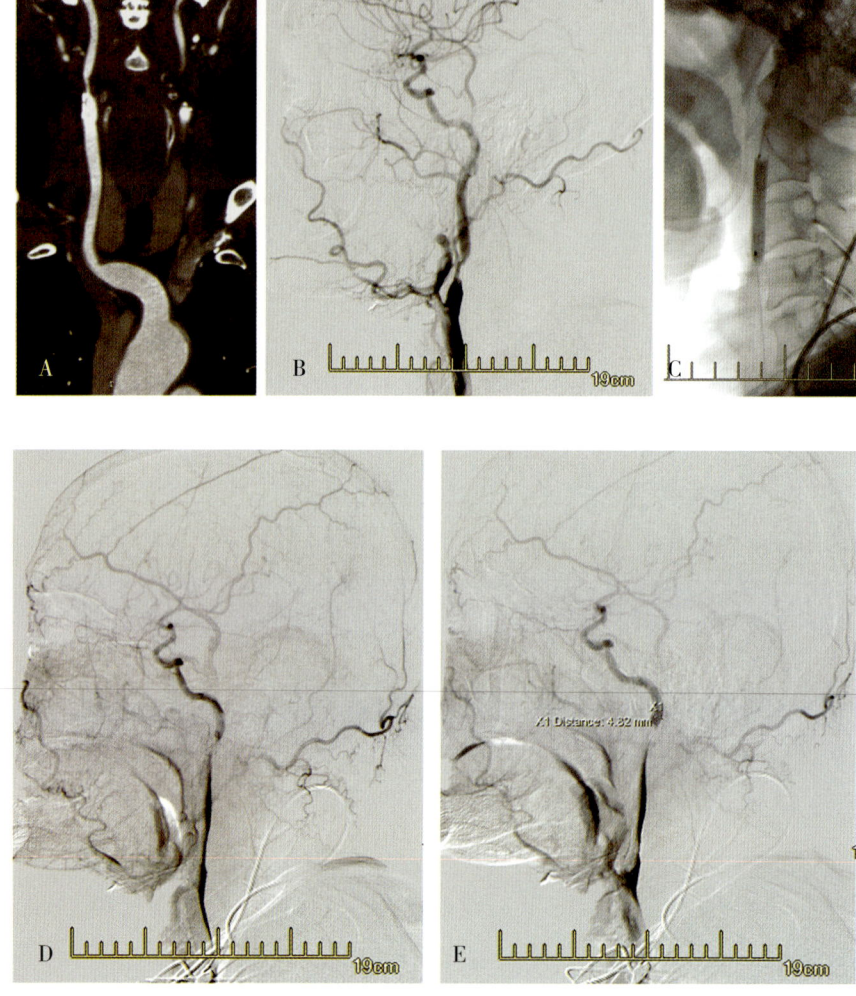

图 8-8-2 颈动脉夹层病例 1

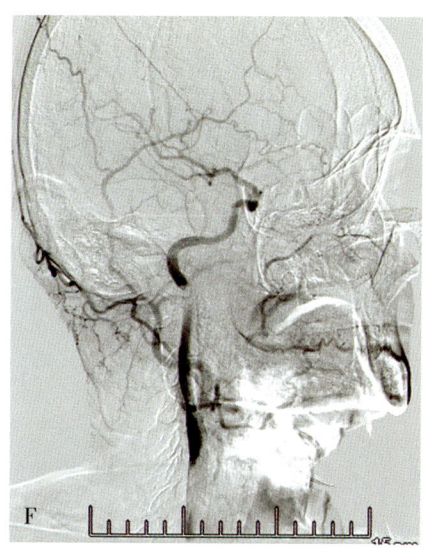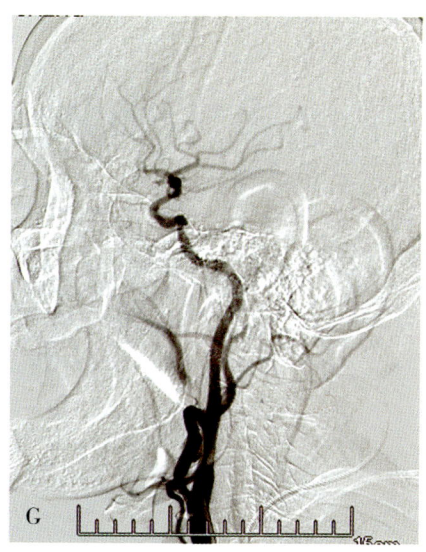

续图 8-8-2 颈动脉夹层病例 1

第九节 保护装置操作的并发症

保护装置的使用使颈动脉支架手术的安全性大大提高，有报道称使用保护装置使患者与手术有关的死亡率从 2.23% 降至 5.29%。然而，保护装置的应用也带来很多问题。一些特殊的颈动脉病变在使用保护装置时易出现问题，如狭窄远端高度迂曲，保护装置不能到达合理位置；狭窄远端管径纤细，保护装置可能导致血管痉挛；极高度狭窄的病变，血流缓慢，超声显示狭窄远端管腔内有附壁血栓，保护伞通过时不但会导致血管痉挛，而且会导致附壁血栓的脱落；在回收过程中出现保护装置卡在支架上无法撤出等。

对于使用远端保护装置有几点建议。

1. 保护装置通过困难 对于迂曲病变，特别是病变处和病变远端颈内动脉迂曲的患者，采用辅助导丝将病变拉直，再通过保护装置，或采用微导丝导引保护装置（如 SPIDER）通过狭窄病变。极高度狭窄的病变可以使用小扩张球囊（直径 2.0~2.5mm）预扩张，再通过保护装置，减少强行通过保护装置所致的栓子脱落。对于狭窄远端高度迂曲而且侧支循环较好的病变，建议使用近端保护装置。

2. 保护装置回收困难 主要是回收鞘难以通过已经释放的支架，有以下几种情况：使用开环支架，病变钙化严重或扩张不充分，支架未完全张开，部分支架结构突入血管腔内不贴壁；保护装置导丝紧贴支架下缘；病变迂曲，支架释放后在最迂曲的位置有支架结构突出等。建议采用以下方法解决：①调整导引导管位置，如果不成功，可以将导管上推进入支架内。如果由于血管迂曲导管不能转动，可以在导管内放入另一根辅助导丝，头端进入颈外动脉或直接进入颈内动脉，最好选择0.018″导丝，其支撑力较强。②将保护装置往上推，改变导丝方向，使贴支架壁的导丝改变方向，但是不能用暴力推，否则会有导致远端血管痉挛以及夹层形成的风险。③使用球囊再次扩张，改变支架内壁结构，使支架更加贴壁。④让患者转头或压迫颈部改变颈动脉的迂曲。

3. 保护装置卡在支架内　一般是由于操作不当造成的，包括保护装置没有完全回收进入回收鞘，撤出时挂在支架上；在撤出过程中没有握紧保护装置和回收鞘，致使保护装置从回收鞘内伸出而操作者没有注意；导引导管突然脱出掉入主动脉弓内，将保护装置带入支架内而挂住。出现以上情况建议：①立即停止拉出动作。②轻轻上推保护装置，可能会使其回到原来位置。但是如果阻力较大，同时导引导管向下移动，停止向上推动作，此时尝试调整导引导管位置。③如果还不成功，可以将导引导管推进支架内，如果导引导管进入支架内困难，可以使用0.035″导丝辅助，并将辅助导丝留置在支架内，此时再次尝试向上推动保护装置。也可以将导丝头端进入保护伞内辅助推动，同时将导引导管头端尽可能靠近保护装置，有可能使保护装置解脱牵挂。④使用5F/125cm造影管同轴进入导引导管内，让其头端进入保护装置内轻轻往上推动。⑤如果上述方法均失败，可以尝试另外一根微导丝穿过保护装置和支架中间，在原有的支架头端再置入一枚自膨式支架，将保护装置压在支架外。此时转动保护装置导丝一直到保护装置和导丝焊接点断裂，撤出导丝，将保护装置留在支架和血管壁之间。

（孙　瑄　缪中荣）

参考文献

[1] Gupta R, Abou-Chebl A, Bajzer CT, et al.Rate, predictors, and consequences of hemodynamic depression after carotid artery stenting. J Am Coll Cardiol，2006，47: 1538-1543.

[2] Leisch F, Kerschner K, Hofmann R, et al. Carotid sinus reactions during carotid artery stenting: predictors, incidence, and influence on clinical outcome. Catheter Cardiovasc Interv，2003, 58: 516.

[3] Qureshi AI, Luft AR, Sharma M, et al. Frequency and determinants of postprocedural hemodynamic instability after carotid angioplasty and stenting. Stroke, 1999, 30: 2086-2093.

[4] Trocciola SM, Chaer RA, Lin SC, et al. Analysis of parameters associated with hypotension

requiring vasopressor support after carotid angioplasty and stenting. J Vasc Surg, 2006, 43: 714-720.

[5] Yadav JS, Wholey MH, Kuntz RE, et al. Protected carotid-artery stentingversus endarterectomy in high-risk patients. N Engl J Med, 2004, 351: 1493-1501.

[6] Ssfian RD, Bresnahan JF, Jaff MR, et al. Protected carotid stenting in high-risk patients with severe carotid artery stenosis.J Am Coll Cardiol, 2006, 47: 2382-2389.

[7] White CJ, Iyer SS, Hopkins LN, et al.Carotid stenting with distal protection in high surgical risk patients: The BEACH trial 30 day results. Catheter Cardiovasc Interv, 2006, 67: 503-512.

[8] 缪中荣. 高度关注缺血性脑血管病血管内诊断和治疗的风险. 中国脑血管病杂志, 2010, 7（1）: 5-6.

[9] Coutts SB, Hill MD, Hu WY.Hyperperfusion syndrome: toward a stricter definition. Neurosurgery, 2003, 53（5）: 1053-1058.

[10] Tan GS, Phatouros CC.Cerebral hyperperfusion syndrome post-carotid artery stenting.J Med Imaging Radiat Oncol, 2009, 53（1）: 81-86.

[11] Sfyroeras GS, Karkos CD, Arsos G, et al.Cerebral hyperperfusion after carotid stenting: a transcranial Doppler and SPECT study.Vasc Endovascular Surg, 2009, 43（2）: 150-156.

[12] Abou-Chebl A, Reginelli J, Bajzer CT, et al.Imensive treatment of hypertension decreases the risk of hyperperfu-sion and intracerebral hemorrhage following carotid arterystenting. Catheter Cardiovasc Interv, 2007, 69（5）: 690-696.

[13] Moulakakis KG, Mylonas SN, Sfyroeras GS, et al.Hyperperfusion syndrome after carotid revascularization.J Vasc Surg, 2009, 49（4）: 1060-1068.

[14] Masuo O, Terada T, Matsuda Y, et al.Successful recanalization by instent percutaneous transluminal ngioplasty with distal protection for acute carotid stent thrombosis.Neurol Med Chir（Tokyo）, 2006, 46（10）: 495-499

[15] Lal BK, Hobson RW 2nd, Goldstein J, et al. In-stent rescurrent stenosis after carotid artery stenting: Litf table analysis and clinical relevance. J Wasc Surg, 2003, 38: 1162-1168, discussion 1169.

[16] Zhou W, Lin PH, Bush RL, et al. Management of in-stent restenosis after carotid artery stenting in high-risk patients. J Vasc Surg, 2006, 43: 305-312.

反侵权盗版声明

电子工业出版社依法对本作品享有专有出版权。任何未经权利人书面许可，复制、销售或通过信息网络传播本作品的行为，歪曲、篡改、剽窃本作品的行为，均违反《中华人民共和国著作权法》，其行为人应承担相应的民事责任和行政责任，构成犯罪的，将被依法追究刑事责任。

为了维护市场秩序，保护权利人的合法权益，我社将依法查处和打击侵权盗版的单位和个人。欢迎社会各界人士积极举报侵权盗版行为，本社将奖励举报有功人员，并保证举报人的信息不被泄露。

举报电话：（010）88254396；（010）88258888
传　　真：（010）88254397
E-mail：dbqq@phei.com.cn
通信地址：北京市万寿路 173 信箱
　　　　　电子工业出版社总编办公室
邮　　编：100036